AF001567

Kohlhammer

Antje Tannen
Tatjana Schütz (Hrsg.)

Mangelernährung

Problemerkennung und pflegerische Versorgung

Verlag W. Kohlhammer

Pharmakologische Daten verändern sich fortlaufend durch klinische Erfahrung, pharmakologische Forschung und Änderung von Produktionsverfahren. Verlag und Autor haben große Sorgfalt darauf gelegt, dass alle in diesem Buch gemachten Angaben dem derzeitigen Wissensstand entsprechen. Eine Gewährleistung können Verlag und Autor hierfür jedoch nicht übernehmen. Daher ist jeder Benutzer angehalten, die gemachten Angaben, insbesondere in Hinsicht auf Arzneimittelnamen, enthaltene Wirkstoffe, spezifische Anwendungsbereiche und Dosierungen anhand des Medikamentenbeipackzettels und der entsprechenden Fachinformationen zu überprüfen und in eigener Verantwortung im Bereich der Patientenversorgung zu handeln. Aufgrund der Auswahl häufig angewendeter Arzneimittel besteht kein Anspruch auf Vollständigkeit.

Dieses Werk einschließlich aller seiner Teile ist urheberrechtlich geschützt. Jede Verwendung außerhalb der engen Grenzen des Urheberrechts ist ohne Zustimmung des Verlags unzulässig und strafbar. Das gilt insbesondere für Vervielfältigungen, Übersetzungen, Mikroverfilmungen und für die Einspeicherung und Verarbeitung in elektronischen Systemen.

Die Wiedergabe von Warenbezeichnungen, Handelsnamen und sonstigen Kennzeichen in diesem Buch berechtigt nicht zu der Annahme, dass diese von jedermann frei benutzt werden dürfen. Vielmehr kann es sich auch dann um eingetragene Warenzeichen oder sonstige geschützte Kennzeichen handeln, wenn sie nicht eigens als solche gekennzeichnet sind.

Es konnten nicht alle Rechtsinhaber von Abbildungen ermittelt werden. Sollte dem Verlag gegenüber der Nachweis der Rechtsinhaberschaft geführt werden, wird das branchenübliche Honorar nachträglich gezahlt.

 Achtung

 Merke

 Definition

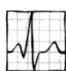 Beispiel

1. Auflage 2011

Alle Rechte vorbehalten
© 2011 W. Kohlhammer GmbH Stuttgart
Umschlag: Gestaltungskonzept Peter Horlacher
Umschlagabbildung: © istockphoto.com/Alexander Raths
Gesamtherstellung:
W. Kohlhammer Druckerei GmbH + Co. KG, Stuttgart
Printed in Germany

ISBN 978-3-17-020910-7

Inhalt

Vorwort 11
Sabine Bartholomeyczik

1 Gesellschaftliche und gesundheitspolitische Relevanz von Mangelernährung – Die Bedeutung von Essen und Trinken in gesellschaftlicher Hinsicht 13
Magdalena M. Schreier

1.1 Prävalenz von Mangelernährung 13
1.2 Folgen von Mangelernährung: Leiden und Kosten 15
1.3 Verantwortlichkeiten der verschiedenen Disziplinen und Akteure innerhalb und außerhalb von Gesundheitseinrichtungen 16
1.4 Rolle und Verantwortung der Pflege 17
Literatur 18

2 Terminologie 20
Tatjana Schütz

Einleitung 20
2.1 Screening und Assessment 20
2.2 Ernährungsbedingtes Risiko 21
Literatur 27

3 Screening auf ein ernährungsbedingtes Risiko 29
Tatjana Schütz

3.1 Was bedeutet Screening? 29
3.2 Welche Screening-Methoden werden empfohlen? 29
3.3 Einschränkungen bei der Anwendung der Screening-Methoden 35
Zusammenfassung 36
Literatur 37

4 Pflegerisches Assessment der Ernährungssituation ... 38
Magdalena M. Schreier

Einleitung 38
4.1 Grundsätzliche Überlegungen zur Ernährungssituation und Erfassung des Ernährungszustands 38
4.2 Parameter für Screening, Assessment und Monitoring . 42
4.3 Anthropometrie zur Einschätzung des Ernährungszustands 45
4.4 Risikoerfassung ausgerichtet auf die Lebenssituation .. 46

4.5	Tiefergehendes Assessment	47
4.6	Monitoring	49
4.7	Welche Zeitintervalle für Screening, Assessment und Monitoring?	49
4.8	Welche Instrumente gibt es?	50
Literatur		53

5 Ursachen von Mangelernährung ... 56
Antje Tannen

Einleitung		56
5.1	Kognitive und psychosoziale Risikofaktoren	56
5.2	Erkrankungsbezogene Risikofaktoren	58
5.3	Strukturelle oder umgebungsbezogene Risikofaktoren	60
Zusammenfassung		61
Literatur		61

6 Ernährungstherapie bei Mangelernährung ... 62
Christine Smoliner und Manuela Freudenreich

6.1	Orale Ernährung	62
6.2	Enterale Ernährung	66
6.3	Parenterale Ernährung	71
6.4	Ethische Fragen in der Ernährungstherapie	73
Zusammenfassung		73
Literatur		74

7 Pflegerische Maßnahmen zur Förderung der oralen Ernährung ... 75
Marlene Kraske

Einleitung		75
7.1	Unterstützung bei der Nahrungsaufnahme	75
7.2	Umgebungsgestaltung, Interaktion	87
Literatur		92

8 Schluckstörungen und Mangelernährung ... 93
Stefanie Räke

8.1	Ursachen für Schluckstörungen	93
8.2	Schluckphasen	94
8.3	Diagnostik	95
8.4	Aspiration	96
8.5	Therapie	97
Literatur		99

9 Förderung von Mundgesundheit und Zahnstatus ... 100
Maren Engel

Einleitung		100
9.1	Mangelernährung und ihre Folgen für die orale Gesundheit	100

9.2	Dehydratation, reduzierter Speichelfluss und Xerostomie	101
9.3	Empfehlungen für die Pflegepraxis	103
9.4	Mundgesundheit als Pflegeziel	109
Glossar		109
Literatur		109

10 Allgemeine Folgen von Mangelernährung — 111
Antje Tannen

Literatur — 117

11 Folgen der Mangelernährung: Chronische Wunden — 119
Kathrin Raeder

Einleitung		119
11.1	Grundlagen der Wundheilung	120
11.2	Grundlagen der Wundbehandlung	121
11.3	Einfluss der Ernährung auf die Entstehung von Wunden	121
11.4	Einfluss von Mangelernährung auf die Wundheilung	122
11.5	Einfluss von Wunden auf den Ernährungsstatus des Menschen	123
Literatur		124

12 Folgen der Mangelernährung: Frailty, Stürze, Immobilität — 125
Matthias J. Kaiser und Cornel C. Sieber

Einleitung		125
12.1	Frailty (Adj. frail) bedeutet Gebrechlichkeit – oder doch nicht?	126
12.2	Frailty und Sarkopenie	128
12.3	Stürze und Immobilität	130
12.4	Therapiemöglichkeiten bei Sarkopenie und Frailty: „bed is bad"	131
Zusammenfassung		132
Literatur		133

13 Mangelernährung im Säuglings- und Kindesalter — 134
Arite Raebel und Sabine Ohlrich

Einleitung		134
13.1	Ursachen	134
13.2	Assessment	135
13.3	Mangelernährung durch akute infektionsbedingte Erkrankungen	137
13.4	Mangelernährung durch Nahrungsmittelunverträglichkeiten	138
13.5	Mangelernährung aufgrund psychischer Störungen	143
Literatur		145

14	**Mangelernährung bei älteren Menschen**	147
	Bianka Machowetz	

Einleitung 147
14.1 Altersbedingte physiologische Veränderungen 148
14.2 Veränderung des Stoffwechsels im Alter 149
14.3 Funktionelle Einbußen im Alter 151
14.4 Gesundheitszustand 152
14.5 Soziale und finanzielle Situation 154
14.6 Ernährungsversorgung und -zustand älterer
 Menschen in stationären Einrichtungen 155
Literatur 157

15	**Mangelernährung bei onkologischen Patienten**	159
	Patrick Jermann	

Einleitung 159
15.1 Verringerte Nahrungsaufnahme und verringerter
 Appetit 160
15.2 Tumorkachexie 162
15.3 Erfassung des Ernährungszustands 163
15.4 Ernährungsinterventionen für Krebspatienten 168
Literatur 171

16	**Ernährung bei Menschen mit Demenz**	173
	Charlotte Boes	

16.1 Auswirkungen der Demenzerkrankung
 auf die Nahrungsaufnahme 174
16.2 Probleme bei der Ernährung von Menschen
 mit Demenz 175
16.3 Interventionsmöglichkeiten 177
Fazit 183
Literatur 183

17	**Aufgaben und Verantwortlichkeiten der Pflege im interdisziplinären Team**	184
	Barbara Pews	

Einleitung 184
17.1 Interdisziplinäre Zusammenarbeit 184
17.2 Regelung der interdisziplinären Zusammenarbeit ... 193
Literatur 194

18	**Implementierung von Expertenstandards**	195
	Barbara Pews	

Einleitung 195
18.1 Methodische Überlegungen 196
18.2 Implementierung des Expertenstandards „Ernährungsmanagement zur Sicherstellung und Förderung
 der oralen Ernährung in der Pflege" 197
Literatur 208

19	**Ethische Fragen zum Umgang mit Nahrungsverweigerung**	209
	Christian Kolb	
19.1	Die Rolle der Pflegefachkraft	210
19.2	Analyse des Phänomens der Nahrungsverweigerung im Einzelfall	211
19.3	Die Bedeutung der Ernährung bei Menschen in der letzten Phase der Demenz	217
19.4	Entscheidungsfindung im multiprofessionellen Team ..	218
Fazit	....	220
Literatur	....	221

Stichwortverzeichnis 223

Autorenverzeichnis 227

Vorwort

Das Thema Mangelernährung in der Pflege wurde in den vergangenen Jahren durch veröffentlichte Skandale aus der Altenpflege sichtbar. Es darauf zu reduzieren, hieße, ihm nicht gerecht zu werden. Um die Bedeutung der Ernährung für die Pflege wieder hervorzuheben, ist dies aber ein wichtiger Anlass.
Zählten vor einigen Jahrzehnten noch Kenntnisse über die Zubereitung und Zusammensetzung von Diäten zur Pflegeausbildung, so sind derartige Aufgaben längst auf Diätassistentinnen[1] und andere Spezialistinnen übergegangen. Möglicherweise wurden in der Folge die Pflegeaufgaben bei der Ernährung auf Hilfstätigkeiten reduziert und dabei wurde völlig verkannt, wie bedeutsam die Ernährung für das Wohlergehen von Patienten und Bewohnern ist.
Essen und Trinken sind lebenswichtige Aktivitäten und somit auch zentrales Thema in den Bereichen, wo Menschen pflegerische Unterstützung benötigen. Das Ernährungsmanagement gehört zu den Kernaufgaben der Pflege, zumal es bei falscher oder unzureichender Umsetzung sehr schnell existenzbedrohend werden kann. Die Bedeutung dieses Themas beruht aber auch darauf, dass Essen und Trinken nicht nur durch eine bedarfsgerechte Nährstoffaufnahme der Gesunderhaltung dienen, sondern vor allem auch mit Lust und Genuss verbunden sind. Essen und Trinken beeinflussen die Lebensqualität und sind zudem ein wichtiger Bestandteil sozialer und kultureller Identität.
Interessant ist nebenbei, dass der englische Begriff „nurse" (Pflegende) etymologisch die gleichen Wurzeln wie „nutritious" (nährend, Nahrung verabreichend) hat. Pflegen heißt demnach soviel wie nähren bzw. die Pflegende ist die Person, die für die Ernährung ihres Schützlings sorgt.
Eine Mangelernährung kann langwierige Behandlungen und pflegerische Versorgung nach sich ziehen. Für die Betroffenen bedeutet dies nicht nur eine Minderung ihrer Lebensqualität, sondern auch eine höhere Gefahr von Komplikationen, verbunden mit einem größeren Sterblichkeitsrisiko. Werden rechtzeitig ernährungsrelevante Gesundheitsprobleme identifiziert und bei Bedarf geeignete Interventionen eingeleitet (z. B. angemessene Unterstützung, Umgebungsgestaltung, Nahrungsangebot, spezifische therapeutische Maßnahmen), kann eine Mangelernährung verhindert werden.
Aus diesen Gründen hat der im Herbst 2008 konsentierte DNQP Expertenstandard „Ernährungsmanagement zur Sicherstellung und

---
[1] Bei der Nennung des einen Geschlechts ist jeweils auch das andere gemeint.

Förderung der oralen Ernährung in der Pflege" einen großen Stellenwert. Obgleich er sich auf die Prävention von Mangelernährung konzentriert, zeigt sich die Vielfalt des Themas Ernährung, konnten doch etliche Themen nicht aufgenommen werden. Ausgeklammert werden mussten Ernährungsfragen bei Kindern, enterale und parenterale Ernährung, Mundgesundheit und Schluckstörungen, spezifische Fragen bei Demenz – nicht etwa, weil diese Themen für die Pflege nebensächlich wären, sondern weil sie jeweils eigene Standards verdient hätten.

Die Prävention von Mangelernährung als pflegerische Maßnahme kann beispielhaft einige der großen Missverständnisse gegenüber der Pflege aufzeigen, die diese auf ein geschickt auszuführendes Handwerk reduzieren. „Pflegetechnisch" ist die Prävention von Mangelernährung in der Regel unproblematisch, sie erfordert meist keine schwierigen Handgriffe. Was sie allerdings erfordert, ist z. B. eine sehr gute und gezielte Beobachtung, um Probleme bei der Nahrungsaufnahme festzustellen. Diese Beobachtungen können nur bei entsprechend guten Kenntnissen zu den richtigen Interpretationen führen. Es kommt also auf wissensbasiertes Erkennen und Interpretieren an.

Damit eng zusammen hängt die Beziehungsgestaltung, ohne die eine Unterstützung, wenn Schwierigkeiten bei der Nahrungsaufnahme bestehen oder das Essen abgelehnt wird, kaum möglich ist. Gewohnheiten, Vorlieben, Ängste und Vorbehalte müssen erkannt und berücksichtigt werden. Die Beziehungsgestaltung ist dabei wichtiger als die Technik der Nahrungszuführung. Von jemandem, den man unsympathisch findet, lässt man sich nicht „füttern", denn Nahrung aufzunehmen stellt einen intimen Vorgang dar.

Da die Prävention von Mangelernährung keineswegs eine ausschließlich pflegerische Aufgabe darstellt, die Pflegefachkraft jedoch dem Patienten/Bewohner am nächsten ist und für die Nahrungsaufnahme sorgen muss, nimmt sie eine Schlüsselposition im Zusammenwirken aller an der Ernährung Beteiligten ein. Sie muss die Akteure koordinieren und die verschiedenen Informationen zusammenbringen. Der Expertenstandard empfiehlt zur Klärung der multiprofessionellen Aufgaben eine verbindliche Verfahrensregelung, die auch die Zusammensetzung eines Ernährungsteams regelt. Reibungsverluste sollen damit vermieden und die Patienten-/Bewohnerbedürfnisse bestmöglich erfüllt werden.

Schließlich stellen sich schwierige ethische Herausforderungen, wenn eine Person nicht essen möchte, sich weigert, zu essen. Auch und gerade hier ist ein Ernährungsteam gefragt, denn zuallererst müssen die Gründe für die Nahrungsverweigerung gefunden werden. Erst darauf aufbauend können Entscheidungen getroffen werden, vielleicht auch die sehr schwer zu ertragende Entscheidung im Sinne des Betroffenen, keine weitere Ernährungstherapie einzusetzen.

Diese kurzen Überlegungen verweisen auf die Bedeutung des vorliegenden Buchs und machen hoffentlich Lust aufs Lesen und Lernen.

Sabine Bartholomeyczik

1 Gesellschaftliche und gesundheitspolitische Relevanz von Mangelernährung – Die Bedeutung von Essen und Trinken in gesellschaftlicher Hinsicht

Magdalena M. Schreier

Nahrung ist die Grundlage menschlicher Lebensprozesse und hat auf sämtliche körperliche, psychische, soziale, wirtschaftliche und politische Dimensionen des menschlichen Lebens eine unmittelbare Wirkung. Soziale Systeme, gesellschaftliche Entwicklung und gesellschaftliches Zusammenleben funktionieren in enger Abhängigkeit vom Vorhandensein ausreichender Nahrungsmittel. So wird auch das Recht auf Nahrung als einer der selbstverständlichsten Bestandteile sozialer Beziehungen angesehen (Barlösius 1999).

Der scheinbar universale und selbstverständliche Anspruch auf ausreichend Nahrung ist als ein das Überleben sicherndes, fundamentales Recht, und im Artikel 25 der allgemeinen Erklärung der Menschenrechte der United Nation heißt es:

„… Jeder hat das Recht auf einen Lebensstandard, der seine und seiner Familie Gesundheit und Wohlergehen gewährleistet, einschließlich Nahrung, Kleidung, Wohnung, ärztliche Versorgung und notwendige Leistungen sowie das Recht auf Sicherheit im Falle von Arbeitslosigkeit, Krankheit, Invalidität oder Verwitwung, im Alter sowie bei anderweitigem Verlust seiner Unterhaltsmittel durch unverschuldete Umstände. …" (Office of High Commission for Human Rights 1948).

1.1 Prävalenz von Mangelernährung

Trotz der UN-Deklaration der Menschenrechte vor über 60 Jahren leiden nach Angaben des UN Millenium-Projects weltweit 800 Millionen Menschen an Hunger. Alle 3,6 Sekunden stirbt ein Mensch an Mangelernährung, die große Mehrzahl davon sind Kinder unter fünf Jahren (vgl. United Nations 2006).

Vor vollen Tellern am reich gedeckten Tisch zu hungern, das klingt unglaublich. Umso erschreckender ist die Anzahl derjenigen, die in unserer Wohlstandsgesellschaft trotz der ausreichenden Verfügbarkeit hochwertiger Lebensmittel und Nahrungsergänzungsstoffe mangelernährt sind. Davon betroffen sind vor allem kranke, pflegebedürftige und alte Menschen, die sich nicht mehr selbstständig versorgen, ihre Wünsche nicht mehr hinreichend äußern können und bei der Alltagsbewältigung, wie z. B. beim Zubereiten von Mahlzeiten oder beim Essen und Trinken, auf fremde Hilfe angewiesen sind (s. Kapitel 14).

Besonders ältere Menschen sind betroffen

Prävalenz in Krankenhäusern

Angesichts der hohen Ansprüche unserer Gesundheitsversorgung und der therapeutischen Möglichkeiten, selbst bei hochbetagten Menschen komplizierte Eingriffe und Behandlungen mit hoher Erfolgsquote durchführen zu können, verblüfft das Ergebnis einer Studie an Krankenhäusern in Deutschland und Österreich, wonach von 1.886 Teilnehmern nahezu 28 % Patienten mangelernährt waren, davon mit 43 % vor allem die über 70-jährigen (Pirlich et al. 2005, 2006). In einer weiteren Studie in zwei deutschen Universitätskrankenhäusern hatten 23 % von insgesamt 1.308 Patienten mit internistisch gastroenterologischen Erkrankungen eine Mangelernährung (Rosenbaum et al. 2007).

Es muss allerdings auch davon ausgegangen werden, dass Patienten eine Mangelernährung erst während ihres Aufenthalts im Krankenhaus entwickeln, was auch auf Krankheiten und Behandlungen zurückzuführen ist, die sich ungünstig auf den Ernährungszustand auswirken (z. B. intensivmedizinische Behandlungen, große Operationen, Chemotherapie). Unter Umständen kann die Gefahr einer Mangelernährung im Rahmen der Krankenhausbehandlung nicht ganz abgewendet werden, wenn ernährungsmedizinische Maßnahmen nicht in vollem Umfang genutzt oder wirksam werden können (z. B. Gefahr der Hyperalimentation bei kritisch kranken Intensivpatienten, vgl. Lochs et al. 2003).

Häufig zeigt sich bei betagten und hochbetagten Menschen, die z. B. aufgrund einer Fraktur oder Prellung nach einem Sturz eingewiesen werden, nach genauerer Untersuchung, dass es sich um ein Geschehen aufgrund einer bis dahin noch unbekannten Mangelernährung handelt.

Daten, die genaue Auskunft über die Inzidenz, d. h. das Neuauftreten von Mangelernährung bei Patienten während des Aufenthalts in deutschen Krankenhäusern geben, stehen noch nicht in ausreichendem Maße zur Verfügung. Eine Studie von Whirter und Pennington zeigt allerdings sehr eindrücklich, dass die Inzidenz von Mangelernährung im Rahmen einer Krankenhausbehandlung ein ernst zu nehmendes Problem ist. Es wurden 112 Patienten des Gesamtkollektivs nachuntersucht, wobei 69 % der übergewichtigen Patienten von ungewolltem Gewichtsverlust betroffen waren. Von den normalgewichtigen Patienten verloren 39 % an Gewicht, und von den bereits als mangelernährt identifizierten Patienten hatten sogar 75 % erheblich an Gewicht verloren (McWhirter & Pennington 1994).

Prävalenz in der Langzeitversorgung

Angesichts der kürzeren Verweildauer von Krankenhauspatienten dürfte es allerdings schwierig sein, die tatsächliche Inzidenz von Mangelernährung im Zusammenhang mit einem Krankenhausaufenthalt festzustellen. Mit der zunehmenden Anzahl pflegebedürftiger älterer Menschen in der stationären Langzeitpflege ist auch dort das Problem der Mangelernährung zunehmend von Bedeutung. Eine Untersuchung in einem deutschen Altenheim ergab bei 57 % der 114 teilnehmenden Bewohner eine Mangelernährung (Norman et al. 2006). In einer Studie, die in 29 deutschen Pflegeheimen mit insgesamt 2.393 Probanden durchgeführt wurde, schwankt die Anzahl der von einer Mangelernährung betroffenen Bewohner je nach

Indikatoren bzw. verwendeten Erfassungsinstrumenten zwischen 8 % und 20 % (Tannen et al. 2008). Die Pilottestung des NutritionDay in deutschen und österreichischen Altenpflegeheimen mit insgesamt 2.137 Studienteilnehmern ergab eine Prävalenz der Mangelernährung von 16 % (Valentini et al. 2009). Nach der ErnSTES-Studie, die in zehn deutschen Altenpflegeheimen mit 773 Bewohnern durchgeführt wurde, waren je nach Indikator zwischen 6 % und 11 % von einer Mangelernährung betroffen (Heseker et al. 2008). Eine umfassende Darstellung der Mangelernährung in deutschen Pflegeheimen ist mangels ausreichender repräsentativer Daten auf der Basis standardisierter und bei alten Menschen validen Erfassungsparametern noch nicht möglich.

Die meisten alten Menschen kommen erst in die Pflegeeinrichtungen, wenn eine Versorgung zuhause nicht mehr möglich ist, weil bereits viele Beeinträchtigungen eine umfassende pflegerische Versorgung erforderlich machen. Deshalb wird nicht selten bereits beim Einzug in die Einrichtung eine Mangelernährung festgestellt.

Zur Ernährungssituation und Häufigkeit von Mangelernährung bei betagten und hochbetagten Menschen in Deutschland, die weitgehend selbstständig in ihrem häuslichen Umfeld leben, liegen ebenfalls keine ausreichend aktuellen Daten vor. Allerdings muss davon ausgegangen werden, dass auch in diesem Setting Mangelernährung ein Problem ist, das häufig erst viel zu spät erkannt wird. Dafür sprechen auch die Untersuchungsergebnisse einer Langzeitstudie zur Prävalenz und Inzidenz von Mangelernährung bei älteren zuhause lebenden Menschen in Schweden. Die Basiserhebung zu Beginn dieser Langzeituntersuchung bei 576 Teilnehmern ergab eine Prävalenz von 14 %, wobei 19 % der Frauen und 11 % der Männer betroffen waren. Fünf Jahre nach der ersten Erhebung hatten 7–16 % der inzwischen 80-jährigen Menschen eine Mangelernährung entwickelt, wobei Frauen häufiger betroffen waren als Männer. Die Ergebnisse der Follow-up-Untersuchungen zeigen mit zunehmendem Alter eine deutlich höhere Gefahr für eine Mangelernährung. Dabei war ein von den alten Menschen subjektiv empfundener schlechter Gesundheitszustand, gefolgt von Depressionen, mit einem deutlich höheren Risiko für Mangelernährung verbunden (Johansson et al. 2008).

Prävalenz im ambulanten Bereich

1.2 Folgen von Mangelernährung: Leiden und Kosten

Die Folgen einer Mangelernährung wirken sich auf sämtliche Stoffwechsel- und Organfunktionen aus, es kommt häufiger zu Komplikationen und es ist mit einer erhöhten Multimorbidität und Mortalität zu rechnen (Volkert 1997; Incalzi et al. 1994, 1997; Sullivan & Walls 1994). Da sich Ernährungszustand und Gesundheitszustand gegenseitig beeinflussen, entsteht ein Teufelskreis, von dem sich insbesondere schwerkranke und alte Menschen nur sehr schwer erholen können (Volkert 1997; Müller et al. 2007). Die Betroffenen leiden jedoch nicht nur an den gesundheitlichen Folgen der Mangelernährung. Bereits wenige Tage, die ein Patient unzureichend ernährt ist, wirken sich erheblich auf seine Lebensqualität aus (Norman et al. 2006a, 2006b).

Die Folgen einer Mangelernährung zu behandeln ist sehr mühsam, und vor allem bei alten Menschen ist ein Gewichtsverlust kaum auszugleichen (Roberts et al. 1994, Roberts 2000). Angesichts der gesundheitlichen Auswirkungen einer Mangelernährung ist auch mit erheblichen Kosten für die aufwendigen Behandlungen zu rechnen. In einer Untersuchung zur Abschätzung der Kosten für die Folgen von Mangelernährung in Deutschland ergab sich eine Gesamtsumme von knapp 9 Mrd. €, eine Größenordnung wie für die Folgen von Adipositas. Für Behandlung und Versorgung fallen allein im Krankenhaus 56 %, in der Pflege 26 % und in der häuslichen Pflege 15 % zusätzliche Kosten durch Mangelernährung an. Die Berechnungsmodelle der Studie zeigen bis 2020 einen weiteren Anstieg des gesundheitsökonomischen Problems der Mangelernährung um 22 % auf 11 Mrd. € (Müller et al. 2007).

Gesundheitsökonomische Auswirkungen

1.3 Verantwortlichkeiten der verschiedenen Disziplinen und Akteure innerhalb und außerhalb von Gesundheitseinrichtungen

Bewusstsein und Verantwortlichkeiten

Eine Mangelernährung ist nicht immer nur die Folge von Krankheiten oder ungünstigen körperlichen Faktoren. Im ungünstigsten Fall entsteht eine Mangelernährung auch aufgrund von Unkenntnis, unzureichender „Awareness", mangelnder Erfassung des Ernährungszustands und Fehler beim Ernährungsmanagement.

In einer Resolution des Europarats wurden von einer europäischen Expertengruppe fünf weitverbreitete Barrieren beschrieben, die eine angemessene Ernährungsversorgung im Krankenhaus erschweren (vgl. Committee of Experts on Nutrition, Food Safety and Consumer Protection 2002):

1. Mangel an einer klar definierten Verantwortlichkeit für die Planung und das Management der Ernährungsversorgung
2. Mangel an ausreichender, ernährungsbezogener Qualifizierung aller an der Versorgung beteiligten Berufsgruppen
3. Mangelnder Einfluss und Kenntnisse der Patienten
4. Mangelnde Kooperation zwischen den unterschiedlichen beteiligten Berufsgruppen
5. Mangelnde Involvierung des Krankenhausmanagements

Die Expertengruppe, die hinter dieser EU-Resolution steht, fordert das rasche Beheben der aufgeführten Mängel und insbesondere die Verbesserung der interdisziplinären Kooperation.

Um eine optimale Ernährungsversorgung zu gewährleisten, müssen alle an der Versorgung beteiligten Akteure – sowohl innerhalb als auch außerhalb der Einrichtungen – in die Pflicht genommen werden, ihren Beitrag in enger multiprofessioneller Absprache und Kooperation zu leisten. Dies wird im interdisziplinär ausgerichteten Qualitätsniveau für die orale Nahrungs- und Flüssigkeitsversorgung von Menschen in Einrichtungen der Pflege und Betreuung nicht nur ausdrücklich gefordert, sondern es werden für die jeweiligen Akteure konkrete Handlungsempfehlungen formuliert (vgl. Bartholomeyczik et al. 2008).

Eine Reihe Evidence-basierter Empfehlungen liegen für die Sicherstellung einer optimalen Ernährungsversorgung in den verschiedenen Disziplinen bereits vor. Neben dem interdisziplinären Qualitätsniveau und den ärztlichen Leitlinien für die enterale und parenterale Ernährung ist auch ein Expertenstandard zum Thema „Ernährungsmanagement zur Sicherstellung und Förderung der oralen Ernährung in der Pflege" entwickelt worden (Bartholomeyczik et al. 2008; Lochs et al. 2003; Koletzko et al. 2007; DNQP 2010).

Die besten Empfehlungen können jedoch nur dann etwas bewirken und erfolgreich gegen Mangelernährung eingesetzt werden, wenn sich alle an der Ernährungsversorgung beteiligten Berufsgruppen ihrer Verantwortung und Rolle bewusst sind und gemeinsam mit den pflegebedürftigen Menschen und vor allem in deren Sinne agieren.

1.4   Rolle und Verantwortung der Pflege

Seitdem es die Pflege gibt, steht die Ernährungsversorgung im Mittelpunkt ihres Wirkens. Seit sich Berufe wie Diätassistenz und Ernährungswissenschaft etabliert haben und Küche sowie Hauswirtschaft die professionelle Verpflegung in den Gesundheitseinrichtungen übernommen haben, befinden sich die Zuständigkeiten für die Zubereitung und Zusammensetzung der Speisen und Getränke nicht mehr in der Hand der Pflegeprofession. Dennoch ist die Pflege verantwortlich für eine angemessene Ernährung und den Einbezug der zuständigen Berufsgruppen (Savage & Scott 2005; Kowanko 1997). Dies ist insofern naheliegend, da die Pflege – wie kaum keine andere Berufsgruppe – aufgrund der Nähe zu den pflegebedürftigen Menschen über Einflussmöglichkeiten und Einblick in Bereiche verfügt, die für die Einschätzung der Ernährungssituation und Planung von Maßnahmen zur Sicherstellung der Ernährung notwendig sind (s. Kapitel 17).

Der Pflege steht seit 2010 der Expertenstandard „Ernährungsmanagement zur Sicherstellung und Förderung der oralen Ernährung in der Pflege" zur Verfügung. In ihm werden sowohl die Rolle als auch die Aufgaben der Pflegefachkräfte bei der Ernährungsversorgung und Gestaltung des Schnittstellenmanagements ausgeführt, um zur Förderung und Sicherstellung einer bedürfnisorientierten Ernährung beitragen zu können (DNQP 2009).

Das Ziel der Sicherstellung einer bedürfnisorientierten und bedarfsgerechten Ernährung kann jedoch nur erreicht werden, wenn eine enge Kooperation mit genügend Möglichkeiten zum interdisziplinären Austausch zwischen allen beteiligten Berufsgruppen gewährleistet ist (s. Kapitel 18).

Literatur

Barloesius E. (1999). *Soziologie des Essens. Grundlagentexte Soziologie*. Weinheim, München: Juventa.
Bartholomeyczik S., Schreier M.M., Volkert D., Bai J.C. (2008). *Qualitätsniveau II Orale Nahrungs- und Flüssigkeitsversorgung von Menschen in Einrichtungen der Pflege und Betreuung*. In: Bundeskonferenz zur Qualitätssicherung im Gesundheits- und Pflegewesen e.V. (Hrsg.). Qualitätsniveaus in der stationären Altenpflege. Heidelberg: Economica.
Council of Europe (2002) (Hrsg.). Food and Nutritional Care in Hospitals: How to Prevent Undernutrition. *Report and Recommendations of the Committee of Experts on Nutrition, Food Safety and Consumer Protection*. Strasbourg: Council of Europe.
Deutsches Netzwerk für Qualitätsentwicklung in der Pflege (DNQP) (Hrsg.) (2010). *Expertenstandard: Ernährungsmanagement zur Sicherstellung und Förderung der oralen Ernährung in der Pflege*. Osnabrück: DNQP.
Heseker H., Stehle P., Bai, J.C., Lesser St., Overzier S., Paker-Eichelkraut S., Stratmann St. (2008). *Ernährung älterer Menschen in stationären Einrichtungen (ErnSTES-Studie)*. In: Deutsche Gesellschaft für Ernährung (DGE) (Hrsg.). 11. Ernährungsbericht. Bonn: *DGE*-Medien Service.
Incalzi R.A., Capparella O., Gemma A., Camaioni D., Sanguinetti C., Carbonin P.U. (1994). Predicting in-hospital mortality after hip fracture in elderly patients. *J Trauma* 36(1): 79–82.
Incalzi R.A., Capparella O., Gemma A., Landi F., Bruno E., Di Meo F., Carbonin P.U. (1997). The interaction between age and comorbidity contributes to predicting the mortality of geriatric patients in the acute-care hospital. *J Intern Med* 242(4): 291–298.
Johansson Y., Bachrach-Lindstrom M., Carstensen J., Ek A.C. (2008). Malnutrition in a home-living older population: prevalence, incidence and risk factors. A prospective study. *J Clin Nurs* ISSN 1365-2702 (Electronic): 1–11.
Koletzko B., Jauch K.W., Krohn K., Verwied-Jorky S. (2007). Leitlinie Parenterale Ernährung. *Aktuel Ernaehr Med* 32 (suppl 1).
Kowanko I. (1997). The role of the nurse in food service: a literature review and recommendations. *Int J Nurs Pract* 3(2): 73–78.
Lochs H., Lübke H., Weimann A.H. (Hrsg.) (2003). DGEM Leitlinie Enterale Ernährung. *Aktuel Ernaehr Med* 28 (suppl 1): S1–S120.
McWhirter, J.P. & Pennington, C.R. (1994). Incidence and recognition of malnutrition in hospital. *BMJ* 308 (6934): 945–948.
Mueller M., Uedelhofen K., Wiedemann U.C.H. (2007). *Mangelernährung in Deutschland*. Berlin, München, Paris, New York: Cepton.
Norman K., Kirchner H., Lochs H., Pirlich M. (2006a). Malnutrition affects quality of life in gastroenterology patients. *World J Gastroenterol* 12(21): 3380–3385.
Norman K., Smoliner C., Wagner K., Harting W., Lochs H., Pirlich M. (2006b). Zusammenhang zwischen Ernährungszustand, Funktionalität und Lebensqualität bei älteren Heimbewohnern. *World J Gastroenterol* 31(3): P6_4.
OHCHR (Office of High Commission for Human Rights) (1948). Resolution 217 AIII (http://www.unhch.ch/udhr/lang/ger.pdf, Zugriff am: 08.02.2009; http://www.un.org/Overview/rigths; Zugriff am: 08.02.2009).

Pirlich M., Schutz T., Kemps M., Luhman N., Minko N., Lubke H.J., Rossnagel K., Willich S.N., Lochs H. (2005). Social risk factors for hospital malnutrition. *Nutrition* 21(3): 295–300.

Pirlich M., Schutz T., Norman K., Gastell S., Lubke H.J., Bischoff S.C., Bolder U., Frieling T., Guldenzoph,H., Hahn,K., Jauch K.W., Schindler K., Stein J., Volkert D., Weimann A., Werne, H., Wolf C., Zurcher G., Bauer P., Lochs H. (2006). The German hospital malnutrition study. *Clin Nutr* 25(4): 563–572.

Roberts S.B. (2000). Regulation of energy intake in older adults: recent findings and implications. *J Nutr Health Aging* 4(3): 170–171.

Roberts S.B., Fuss P., Heyman M.B., Evans W.J., Tsay R., Rasmussen H., Fiatarone M., Cortiella J., Dallal G.E., Young V.R. (1994). Control of food intake in older men. *Jama* 272(20): 1601–1606.

Rosenbaum A., Piper S., Riemann J.E., Schilling D. (2007). Mangelernährung bei internistischen Patienten – eine Screeninguntersuchung von 1308 Patienten mit Verlaufsbeobachtung. *Aktuel Ernaehr Med* 32: 181–184.

Savage J. & Scott C. (2005). Patients' nutritional care in hospital: An ethnographic study of nurses' role and patients' experience. A report to NHS Estates. London: RCN.

Sullivan D.H. & Walls R.C. (1994). Impact of nutritional status on morbidity in a population of geriatric rehabilitation patients. *J Am Geriatr Soc* 42(5): 471–477.

Tannen A., Dassen T., van Nie-Visser N., Meijers J., Halfens R. (2008). Mangelernährung in deutschen Pflegeheimen und Krankenhäusern – Pflegebedarf und pflegerische Versorgung. *Aktuel Ernaehr Med* 33: 177–183.

United Nations (2006). *Fast Facts: The Faces of Poverty. Millenniums-Project*. Commissioned by the UN Secretary General and supported by the UN Development Group (http://www.unmillenniumproject.org/documents/3-MP-PovertyFacts-E.pdf; Zugriff am: 08.02.2009).

Valentini L., Eggers J., Ockenga J., Haas V.K., Buhner S., Winklhofer-Roob B.M., Hengstermann S., Sinn B., Weigel A., Norman K., Pirlich M., Lochs H. (2009). Association between intestinal tight junction permeability and whole-body electrical resistance in healthy individuals: a hypothesis. *Nutrition* 25(6): 706–714.

Volkert D. (1997*). Ernährung im Alter*. Wiesbaden: Quelle & Meyer.

2 Terminologie

Tatjana Schütz

Einleitung

Wechselwirkung zwischen Ernährungszustand und Outcome

Es ist seit Langem bekannt, dass bei Menschen mit akuten oder chronischen Erkrankungen eine Wechselwirkung zwischen dem Ernährungszustand und dem Outcome, d. h. dem weiteren Verlauf einer Erkrankung oder dem Ergebnis einer medizinischen Behandlung, besteht. Dies gilt auf der einen Seite für Patienten mit Überernährung und Adipositas, bei denen das Risiko für kardiovaskuläre Erkrankungen, Diabetes und Krebserkrankungen (abhängig von der Tumorart) erhöht ist (Lenz et al. 2009). Auf der anderen Seite sind jedoch auch Patienten mit schlechtem Ernährungszustand – im Sinne einer Unterernährung oder krankheitsbedingten Mangelernährung – von einer langsameren Genesung und einem erhöhten Risiko für Morbidität und Mortalität betroffen (Norman et al. 2008).

Wie bereits in der Leitlinie Enterale Ernährung der Deutschen Gesellschaft für Ernährungsmedizin (DGEM) festgestellt wird, gibt es keinen einfachen, allgemein akzeptierten Parameter, der den Ernährungszustand eindeutig und umfassend beschreibt (Pirlich et al. 2003).

Kein Goldstandard zur Bestimmung des Ernährungszustands

Somit existiert auch kein Goldstandard für Untersuchungen zum Ernährungszustand, da verschiedene Aspekte des Ernährungszustands durch verschiedene Methoden erfasst werden. Zudem fehlt ein verbindlicher Konsens zur Nomenklatur klinisch relevanter Ernährungsdefizite. Dies bedeutet für den in der Ernährungsmedizin Tätigen, dass er sich sowohl mit verschiedenen Begriffen auseinandersetzen muss, die synonym oder überschneidend gebraucht werden, als auch mit gleichen Begriffen, die unterschiedlich interpretiert werden.

Im Folgenden werden deshalb gebräuchliche Begriffe zur Ermittlung und Beschreibung des Ernährungszustands auf Grundlage der aktuellen Literatur beschrieben.

2.1 Screening und Assessment

Screening

Unter *Screening* versteht man eine Reihenuntersuchung, die mittels schneller und einfacher Methodik bei allen Patienten zum Zeitpunkt des Arztbesuchs oder der Krankenhausaufnahme durchgeführt werden kann. Dadurch sollen Patienten mit einem ernährungsbedingten

Risiko oder einer bereits vorliegenden Mangelernährung identifiziert und frühzeitig einer gezielten Maßnahme zugeführt werden.

Bereits im Jahr 2003 legte der Europarat in seiner Resolution über die Verpflegung und Ernährungsversorgung in Krankenhäusern die Anforderungen an ein Ernährungs-Screening fest (Europarat 2003):

- Die Bestimmung des ernährungsbedingten Risikos eines Patienten ist der erste Schritt in der Behandlung der krankheitsbedingten Mangelernährung.
- Sie sollte bereits bei Aufnahme in die Klinik erfolgen und regelmäßig während des Krankenhausaufenthalts wiederholt werden.
- Sowohl der Ernährungszustand als auch die Krankheitsschwere sollten beim Screening in Betracht gezogen werden.

Die empfohlenen Screening-Instrumente für das Ernährungs-Screening entsprechend den Leitlinien der Europäischen Gesellschaft für Klinische Ernährung und Stoffwechsel (ESPEN) (Kondrup et al. 2003) werden in Kapitel 3 vorgestellt.

Die genaue Abklärung einer Mangelernährung ist Voraussetzung für eine individuelle und gezielte Behandlung. Häufig ist zusätzlich zum Screening eine differenzierte medizinische Diagnostik notwendig, um den Fehlernährungstyp festzustellen. Dieses *Ernährungsassessment* beinhaltet eine anamnestische Befragung sowie eine körperliche Untersuchung und wird durch die Bestimmung der Körperzusammensetzung, funktionelle Tests, Laborwerte, die Dokumentation der Nahrungs- und Flüssigkeitszufuhr und/oder die Erfassung der Lebensqualität ergänzt. Idealerweise erfolgt das Assessment in einem multidisziplinären Ernährungsteam. Parallel zum Ernährungsassessment sollte ein pflegerisches Assessment der Ernährungssituation erfolgen (s. Kapitel 4).

Ernährungsassessment

2.2 Ernährungsbedingtes Risiko

Das ernährungsbedingte Risiko beschreibt das metabolische Risiko, das Veränderungen in Richtung einer besseren oder schlechteren Prognose einer Krankheit oder Operation in Zusammenhang mit dem aktuellen Ernährungs- und Stoffwechselzustand stellt. Nach den Leitlinien der Europäischen Gesellschaft für Klinische Ernährung und Stoffwechsel (ESPEN) liegt ein ernährungsbedingtes Risiko vor, wenn eines der folgenden Kriterien vorliegt (Lochs et al. 2006):

Ernährungsbedingtes Risiko

- Gewichtsverlust von mehr als 10–15 % in den letzten sechs Monaten
- Body Mass Index < 18,5 kg/m^2
- Subjective Global Assessment Grad C oder Nutritional Risk Screening ≥ 3
- Serumalbumin < 30 g/l (ohne Leber- oder Nierenfunktionsstörung)
- Krankheitsstress

Die Screening-Methoden werden in Kapitel 4 beschrieben.

Fehlernährung als Oberbegriff

Fehlernährung — Unter dem Begriff „Fehlernährung" werden klinisch relevante Ernährungsdefizite wie Überernährung, Mangelernährung und Unterernährung zusammengefasst. Als Folge der Fehlernährung kommt es zu einem Mangel bzw. Überschuss an Energie oder einzelnen Nährstoffen mit messbaren unerwünschten Wirkungen auf Form und Funktion von Geweben und den klinischen Verlauf der Erkrankung. Eine erhöhte Zufuhr von Energie liefernden Nährstoffen führt dabei zu einer Überernährung/Adipositas, eine verminderte Zufuhr zu Unterernährung/Mangelernährung.

Adipositas als Form der Fehlernährung

Adipositas — Adipositas ist eine chronische Gesundheitsstörung, die durch eine übermäßige Ansammlung von Fettgewebe im Körper gekennzeichnet ist. Berechnungsgrundlage für das Ausmaß des Übergewichts ist der Körpermasseindex (Body Mass Index: BMI). Der BMI wird als Quotient aus Gewicht und Körpergröße zum Quadrat (kg/m^2) berechnet.

$$BMI = Gewicht/(Körpergröße)^2$$

Übergewicht ist definiert als BMI ≥ 25 kg/m^2, Adipositas als BMI ≥ 30 kg/m^2. Die Adipositas wird weiter klassifiziert in Grad 1 (BMI 30–34,9 kg/m^2), Grad 2 (BMI 35–39,9 kg/m^2) und Grad 3 (≥ 40 kg/m^2). Mit steigendem BMI erhöht sich das Risiko für Begleiterkrankungen.

Zusätzlich zum BMI bestimmt das Fettverteilungsmuster, und dabei besonders die viszerale Fettmasse, das metabolische und kardiovaskuläre Risiko. Zur Beurteilung des viszeralen Fettdepots wird der Taillenumfang herangezogen. Eine abdominale Adipositas liegt bei einem Taillenumfang ≥ 88 cm (Frauen) bzw. ≥ 102 cm (Männer) vor (WHO 2000).

Ist bei einer Adipositas gleichzeitig die Muskelmasse (und Muskelkraft) vermindert, so spricht man von einer „sarcopenic obesity" (s. u.).

Unterernährung als Form der Fehlernährung

Unterernährung — Unterernährung ist primär die Folge einer anhaltenden unzureichenden Energiezufuhr, die den Energiebedarf des Menschen nicht deckt. Aufgrund der negativen Energiebilanz werden Energiespeicher zur Bedarfsdeckung abgebaut und die Fettmasse verringert sich. Der BMI ist niedrig (BMI $< 18,5$ kg/m^2), aber stabil.

Mangelernährung als Form der Fehlernährung

Der Begriff Mangelernährung wird – im Sinne einer krankheitsbedingten Mangelernährung – für die Folgen einer akuten oder chronischen Erkrankung verwendet. Dabei ist die Pathogenese der Mangelernährung von der zugrunde liegenden Erkrankung abhängig (Pirlich 2004).

Nach den Leitlinien der Deutschen Gesellschaft für Ernährungsmedizin (DGEM) umfasst der Begriff Mangelernährung folgende Subkategorien, wobei es insbesondere bei einer fortgeschrittenen Mangelernährung zu Überschneidungen kommen kann (Pirlich et al. 2003):

Mangelernährung

a) Krankheitsassoziierter Gewichtsverlust: Unbeabsichtigter Gewichtsverlust mit Zeichen der Krankheitsaktivität. Ein unbeabsichtigter Gewichtsverlust > 10 % in den vergangenen sechs Monaten bzw. > 5 % in den vergangenen drei Monaten wird als klinisch relevant betrachtet. Allgemeine klinische Zeichen für Krankheitsaktivität sind Fieber, Nachtschweiß, Schmerzen oder Leistungsminderung.
b) Eiweißmangel: Eiweißmangel führt zum Verbrauch der körpereigenen Proteinreserven, wobei die Plasmaproteinkonzentrationen (somatische Proteinspeicher) zunächst zulasten der Muskulatur (viszerale Proteinspeicher) aufrechterhalten werden. Klinische Symptome wie Muskelschwäche oder -atrophie, Ödeme, Aszites, Wundheilungsstörungen u. a. können auf einen Eiweißmangel hinweisen.
c) Spezifischer Nährstoffmangel: Mangel an essenziellen Nährstoffen wie Vitaminen, Mineralstoffen, Spurenelementen, Wasser und essenziellen Fettsäuren. In frühen Mangelstadien sind die Symptome häufig unspezifisch. Erst bei einem ausgeprägten Mangel treten je nach Nährstoff spezifische Symptome auf (s. Kapitel 10).

Begriffe zur Beschreibung einer Mangelernährung

Weitere Begriffe, die in der Literatur vielfach zur Beschreibung einer Mangelernährung verwendet werden, sind (nach Pirlich et al. 2003):

Der Begriff Protein-Energie-Mangelernährung beschreibt die Tatsache, dass es bei einer fortschreitenden Unterernährung nicht nur zu einem Verlust von Fettmasse kommt, sondern auch von fettfreier Masse, Muskelmasse bzw. Körperzellmasse und viszeralen Proteinen.

Protein-Energie-Mangelernährung

Marasmus gehört zum Krankheitsbild der Protein-Energie-Mangelsyndrome und beschreibt verschiedene Mangelzustände, die v. a. durch eine verminderte Energieaufnahme entstehen. Bei noch normaler viszeraler Proteinsynthese kommt es zu einem Verlust an Fett- und Muskelmasse. Marasmus tritt vor allem bei Kindern < 1 Jahr als Folge von Unterernährung auf.

Marasmus

Kwashiorkor	Kwashiorkor wurde ursprünglich als schwerer Eiweiß- und Vitaminmangelzustand bei Kindern in tropischen Entwicklungsländern beschrieben. Bei Erwachsenen (auch in Europa) beschreibt Kwashiorkor einen spezifischen Fehlernährungstyp mit unzureichender Eiweißaufnahme bei ausreichender Energiezufuhr. Es kommt zu einer verminderten viszeralen Proteinsynthese (mit z. T. extremer Ödembildung) bei noch normalem oder wenig verändertem Körpergewicht.
Wasting	Wasting beschreibt einen „Schwund" im Sinne eines Kräfteverfalls, der mit einem Verlust an Körpergewicht einhergeht. Der Begriff „muscle wasting" bezieht sich gezielt auf einen fortschreitenden Abbau der Muskulatur. Wasting entspricht in etwa der Definition des krankheitsbedingten Gewichtsverlusts. Verschiedene Erkrankungen wie AIDS oder Tumorerkrankungen können mit Wasting einhergehen.
Anorexie	Anorexie beschreibt eine verminderte Lust zu essen, einen verminderten Appetit bzw. Appetitverlust mit resultierender Mangelernährung aufgrund unzureichender Nahrungsaufnahme (Muscaritoli et al. 2010). Die sekundäre Anorexie ist ein verbreitetes Symptom chronischer Erkrankungen. Als Ursache wird eine entzündungsvermittelte Resistenz des Hypothalamus diskutiert, auf appetit- und sättigungsstimulierende Signale zu reagieren. Weitere Ursachen können sein: Übelkeit, Erbrechen, Schmerzen, Schluckprobleme, Abneigung gegen Fleisch, Veränderungen in der Geruchs- und Geschmackswahrnehmung, psychologischer Stress. Die Schwere der Anorexie und ihr Einfluss auf die Lebensqualität kann mit speziellen Visual Analogue Scales oder dem FAACT-Fragebogen (Functional Assessment of Anorexia/Cachexia Therapy) eingeschätzt werden (Ribaudo et al. 2001).
Kachexie	Kachexie oder „Auszehrung" ist ein komplexes krankheitsbedingtes Stoffwechselsyndrom, das durch einen progressiven Verlust an Muskelmasse mit oder ohne einem Verlust an Fettmasse charakterisiert ist. Bei diesem fortgeschrittenen Stadium einer Mangelernährung steht beim Erwachsenen klinisch ein Gewichtsverlust im Vordergrund, der häufig mit Anorexie, Entzündung, Insulinresistenz, erhöhtem Muskelproteinabbau und Fatigue assoziiert ist (Pirlich 2004). Eine Kachexie wird bei bestimmten Krankheitsentitäten beobachtet, z. B. bei Tumorerkrankungen (Tumorkachexie) (s. Kapitel 15), chronischer Herzinsuffizienz (kardiale Kachexie), chronischer Niereninsuffizienz (renale Kachexie), chronisch-obstruktiver Atemwegserkrankung (pulmonale Kachexie) u. a. Die Stoffwechselsituation kachektischer Patienten unterscheidet sich entscheidend von der typischen Hungersituation (s. **Tab. 2.1**).

	Tumorkachexie	Hunger
Appetit	↓↓	↑↑
Energiezufuhr	↓↓↓	↓↓↓
Energieverbrauch	↓	↓↓
Grundumsatz	↑↑	↓↓↓
Körpergewicht	= / ↓	↓
Körperzellmasse	↓↓↓	↓
Fettmasse	↓↓	↓↓↓
Proteinsynthese	↑ / ↓	↓↓↓
Proteinabbau	↑↑↑	↓↓↓
Insulin	↑↑↑	↓↓↓
Glucose	↑↑↑	↓↓↓
Cortisol	↑↑↑	=
Stoffwechsellage	Systemische Entzündung	Ketose
Mobilität	↓	=

Tab. 2.1: Unterschiede zwischen Tumorkachexie und Hunger (Arends 2008; Kotler 2000)

Folgende diagnostische Kriterien werden zur Bestimmung einer Kachexie bei Erwachsenen vorgeschlagen (Arends 2008):

- Gewichtsverlust von mindestens 5 % in 12 Monaten, wenn gleichzeitig eine Erkrankung vorliegt oder ein BMI < 20 kg/m², wenn ein Gewichtsverlust nicht bestimmt werden kann

plus drei der folgenden Kriterien

- verminderte Muskelkraft (unterste Tertile)
- Fatigue (körperliche oder geistige Ermüdung infolge von Anstrengung)
- Anorexie (eingeschränkte Nahrungszufuhr, z. B. Kalorienzufuhr < 20 kcal/kg Körpergewicht/Tag oder < 70 % der üblichen Nahrungszufuhr, oder schlechter Appetit)
- niedriger Fettfreie-Masse-Index
- Laborwerte außerhalb des Normbereichs:
  – erhöhte Entzündungsmarker wie CrP > 5,0 mg/l, Il–6 > 4,0 pg/ml
  – Anämie (Hb < 12 g/dl)
  – niedriges Serum-Albumin (< 3,2 g/dl)

Aufgrund der klinischen Charakteristika lässt sich die Kachexie nicht erfolgreich mit einer Ernährungstherapie alleine behandeln, sondern muss gleichzeitig mit Strategien zum Stoppen des Muskelabbaus kombiniert werden.

Unter Sarkopenie wird ein ausgeprägter, meist altersassoziierter Verlust an Skelettmuskelmasse (auch Knochenmasse) und Muskelkraft verstanden, der bei länger währender körperlicher Inaktivität oder Bettlägerigkeit z. B. bei immobilen geriatrischen Patienten auftritt.

Sarkopenie

Eine Sarkopenie entwickelt sich als primärer Alterungsprozess, der durch eine Vielzahl von internen und externen Prozessen beeinflusst wird, wie z. B. verminderte körperliche Aktivität und/oder verminderte Bildung anaboler Hormone. Eine detaillierte Beschreibung der Sarkopenie erfolgt im Kapitel 12.

Für die Diagnose Sarkopenie wird die Messung der Extremitätenmuskulatur mittels Dual Energy X-ray absorptiometry (DXA) mit einer Abweichung von mehr als zwei Standardabweichungen von einer Referenzgruppe vorgeschlagen. In der klinischen Praxis kann jedoch auch die Messung des Unterschenkelumfangs mit Werten unter 31 cm als Hinweis für eine Sarkopenie verwendet werden (Bauer et al. 2008).

Die Sarkopenie geht nicht mit einem Gewichtsverlust einher, sodass bei signifikantem Gesichtsverlust eine Kachexie vorliegen könnte. Unterschiede zwischen Sarkopenie und Kachexie sind in **Tabelle 2.2** aufgeführt.

Tab. 2.2: Unterscheidung zwischen Sarkopenie und Kachexie (nach Thomas 2007)

	Sarkopenie	Kachexie
Appetit	=	↓
Nahrungszufuhr	=	↓
Körpergewicht	↓ / =	↓
Fettfreie Masse	↓	↓↓
Fettmasse	=	↓↓
Serum-Albumin	=	↓
Serum-Cholesterin	=	↓
Cortisol	=	↑
Zytokine	?	↑
Entzündung	Nicht vorhanden	Vorhanden
Refeeding	Resistent	Resistent
Verlauf	Führt nicht zur Kachexie	Kann zu Sarkopenie führen

Sarcopenic obesity

Eine besondere Form der Sarkopenie ist die Sarcopenic obesity (Stenholm et al. 2008). Dabei kommt es zu einem Missverhältnis zwischen einem erhöhten Körpergewicht (Adipositas) bei gleichzeitig verminderter Muskelkraft. Es wird diskutiert, ob sich die Folgen von Adipositas und Sarkopenie potenzieren und damit zu einer höheren Morbidität und Mortalität führen.

Frailty

Frailty oder auch Gebrechlichkeit beschreibt ein multidimensionales geriatrisches Syndrom, das durch eine verminderte Reserve und Resistenz gegenüber Stressoren gekennzeichnet ist, die durch einen Verlust der physiologischen Reserven bedingt sind (Sieber 2009). Aufgrund des Verlusts der Anpassungsfähigkeit und der funktionellen Reserve geht Frailty mit einem erhöhten Risiko für Pflegebedürftigkeit und Tod einher. Prädisponierende Faktoren sind: fortgeschrittenes Alter, Verlust von Kraft, die Summe vorbestehender

Erkrankungen, psychische Erkrankungen, soziale Isolation und Mangelernährung. Physische Zeichen für Frailty umfassen Gewichtsverlust (> 5 kg in 12 Monaten), physische und psychische Erschöpfung, körperliche Schwäche, verlangsamte Gangart und verminderte körperliche Aktivität. Zu den psychischen Zeichen zählen eine beeinträchtigte geistige Gesundheit, Depression, Isolation und eine geringere Lebensqualität.

Die unterschiedlichen Dimensionen der Frailty können durch das geriatrische Assessment gut erfasst werden, woraus sich dann Behandlungsstrategien ableiten lassen. Eine detaillierte Beschreibung der Frailty erfolgt im Kapitel 12.

Literatur

Arends J. (2008). Mangelernährung bei Tumorpatienten. Ursachen, Diagnostik, Kodierung. *Onkologe* 14: 9–14.

Bauer J.M., Wirth R., Volkert D., Werner H., Sieber C.C. (2008). Malnutrition, Sarkopenie und Kachexie im Alter – von der Pathophysiologie zur Therapie. *Dtsch Med Wochenschr* 133: 305–310.

Europarat (2003). Resolution ResAP (2003) on food and nutritional care in hospitals (https://wcd.coe.int/ViewDoc.jsp?id=85747; Zugriff am 10.09.2010).

Evans W.J., Morley J.E., Argiles J., Bales C., Baracos V., Guttridge D., Jatoi A., Kalantar-Zadeh K., Lochs H., Mantovani G., Marks D., Mitch W.E., Muscaritoli M., Najand A., Ponikowski P., Rossi Faneli F., Schambelan M., Schols A., Schuster M., Thomas D., Wolfe R., Anker S.D. (2008). Cachexia: a new definition. *Clin Nutr* 27: 793–799.

Kondrup J., Allison S.P., Elia M., Vellas B., Plauth M. (2003). ESPEN guidelines for nutrition screening 2002. *Clin Nutr* 22: 415–421.

Kotler D.P. (2000). Cachexia. *Ann Intern Med* 133: 622–634.

Lenz M., Richter T., Mühlhauser I. (2009). The morbidity and mortality associated with overweight and obesity in adulthood. A systematic review. *Dtsch Arztebl Int* 106: 641–648.

Lochs H., Allison S.O., Meier R., Pirlich M., Kondrup J., Schneider S., van den Berghe G., Pichard C. (2006). Introduction to the ESPEN guidelines on enteral nutrition: terminology, definition and general topics. *Clin Nutr* 25: 180–186.

Muscaritoli M., Anker S.D., Argiles J., Aversa Z., Bauer J.M., Biolo G., Boirie Y., Bosaeus I., Cederholm T., Costelli P., Fearon K.C., Laviano A., Maggio M., Rossi Fanelli F., Schneider S.M., Schols A., Sieber C.C. (2010). Consensus definition of sarcopenia, cachexia and pre-cachexia: Joint document elaborated by Special Interes Group (SIG) „cachexia-anorexia in chronic wasting diseases" and „nutrition in geriatrics". *Clin Nutr* 29: 154–159.

Norman K., Pichard C., Lochs H., Pirlich M. (2008). Prognostic impact of disease-related malnutrition. *Clin Nutr* 27: 5–15.

Pirlich M. (2004). Was ist Mangelernährung? *Klin Wochenschr* 116: 575–558.

Pirlich M., Schwenk A., Müller M.J., Ockenga J., Schmidt S., Schütz T., Selberg O., Volkert D. (2003). DGEM-Leitlinie Enterale Ernährung: Ernährungsstatus. *Aktuel Ernaehr Med* 28(Suppl 1): S10–S25.

Ribaudo J.M., Cella D., Hahn E.A., Lloyd S.R., Tchekmedyian N.S., von Roenn J., Leslie W.T. (2001). Re-validation and shortening of the functional assessment of anorexia/cachexia therapy (FAACT) questionnaire. *Qual Life Res* 9: 1137–1146.

Sieber C.C. (2009). Frailty: ein geriatrisches Syndrom im Fokus der Ernährungsmedizin. *Aktuel Ernaehr Med* 34: 69–73.

Stenholm S., Harris T.B., Rantanen T., Visser M., Kritchevsky S.B., Ferrucci L. (2008). Sarcopenic obesity: definition, cause and consequences. *Curr Opin Clin Nutr Metab Care* 11: 693–700.

Thomas D.R. (2007). Loss of skeletal muscle mass in aging: Examining the relationship of starvation, sarcopenia and cachexia. *Clin Nutr* 26: 389–399.

WHO (2000). Obesity: preventing and managing the global epidemic. WHO Technical Report Series 894. Genf: WHO.

3 Screening auf ein ernährungsbedingtes Risiko

Tatjana Schütz

3.1 Was bedeutet Screening?

Unter Screening versteht man eine Reihenuntersuchung, die schnell und einfach bei allen Patienten zum Zeitpunkt des Arztbesuchs, der Aufnahme ins Krankenhaus oder Pflegeheim durchgeführt werden kann. Bereits im Jahr 2003 legte der Europarat in seiner Resolution über die Verpflegung und Ernährungsversorgung in Krankenhäusern die Anforderungen an ein Ernährungs-Screening fest:

Screening als erster Schritt für eine erfolgreiche Ernährungstherapie

- Die Bestimmung des ernährungsbedingten Risikos eines Patienten ist der erste Schritt in der Behandlung der krankheitsbedingten Mangelernährung.
- Das Screening sollte regelmäßig wiederholt werden.
- Sowohl der Ernährungszustand als auch die Krankheitsschwere sollten beim Screening in Betracht gezogen werden.

Durch das Ernährungs-Screening sollen diejenigen Patienten identifiziert werden, die bereits mangelernährt sind oder bei denen ein mangelernährungsbedingtes Risiko vorliegt und die von einer Ernährungstherapie profitieren. Die auffälligen Patienten können dann frühzeitig einer gezielten Maßnahme zugeführt werden, wie z. B. der genaueren Erfassung und Dokumentation des Ernährungszustands (Assessment), der Überweisung an einen Ernährungsspezialisten und der Erstellung eines Ernährungsplanes (Ernährungsintervention). Somit ist das Screening als erster Schritt für eine erfolgreiche Ernährungstherapie zu sehen.

3.2 Welche Screening-Methoden werden empfohlen?

Da ein Goldstandard fehlt, der alle Aspekte einer Mangelernährung umfassend beschreibt, und gleichzeitig eine Vielzahl von Methoden zur Erfassung des Ernährungszustands verfügbar sind, ist die Entscheidung für den Anwender häufig schwierig. In **Tabelle 3.1** sind empfohlene Screening-Methoden für Mangelernährung bei Erwachsenen oder alten Menschen aufgeführt. Alle genannten Methoden sind schnell und einfach zu erlernen und anzuwenden, nicht-invasiv ohne Labordiagnostik durchführbar und damit kosteneffektiv.

Wissenschaftlich begründete Screening-Methoden sind verfügbar

Die Ermittlung von Körpergewicht und Gewichtsverlauf sowie die Berechnung des Body Mass Index aus Körpergewicht und -größe

(BMI = Gewicht [kg]/Größe² [m²]) werden häufig zur Bestimmung des Ernährungszustandes herangezogen (Volkert 2006).

$$BMI = Gewicht\ [kg]/Größe^2\ [m^2]$$

Tab. 3.1: Empfohlene Methoden zum Screening auf Mangelernährung bei Erwachsenen

Name	Anwendungsbereich	Hinweis auf Risiko einer Mangelernährung
Body Mass Index (BMI) (Volkert 2006)	Praxis, Klinik, geriatrische Einrichtung	Alter 18–65 Jahre: < 18,5 kg/m² Alter über 65 Jahre: < 22 kg/m²
Gewichtsverlauf (Bauer et al. 2006)	Praxis, Klinik, geriatrische Einrichtung	Alter 18–65 Jahre: Gewichtsverlust (% des Körpergewichts) in 6 Monaten: 5–10 % = mittleres Risiko > 10 % = hohes Risiko Alter über 65 Jahre: jeglicher Gewichtsverlust bedeutet ein Risiko
MUST = Malnutrition Universal Screening Tool (Schütz et al. 2005)	Praxis	1 Punkt: mittleres Risiko 2 Punkte: hohes Risiko
NRS = Nutritional Risk Screening (Schütz et al. 2005)	Klinik	≥ 3 Punkte: Ernährungsrisiko liegt vor
MNA® = Mini Nutritional Assessment (Volkert et al. 2005)	Geriatrische Einrichtung, Klinik, ambulanter Bereich	17–23,5 Punkte: Risiko für Mangelernährung < 17 Punkte: bestehende Mangelernährung
Alle aufgeführten Screening-Methoden können vom Arzt, aber auch von Pflege- oder Ernährungsfachkräften durchgeführt werden.		

Leitlinien zum Ernährungs-Screening

Die Europäische Gesellschaft für Klinische Ernährung und Stoffwechsel (ESPEN) gibt in ihren aktuellen Leitlinien weitere wissenschaftlich begründete und einfache Standardmethoden zur Erfassung des Risikos einer Mangelernährung vor, die routinemäßig in allen Bereichen der Patientenversorgung von Ärzten oder Pflege- bzw. Ernährungsfachkräften durchgeführt werden können (Kondrup et al. 2002):

- das Malnutrition Universal Screening Tool (MUST) für ambulante Patienten (Schütz et al. 2005),
- das Nutritional Risk Screening (NRS-2002) für stationäre Patienten (Schütz et al. 2005),
- das Mini Nutritional Assessment (MNA®) für geriatrische Patienten (Volkert 2005).

Diese Screening-Instrumente liegen auch in deutscher Übersetzung vor (www.dgem.de → Fortbildung → Materialien; www.mna-elderly.com → MNA® forms → German).

3.2.1 Body Mass Index (BMI) und Gewichtsverlauf

Generell lassen sich Körpergewicht und Körpergröße einfach und ohne großen apparativen Aufwand messen und daraus lässt sich der Body Mass Index (BMI = Körpergewicht [kg]/Körpergröße^2 [m^2]) berechnen (Volkert 2006). Wichtig ist, dass Körpergröße und Körpergewicht nicht nur erfragt, sondern unter standardisierten Bedingungen (morgens nach dem Toilettengang in leichter Kleidung) auch tatsächlich gemessen werden. Der BMI dient der Abschätzung gewichtsbedingter Gesundheitsrisiken und wird sowohl zur Erfassung von Unter- wie auch Übergewicht eingesetzt. Bei einem BMI < 18,5 kg/m^2 liegt nach der WHO-Definition Untergewicht vor, ein BMI zwischen 18,5 und 24,9 kg/m^2 liegt im Normalbereich, bei einem BMI > 30 kg/m^2 liegt eine Adipositas vor. Bei Senioren weist bereits ein BMI unter 22 kg/m^2 auf die Reduktion von Körperfettreserven und Muskelmasse hin. Eine Mangelernährung lässt sich jedoch bei Übergewichtigen und bei Patienten mit Hydratationsstörungen (Ödeme, Aszites) nicht sicher ausschließen. Aufgrund dieser Limitationen sollten Körpergewicht und BMI nie als einzige Parameter zur Beurteilung des Ernährungszustandes verwendet werden.

Wichtig! Körpergröße und Gewicht messen

Ein Gewichtsverlust lässt sich durch die regelmäßige Messung des Körpergewichts ermitteln. In der Klinik und im akuten Krankheitsfall sollte das Körpergewicht wöchentlich, bei Störungen des Hydratationszustandes auch öfter kontrolliert werden. Im Hinblick auf Gesundheitsrisiken wird insbesondere einem unbeabsichtigten Gewichtsverlust hohe prognostische Relevanz beigemessen. Bei jüngeren Erwachsenen ist eine Abnahme von 5 % in drei Monaten bzw. 10 % in sechs Monaten ernst zu nehmen, bei älteren Menschen wird sogar jeglicher auffällige Gewichtsverlust als signifikant erachtet und sollte abgeklärt werden (Bauer et al. 2006).

Im Alter sollte jeglicher Gewichtsverlust abgeklärt werden

3.2.2 Malnutrition Universal Screening Tool (MUST)

Zur Erhebung des MUST-Scores sind folgende Angaben erforderlich (Schütz et al. 2005):

1. Body Mass Index (Ist-Ernährungszustand)
2. ungewollter Gewichtsverlust in den vergangenen 3 bis 6 Monaten (Vorgeschichte)
3. Nahrungskarenz von mehr als fünf Tagen erwartet (Erkrankungsschwere).

Screening auf Mangelernährung im ambulanten Bereich

Entsprechend der Höhe der bestimmten Parameter werden Punkte vergeben und zu einem Summenscore addiert, der das Gesamtrisiko für das Vorliegen einer Mangelernährung angibt und auf eine geeignete Maßnahme hinweist. Eine Summe von 0 steht für ein geringes, 1 für ein mittleres Risiko. Werte ≥ 2 entsprechen einem hohen Risiko und sollten zu einer ernährungstherapeutischen Betreuung des Patienten führen (s. **Abb. 3.1**).

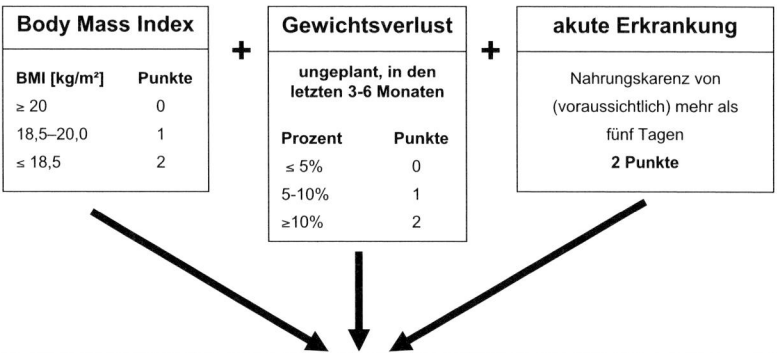

Abb. 3.1: Malnutrition Universal Screening Tool (MUST; Übersetzt und bearbeitet von Dr. Tatjana Schütz, Dr. Luzia Valentini und Prof. Dr. Mathias Plauth. Kontakt: tatjana.schuetz@medizin.uni-leipzig.de, Tel. 0341-97 15 957)

3.2.3 Nutritional Risk Screening (NRS 2002)

Die Risikobewertung erfolgt beim Nutritional Risk Screening in zwei Stufen (Schütz et al. 2005): Werden im Vorscreening alle vier Fragen verneint, liegt kein erhöhtes Risiko durch eine Mangelernährung vor und das Screening-Verfahren ist beendet. Wird eine dieser Fragen mit „ja" beantwortet, wird das Hauptscreening durchgeführt, in das die folgenden Angaben eingehen:

Screening auf Mangelernährung im Krankenhaus

1. Body Mass Index (Ist-Ernährungszustand)
2. ungewollter Gewichtsverlust (Vorgeschichte)
3. verminderte Nahrungszufuhr (Vorgeschichte)
4. metabolische Folgen der bestehenden Erkrankung (Krankheitsschwere).

Die ermittelten Punkte in den Rubriken Ernährungszustand und Krankheitsschwere werden addiert, und für Patienten älter als 70 Jahre wird ein zusätzlicher Punkt hinzugerechnet. Eine Summe von 3 Punkten oder mehr identifiziert Patienten mit einem ernährungsbedingten Risiko und sollte zu einem tiefergehenden Assessment des Ernährungszustands und zur Erstellung eines Ernährungsplans führen (s. **Abb. 3.2**). Bei allen Patienten mit einem Score < 3 Punkte ist das aktuelle Krankheitsrisiko infolge einer Mangelernährung gering, und das NRS-Screening sollte nach einer Woche wiederholt werden.

Screening auf Mangelernährung im Krankenhaus

Nutritional Risk Screening (NRS 2002)

nach Kondrup J et al., Clinical Nutrition 2003; 22: 415–421

Empfohlen von der Europäischen Gesellschaft für Klinische Ernährung und Stoffwechsel (ESPEN)

Vorscreening:

- Ist der Body Mass Index < 20,5 kg/m² ? ☐ ja ☐ nein
- Hat der Patient in den vergangenen 3 Monaten an Gewicht verloren? ☐ ja ☐ nein
- War die Nahrungszufuhr in der vergangenen Woche vermindert? ☐ ja ☐ nein
- Ist der Patient schwer erkrankt? (z.B. Intensivtherapie) ☐ ja ☐ nein

⇒ Wird _eine_ dieser Fragen mit „**Ja**" beantwortet, wird mit dem Hauptscreening fortgefahren.
⇒ Werden alle Fragen mit „**Nein**" beantwortet, wird der Patient wöchentlich neu gescreent.
⇒ Wenn für den Patienten z.B. eine große Operation geplant ist, sollte ein präventiver Ernährungsplan verfolgt werden, um dem assoziierten Risiko vorzubeugen.

Hauptscreening:

Störung des Ernährungszustands	Punkte
Keine	0
Mild	1
Gewichtsverlust > 5% / 3 Mo. _oder_ Nahrungszufuhr < 50–75% des Bedarfs in der vergangenen Woche	
Mäßig	2
Gewichtsverlust > 5% / 2 Mo. _oder_ BMI 18,5–20,5 kg/m² _und_ reduzierter Allgemeinzustand (AZ) _oder_ Nahrungszufuhr 25–50% des Bedarfs in der vergangenen Woche	
Schwer	3
Gewichtsverlust > 5% / 1 Mo. (> 15% / 3 Mo.) _oder_ BMI < 18,5 kg/m² und reduzierter Allgemeinzustand oder Nahrungszufuhr 0–25% des Bedarfs in der vergangenen Woche	

+

Krankheitsschwere	Punkte
Keine	0
Mild	1
z.B. Schenkelhalsfraktur, chronische Erkrankungen besonders mit Komplikationen: Leberzirrhose, chronisch obstruktive Lungenerkrankung, chronische Hämodialyse, Diabetes, Krebsleiden	
Mäßig	2
z.B. große Bauchchirurgie, Schlaganfall, schwere Pneumonie, hämatologische Krebserkrankung	
Schwer	3
z.B. Kopfverletzung, Knochenmarktransplantation, intensivpflichtige Patienten (APACHE-II > 10)	

+ 1 Punkt, wenn Alter ≥ 70 Jahre

≥ 3 Punkte	Ernährungsrisiko liegt vor, Erstellung eines Ernährungsplans
< 3 Punkte	Wöchentlich wiederholtes Screening. Wenn für den Patienten z.B. eine große Operation geplant ist, sollte ein präventiver Ernährungsplan verfolgt werden, um das assoziierte Risiko zu vermeiden.

T. Schütz, L. Valentini, M. Plauth. Screening auf Mangelernährung nach den ESPEN-Leitlinien 2002. Aktuel Ernaehr Med 2005; 30: 99–103.

Abb. 3.2: Nutritional Risk Screening (NRS 2002)

3.2.4 Mini Nutritional Assessment (MNA®)

Screening auf Mangelernährung bei geriatrischen Patienten

Das MNA® (s. **Abb. 3.3**) wurde speziell für ältere Menschen entwickelt und validiert und erlaubt die Einschätzung des Ernährungsrisikos älterer Menschen sowohl bei Aufnahme in eine Klinik oder ein Heim wie auch das gebrechlicher älterer Menschen im ambulanten Bereich (Volkert 2005). Im Gegensatz zum MUST- und NRS-Score umfasst der MNA®-Bogen mehrere Bereiche der Ernährungssituation: 18 Fragen aus den vier Bereichen Anthropometrie, Allgemeinzustand, Ernährungsgewohnheiten und Selbsteinschätzung werden durch einfache anthropometrische Messungen (Oberarm- und Wa-

Nestlé Nutrition INSTITUTE

Mini Nutritional Assessment
MNA®

Name: Vorname:

Geschlecht: Alter (Jahre): Gewicht (kg): Größe (cm): Datum:

Füllen Sie den Bogen aus, indem Sie die zutreffenden Zahlen in die Kästchen eintragen. Addieren Sie die Zahlen in den ersten Kästchen (Vor-Anamnese). Wenn der Wert 11 oder kleiner 11 ist, fahren Sie mit der Anamnese fort, um den Gesamt-Index zu erhalten.

Vor-Anamnese

A **Hat der Patient einen verminderten Appetit? Hat er während der letzten 3 Monate wegen Appetitverlust, Verdauungsproblemen, Schwierigkeiten beim Kauen oder Schlucken weniger gegessen (Anorexie)?**
0 = schwere Abnahme der Nahrungsaufnahme
1 = leichte Abnahme der Nahrungsaufnahme
2 = keine Abnahme der Nahrungsaufnahme ☐

B **Gewichtsverlust in den letzen 3 Monaten**
0 = Gewichtsverlust > 3kg
1 = weiß es nicht
2 = Gewichtsverlust zwischen 1 und 3kg
3 = kein Gewichtsverlust ☐

C **Mobilität / Beweglichkeit**
0 = vom Bett zum Stuhl
1 = in der Wohnung mobil
2 = verläßt die Wohnung ☐

D **Akute Krankheit oder psychischer Stress während der letzten 3 Monate?**
0 = ja 2 = nein ☐

E **Psychische Situation**
0 = schwere Demenz oder Depression
1 = leichte Demenz
2 = keine Probleme ☐

F **Körpermassenindex (Body Mass Index, BMI) (Körpergewicht/ (Körpergröße²), in kg/m²)**
0 = BMI <19
1 = 19 ≤ BMI < 21
2 = 21 ≤ BMI < 23
3 = BMI ≥ 23 ☐

Ergebnis der Vor-Anamnese (Max 14 Punkte) ☐☐

12 Punkte oder mehr: Normaler Ernahrungszustand
11 Punkte oder weniger: Gefahr der Mangelernährung

Anamnese

G **Wohnsituation: Lebt der Patient unabhängig zu Hause?**
1 = ja 0 = nein ☐

H **Medikamentenkonsum: Nimmt der Patient mehr als 3 Medikamente (proTag)?**
0 = ja 1 = nein ☐

I **Hautprobleme: Schorf oder Druckgeschwure?**
0 = ja 1 = nein ☐

J **Mahlzeiten: Wieviele Hauptmahlzeiten isst der Patient pro Tag?**
0 = 1 Mahlzeit
1 = 2 Mahlzeiten
2 = 3 Mahlzeiten ☐

K **Lebensmittelauswahl: Isst der Patient**
- mindestens einmal pro Tag Milchprodukte? ja ☐ nein ☐
- mindestens ein- bis zweimal pro Woche Hülsenfrüchte oder Eier? ja ☐ nein ☐
- jeden Tag Fleisch, Fisch oder Geflügel ja ☐ nein ☐

0.0 = wenn 0 oder 1 mal «ja»
0.5 = wenn 2 mal «ja»
1.0 = wenn 3 mal «ja» ☐.☐

L **Isst der Patient mindestens zweimal pro Tag Obst oder Gemüse?**
0 = nein 1 = ja ☐

M **Wieviel trinkt der Patient pro Tag? (Wasser, Saft, Kaffee, Tee, ...)**
0.0 = weniger als 3 Gläser / Tassen
0.5 = 3 bis 5 Gläser / Tassen
1.0 = mehr als 5 Gläser / Tassen ☐.☐

N **Essensaufnahme mit / ohne Hilfe**
0 = braucht Hilfe beim Essen
1 = isst ohne Hilfe, aber mit Schwierigkeiten
2 = isst ohne Hilfe, keine Schwierigkeiten ☐

O **Glaubt der Patient, dass er gut ernährt ist?**
0 = schwerwiegende Unter-/Mangelernährung
1 = weiß es nicht oder leichte Unter-/Mangelernährung
2 = gut ernährt ☐

P **Im Vergleich mit gleichaltrigen Personen schätzt der Patient seinen Gesundheitszustand folgendermaßen ein:**
0.0 = schlechter
0.5 = weiß es nicht
1.0 = gleich gut
2.0 = besser ☐.☐

Q **Oberarmumfang (OAU in cm)**
0.0 = OAU < 21
0.5 = 21 ≤ OAU ≤ 22
1.0 = OAU > 22 ☐.☐

R **Wadenumfang (WU in cm)**
0 = WU < 31
1 = WU ≥ 31 ☐

Anamnese (max. 16 Punkte) ☐☐.☐
Ergebnis der Vor-Anamnese ☐☐.☐
Gesamt-Index (max. 30 Punkte) ☐☐.☐

Auswertung des Gesamt-Index

17-23.5 Punkte ☐ Risikobereich für Unterernährung
Weniger als 17 Punkte ☐ schlechter Ernährungszustand

Ref. Vellas B, Villars H, Abellan G, et al. *Overview of MNA® - Its History and Challenges.* J Nut Health Aging 2006; 10: 456-465.
Rubenstein LZ, Harker JO, Salva A, Guigoz Y, Vellas B. Screening for Undernutrition in Geriatric Practice: *Developing the Short-Form Mini Nutritional Assessment (MNA-SF).* J. Geront 2001; 56A: M366-377.
Guigoz Y. The Mini-Nutritional Assessment (MNA®) *Review of the Literature – What does it tell us?* J Nutr Health Aging 2006; 10: 466-487.

Mehr Informationen unter: www.mna-elderly.com

Abb. 3.3: Mini Nutritional Assessment (MNA®; © Société des Produits Nestlé S.A., Vevey, Switzerland, Trademark Owners, www.mna-elderly.com)

denumfang) ergänzt. Eine Kurzform aus sechs Fragen kann als Voranamnese eingesetzt werden. Für jede Frage sind mehrere Antwortmöglichkeiten vorgegeben, die mit Punktwerten unterschiedlich gewichtet werden. Werden im Vorscreening 11 Punkte oder weniger von maximal 14 möglichen Punkten erreicht, wird die Fortführung der Befragung empfohlen, um den Gesamtindex zu erhalten. Der Gesamtindex (max. 30 Punkte) erlaubt die Einstufung in eine der folgenden drei Klassen: ≥ 24 Punkte: zufriedenstellender Ernährungszustand; 17–23,5 Punkte: Risikobereich für eine Mangelernährung; < 17 Punkte: schlechter Ernährungszustand oder bereits bestehende Mangelernährung.

Tab. 3.2 fasst zusammen, welche Parameter mit den unterschiedlichen Screening-Instrumenten dokumentiert werden.

	MUST	NRS-2002	MNA
Vor- und Hauptscreening		x	x
BMI	x	x	x
Gewichtsverlust	x	x	x
Messung von Oberarm- und Wadenumfang			x
Verminderte Nahrungszufuhr		x	x
Ernährungsgewohnheiten			x
Krankheitsschwere	x	x	x
Alter über 70 Jahre		x	
Allgemeinzustand			x
Mobilität			x
Neuropsychologische Probleme			x
Selbsteinschätzung			x

Tab. 3.2: Dokumentierte Parameter unterschiedlicher Screening-Instrumente (modifiziert nach Kyle et al. 2005)

MUST: Malnutrition Universal Screening Tool (Schütz et al. 2005)
NRS: Nutritional Risk Screening (Schütz et al. 2005)
MNA: Mini Nutritional Assessment (Volkert et al. 2005)

3.3 Einschränkungen bei der Anwendung der Screening-Methoden

Bei allen beschriebenen Screening-Methoden kommt der Bestimmung des Körpergewichts bzw. des BMI eine zentrale Rolle zu. Wie unter 3.2.1 beschrieben, sollten bei Patienten mit Hydratationsstörungen (Ödeme, Aszites) Körpergewicht und BMI kritisch bewertet und durch andere Bestimmungsmethoden des Ernährungszustands ergänzt werden, da durch die Wassereinlagerungen das Körpergewicht bzw. der BMI bei gleichzeitig eingeschränktem Ernährungszustand hoch sein kann.

Hydratationsstörungen

Körpergröße und -gewicht nicht ermittelbar

Wie bei Hydratationsstörungen gilt auch hier, dass bei fehlenden bzw. nicht bestimmbaren Werten weitere Methoden zur Einschätzung des Ernährungszustands zum Einsatz kommen müssen. Bei nicht ermittelbarer Körpergröße kann auf dokumentierte Werte oder Angaben des Patienten zurückgegriffen werden, falls diese verlässlich und realistisch erscheinen. Zusätzlich kann die Körpergröße aus der gemessenen Ulnalänge (Elle) oder Kniehöhe anhand von Tabellen abgeschätzt werden (Schütz et al. 2005). Lässt sich das Gewicht nicht ermitteln, geben lose sitzender Schmuck oder Kleidung Hinweise auf eine Gewichtsabnahme. Die Messung des Oberarmumfangs auf halber Höhe zwischen Akromion (Schulterhöhe) und Olekranon (Ellenbogenspitze) kann in diesem Fall zur Einschätzung des Ernährungszustands herangezogen werden (Schütz et al. 2005).

Fehlende Gliedmaßen

Während bei Patienten mit fehlenden Gliedmaßen Verlaufsuntersuchungen des Körpergewichts unproblematisch sind und einen Gewichtsverlust oder eine Gewichtszunahme wie beim Nicht-Amputierten anzeigen, muss bei der Berechnung des BMI das amputierte Gliedmaß berücksichtigt werden. Nur dann ist ein Vergleich mit den vorgegebenen Grenzwerten für Untergewicht, Normalgewicht oder Übergewicht sinnvoll. Hierfür stehen Formeln zur Verfügung (Volkert 2006).

Eingeschränkte Kommunikation

Um das MNA® auszufüllen sind unter anderem Selbstauskünfte des Patienten notwendig. Eine besondere Herausforderung bei der Durchführung des MNA® sind Patienten, die aufgrund von Sprachproblemen oder geistiger Verwirrtheit oder Demenz keine verlässlichen Angaben machen können, nicht fähig sind zu kommunizieren oder nicht ansprechbar sind. Hier ist das MNA® nur bedingt einsetzbar, da auf die Auskunft der Angehörigen oder Beobachtungen der Pflegepersonen zurückgegriffen werden muss.

Zusammenfassung

Das Screening auf ein durch Mangelernährung bedingtes Risiko kann einfach, schnell und kostengünstig in allen Bereichen der Patientenversorgung durch Ärzte, Pflege- oder Ernährungsfachkräfte durchgeführt werden. Es stehen hierfür spezielle, auf wissenschaftlicher Grundlage entwickelte und von Fachgesellschaften empfohlene Instrumente zur Verfügung, um Risikopatienten frühzeitig zu identifizieren und gezielten Maßnahmen wie einer tiefergehenden Erfassung des Ernährungszustands oder der Planung einer Ernährungsintervention zuzuführen. Die konsequente Anwendung des Ernährungs-Screenings könnte die Basis für einen zielgerichteten Umgang mit Ressourcen bilden und letztlich zu einer Verbesserung des Behandlungsergebnisses führen.

Literatur

Bauer J.M., Volkert D., Wirth R., Vellas B., Thomas D., Kondrup J., Pirlich M., Werner H., Sieber C.C. (2006). Diagnostik der Mangelernährung des älteren Menschen. *Dtsch Med Wochenschr* 131: 223–227.

Kondrup J., Allison S.P., Elia M., Vellas B., Plauth M. (2003). ESPEN guidelines for nutrition screening 2002. *Clin Nutr* 22: 415–421.

Kyle U.G., Genton L., Oichard C. (2005). Hospital length of stay and nutritional status. *Curr Opin Clin Nutr Metab Care* 8: 397–402.

Resolution des Europarates „Resolution ResAP" (2003) on food and nutritional care in hospitals (https://wcd.coe.int/ViewDoc.jsp?id=85747; Zugriff am 10.09.2010).

Volkert D. (2005). Erfassung der Ernährungssituation älterer Menschen – das Mini Nutritional Assessment (MNA). *Aktuel Ernaehr Med* 30: 142–146.

Volkert D. (2006). Der Body-Mass-Index (BMI) – ein wichtiger Parameter zur Beurteilung des Ernährungszustands. *Aktuel Ernaehr Med* 31: 126–132.

Schütz T., Valentini L., Plauth M. (2005). Screening auf Mangelernährung nach den ESPEN Leitlinien 2002. *Aktuel Ernaehr Med* 30: 99–103.

4 Pflegerisches Assessment der Ernährungssituation

Magdalena M. Schreier

Einleitung

Um früh genug Maßnahmen zur Abwendung oder Behandlung einer Mangelernährung ergreifen zu können, ist zunächst die Einschätzung des Ernährungszustands und der Ernährungssituation notwendig. Ernährungszustand und Ernährungssituation sollten systematisch erfasst werden. Bei den geringsten Hinweisen auf eine suboptimale Ernährung ist unverzüglich eine tiefergehende Untersuchung im Rahmen eines Assessments durchzuführen, woraus sich handlungsleitende Informationen zur Behebung der Risiken einer Mangelernährung ergeben. Dabei sind auch die Lebensumstände und die Gesundheitssituation, in der sich ein pflegebedürftiger Mensch befindet, zu berücksichtigen. Denn nur, wenn ausreichende handlungsleitende Informationen vorliegen, können geeignete Interventionsangebote geplant werden und zum erwünschten Ziel führen, nämlich zur Optimierung der Ernährungssituation pflegebedürftiger Menschen.

4.1 Grundsätzliche Überlegungen zur Ernährungssituation und Erfassung des Ernährungszustands

4.1.1 Erläuterungen zum Begriff „Ernährung"

Erfassung der Ernährungssituation

Die Ernährung umfasst sowohl Essen als auch Trinken, bei der Einschätzung der Ernährungssituation sind daher sowohl Essen als auch Trinken zu berücksichtigen. Da sich unterschiedliche Problembereiche beim Essen und Trinken ergeben können, die ein Intervenieren notwendig machen, ist es sinnvoll, den Bereich der (festen) Nahrung und den der Flüssigkeit innerhalb eines Assessments jeweils gesondert zu untersuchen.

Mikronährstoffe (Vitamine, Spurenelemente, Mineralstoffe) und Makronährstoffe (Eiweiß, Fette, Kohlenhydrate, Ballaststoffe sowie Wasser), die zur Deckung des Bedarfs für sämtliche Stoffwechselfunktionen dem Körper zugeführt werden müssen, sind in unterschiedlichen Anteilen in Speisen und Getränken enthalten. Die Mengen der verschiedenen Nährstoffe in den Speisen und Getränken, die zur Deckung des täglichen Bedarfs unter normalen Bedingungen notwendig sind, richten sich im Wesentlichen nach Alter und körperlicher Leistung und sollten den Empfehlungen der Ernährungsgesellschaften entsprechen (DACH 2000; DGE 2001).

Unter Umständen können allerdings Einflüsse wie z. B. erhöhte körperliche Tätigkeit, extreme Klimaverhältnisse oder akute Erkrankung zur Veränderung der Stoffwechselfunktionen und damit zu einem anderen Bedarf an Nährstoffen führen. Der gesunde Körper reagiert üblicherweise direkt oder in der Erholungsphase mit Signalen bzw. Kompensationsmechanismen wie Hunger oder Durst auf die veränderte Bedarfslage. Beim alternden Menschen lassen jedoch nicht nur Appetit und Durstgefühl merklich nach, sondern es funktionieren auch die Ausgleichsmechanismen nicht mehr so wie in jungen Jahren (Roberts et al. 1994; Roberts 2000). Dies bedeutet, dass beispielsweise ein erfolgter Gewichtsverlust in der Erholungsphase nicht mehr automatisch durch einen Anstieg des Appetits und den Verzehr größerer Mahlzeiten ausgeglichen wird. Es kann sich auch rasch die Gefahr einer Exsikkose ergeben, denn bei akutem Flüssigkeitsverlust durch Erbrechen oder Diarrhoe stellt sich zu dem altersbedingt verringerten Durstgefühl kein automatisches Bedürfnis nach erhöhter Aufnahme von Flüssigkeit ein. Da grundsätzlich eine Mangelernährung bei alten und pflegebedürftigen Menschen nur schwer auszugleichen ist, sollte es erst gar nicht zu Defiziten kommen. Entsprechend sorgfältig sollten daher die Risikoeinschätzung und das Assessment durchgeführt werden, um rechtzeitig intervenieren zu können.

Tab. 4.1: Risikofaktoren für Mangelernährung

Was kann auf eine Mangelernährung oder ein Risiko hinweisen? (s. auch Kapitel 5)
a) Endogene Faktoren (Krankheiten, Symptome, Beeinträchtigungen)
Krankheiten:
• Schwere akute Krankheiten (z. B. Polytrauma, Koma, Sepsis, Verbrennungen von mehr als 10 % der Körperoberfläche, Tumorerkrankungen, intraoperative Komplikationen mit Organversagen und enormen Blutverlust) • Schwere chronische Erkrankungen (z. B. Malabsorption/Maldigestion, Morbus Crohn, Colitis Ulcerosa, Kurzdarmsyndrom, AIDS, entgleister Diabetes mellitus, chronische Lungenerkrankungen, chronische Nierenerkrankungen, Leberzirrhose, nicht behandelte Hyperthyreose, degenerative Muskelerkrankungen, Alkohol- bzw. Drogenabusus) • Psychische Erkrankungen (z. B. Hyperemesis gravidarum, Depressionen, Anorexia nervosa, Demenz, Paranoia) • Multimorbidität
Symptome:
• Multimedikation • Erbrechen, Diarrhoe, Blutverlust (übermäßig bzw. lang andauernd) • Chronische Schmerzen • Appetitlosigkeit, zu geringe Verzehrmengen • Wundheilungsstörungen, offene Wunden, Gangrän, Dekubitus, Ulcus cruris • Erhöhter Energiebedarf (z. B. fieberhafte Infektionen, gesteigerte Mobilisation, Bewegungsdrang)

Tab. 4.1: Fortsetzung

Beeinträchtigungen:
• Schlechter Mund-/Zahnstatus • Schluckstörungen • Hohes Alter bzw. Hochaltrigkeit im Zusammenhang mit anderen Faktoren • Eingeschränkte körperliche Mobilität, motorische Funktionalität und Immobilität • Einschränkungen der kognitive Leistungsfähigkeit (z. B. Demenz)
b) **Exogene Faktoren** (Versorgung, Selbstversorgungsfähigkeit, Wissen, Umgebung etc.)
• Unzureichende Versorgung mit frischen, hochwertigen Lebensmitteln oder fertigen Mahlzeiten (z. B. zu weit entfernte Einkaufsmöglichkeiten, fehlende Service-/Lieferdienste) • Schlechte Erreichbarkeit, mangelnde Lager- bzw. Frischhaltemöglichkeiten von Lebensmitteln im häuslichen Umfeld • Einschränkungen bei der selbstständigen Alltagsbewältigung und Lebensführung • Mangelnde Unterstützung bei Einschränkungen der selbstständigen Zubereitung von Mahlzeiten • Soziale Isolation, Einsamkeit • Finanzielle Armut • Mangel an ausreichenden Kenntnissen über gesunde Ernährungsweisen und Lebensmittelverwendung/-zubereitung • Fehlende Gesellschaft während der Mahlzeiten • Mangelnde Rückzugsmöglichkeiten beim Wunsch, alleine zu speisen • Scham und Zurückhaltung, die erforderliche professionelle Unterstützung während der Mahlzeiten beim Pflegepersonal einzufordern • Unzureichend geschultes Pflegepersonal für die professionelle Unterstützung während der Mahlzeiten • Mangelnde bzw. unzweckmäßige Hilfsmittel für das Essen und Trinken bei spezifischen Beeinträchtigungen • Unflexible Essenszeiten, keine verfügbaren Mahlzeiten in den Abend-/Nachtstunden • Zu kurze Mahlzeitendauer, keine Zeit für eine angemessene Unterstützung und Mahlzeitengestaltung bei Menschen mit funktionalen und/oder kognitiven Einschränkungen • Störungen und Unterbrechungen während der Mahlzeiten (z. B. Visite, Untersuchungen, Medikamentengabe) • Lärm, Unruhe, Hektik während der Mahlzeiten • Lieblose Speiseraumgestaltung; unschönes Ambiente, fehlende Gemütlichkeit, mangelnde Sauberkeit, üble Gerüche am Ort, wo Speisen eingenommen werden • Unzweckmäßige Sitzmöglichkeiten, fehlende Abstellmöglichkeiten für Gehhilfen • Nichtbeachten bzw. Unkenntnis von individuellen Gewohnheiten, Vorlieben, Abneigungen und besonderen Bedürfnissen pflegebedürftiger Menschen (z. B. Tischrituale, Dekoration, Geschirr, Besteck, Kleidung für besondere Anlässe oder Alltag, Körperpflege vor den Mahlzeiten, Essenszeiten, Lebensmittelzusammenstellung, Ablehnung von ausgewählten Lebensmitteln, religiöse Speisengebote)

> **Achtung**
> Sind bereits Symptome für eine Mangelernährung sichtbar, so muss davon ausgegangen werden, dass die Mangelernährung schon ein bedenkliches Ausmaß erreicht hat und ernährungsmedizinische Interventionen bzw. die Behandlung der Folgen notwendig sind.
> Daher sollte das Erkennen von Risiken für eine Mangelernährung stets im Vordergrund stehen und zum raschen Handeln führen – selbst wenn noch lange nicht mit Symptomen zu rechnen ist!

4.1.2 Ethische Überlegungen

An Grenzen können Planung und Durchführung der pflegerischen Maßnahmen stoßen, wenn sich aus dem Assessment zwar eine ernährungsrelevante Pflegebedürftigkeit ergibt, eine Unterstützung aber abgelehnt wird. Hier sind die Autonomie und Selbstversorgung für den gefährdeten Menschen vordergründig, doch obgleich sie an erster Stelle stehen, sollte doch alles versucht werden, die pflegebedürftigen Menschen, die eine therapeutisch notwendige Ernährungsversorgung und Unterstützung ablehnen, immer wieder ausreichend zu informieren und annehmbare Angebote zu machen.

4.1.3 Erfassung der Ernährungssituation

Das Screening zur Risikoerfassung steht an erster Stelle. Eine tiefergehende Ursachensuche im Rahmen eines Assessments muss folgen, wenn Risiken oder Anzeichen für eine Mangelernährung erkennbar sind. Notwendige pflegerische Maßnahmen können allerdings nur geplant werden, wenn die Problembereiche und Ursachen einer unzureichenden Ernährungsversorgung im Assessment präzise und akkurat benannt und mit der Sichtweise des Betroffenen abgeglichen werden. Der Austausch mit den Betroffenen ist unerlässlich, da die Maßnahmen nur dann individuell geplant und effektiv umgesetzt werden können, wenn sich diese auch tatsächlich an der Situation und den Selbstversorgungsfähigkeiten des Betroffenen orientieren.

> **Definition**
> Screening, Assessment und Monitoring werden im Expertenstandard Ernährungsmanagement zur Sicherstellung und Förderung der oralen Ernährung in der Pflege wie folgt definiert (DNQP 2010):
> *Screening* ist eine kurze, leicht durchführbare Erhebung für das frühzeitige Identifizieren von Menschen mit der Gefahr für ein Gesundheitsproblem (z. B. Mangelernährung) oder das Aufspüren von Menschen, die von einem Gesundheitsproblem wahrscheinlich bereits betroffen sind.

Assessment ist die differenzierte Erfassung und Untersuchung relevanter Problembereiche einer gesundheitsbezogenen Situation (z. B. Ernährungssituation) zur genaueren Beschreibung von Situationen, die als Grundlage der Planung von Maßnahmen dienen.
Monitoring ist die engmaschige Überwachung der Vitalfunktionen von Patienten in kritischen Krankheitssituationen, vor allem auf Intensivstationen und in der Intermediate Care; bei der ernährungsmedizinischen Versorgung wird die engmaschige Überwachung des Ernährungszustands sowie die Wirksamkeit von ernährungstherapeutischen Interventionen ebenfalls häufig als Monitoring bezeichnet.

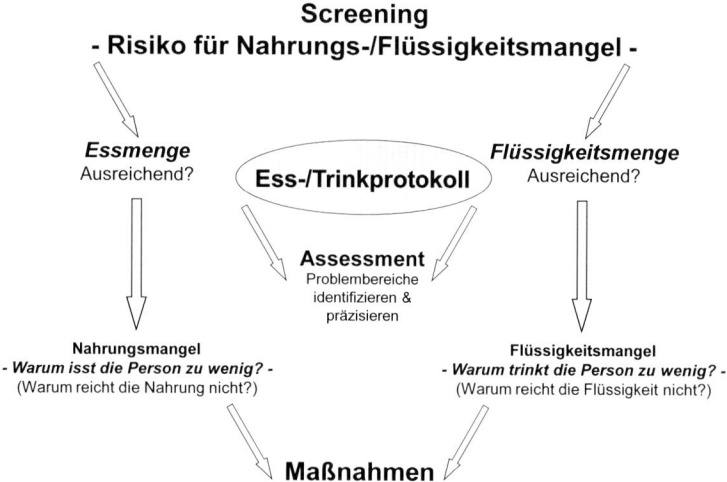

Abb. 4.1: Mehrschrittige Vorgehensweise beim Erfassen der Ernährungssituation

4.2 Parameter für Screening, Assessment und Monitoring

Grundsätzlich sollten beim Screening drei wesentliche Bereiche abgeklärt werden:

- Anzeichen für einen Mangel an (fester) Nahrung und Flüssigkeit
- Auffällig geringe Ess-/Trinkmengen
- Hinweise auf einen erhöhten Bedarf an (fester) Nahrung und Flüssigkeit

4.2.1 Anzeichen für einen Mangel an (fester) Nahrung und Flüssigkeit

Der Gewichtserfassung und Beurteilung von Gewichtsverläufen kommt eine große Bedeutung bei der Erfassung von Anzeichen einer Mangelernährung zu. Allerdings muss darauf geachtet werden, dass Ödeme einen Mangel verschleiern könnten.

Nicht immer lassen sich eindeutige Zeichen für einen Nahrungs- oder Flüssigkeitsmangel finden, häufig werden sie sogar durch Begleiterscheinungen verdeckt. Daher ist es wichtig, möglichst viele Parameter zu erfassen und auch auf nicht messbare Phänomene zu achten, wie beispielsweise auf einen ausgezehrt erscheinender Körper oder zu weit gewordene Kleidung, wenn keine Gewichtsverläufe dokumentiert sind.

Anzeichen für Nahrungs- und Flüssigkeitsmangel

4.2.2 Auffällig geringe Ess-/Trinkmengen

Zur Einschätzung, ob ausreichend gegessen und getrunken wird, sollte über einige Tage in einfachen Ernährungsprotokollen erfasst werden, ob die Mahlzeiten vollständig, nur in Teilen oder gar nicht verzehrt wurden. Dazu können Dokumentationsbögen mit Tellerdiagrammen zum Markieren von ganzen, halben oder viertel Portionen bei allen Mahlzeiten und Zwischenmahlzeiten zum Einsatz kommen mit genügend Platz, um die Trinkmengen zu protokollieren.

Im Krankenhaus und in stationären Pflegeeinrichtungen ist es häufig einfacher die Verzehrmengen visuell zu erfassen, als in der häuslichen Pflege, denn die bedarfsdeckende Verpflegung wird in Gesundheits- und Pflegeeinrichtungen von der Küche geliefert. Entweder kommen standardisierte Portionen im Tablettsystem oder den Wohnbereichen in Altenheimen, die auf das Tablettsystem verzichten, stehen Pläne zur bedarfsgerechten Portionierung des Essens aus Töpfen und Schüsseln zur Verfügung.

Geringe Ess-/Trinkmengen

4.2.3 Hinweise auf einen erhöhten Bedarf an (fester) Nahrung und Flüssigkeit

Um rechtzeitig auf einen erhöhten Energie- und Nährstoffbedarf reagieren zu können und somit einer Mangelernährung vorzubeugen, sollte das Screening auch Anzeichen für einen erhöhten Bedarf erfassen, wie insbesondere fieberhafte Infektionskrankheiten, offene Wunden, Energie-, Nährstoff- und Flüssigkeitsverluste durch Erbrechen, Diarrhoe und Blutverlust, aber auch erhöhte körperliche Aktivität und Stress.

Erhöhter Nahrungs-/ Flüssigkeitsbedarf

Tab. 4.2: Parameter für die Risikoerfassung von Mangelernährung (vgl. DNQP 2010)

	(feste) Nahrung	Flüssigkeit
Anzeichen für einen Mangel	Gewichtseinschätzung unter Berücksichtigung von möglichen Ödemen! Unbeabsichtigter Gewichtsverlust: wenn messbar – 5 % im Monat, 10 % in 6 Monaten; wenn nicht messbar – zu weit gewordene Kleidung (Rock, Hose) Grobe äußere Einschätzung: unterernährt/untergewichtig, normal ernährt/normal gewichtig, überernährt/übergewichtig Wenn ermittelbar: BMI < 20	z. B. plötzliche unerwartete Verwirrtheit, trockene Schleimhäute, konzentrierter Urin
Auffällig geringer Konsum	mehr als 1/4 Essensreste bei 2/3 der Mahlzeiten	z. B. weniger als 1 Liter über mehrere Tage
Anzeichen für erhöhten Bedarf und Verluste	z. B. Hyperaktivität, Stresssituationen, akute Krankheit, Fieber, offene Wunden wie Dekubitus oder Ulcus cruris, Diarrhoe, Erbrechen, Blutverlust	z. B. starkes Schwitzen bei Fieber, stark geheizte Räume oder Sommerhitze, offene (nässende) Wunden wie Dekubitus oder Ulcus cruris, Diarrhoe, Erbrechen, Blutverlust

Ein einzelner Wert reicht grundsätzlich nicht aus, um den Ernährungszustand umfassend einschätzen zu können. Zu allen genannten Bereichen müssen ausreichend Informationen gesammelt werden, um den Ernährungszustand auch tatsächlich beurteilen zu können. Denn selbst wenn Parameter zur Einschätzung eines potenziellen Mangels an (fester) Nahrung und Flüssigkeit erfasst werden können, aber darauf verzichtet wird, Ess-/Trinkmengen und einen erhöhten Bedarf einzuschätzen, kann es zur Fehleinschätzung kommen und eine Mangelernährung bzw. das Risiko dafür übersehen werden.

So könnten beispielsweise bei einem betagten Menschen eine Mangelernährung und die Risiken dafür übersehen werden, wenn er einen gut ernährten Eindruck macht, keine auffälligen Gewichtsverläufe aufweist, in letzter Zeit sogar noch an Gewicht zugenommen hat und auch die angebotenen Mahlzeiten vollständig verzehrt, allerdings nicht bedacht wird, dass er einen erhöhten ungedeckten Energiebedarf aufgrund seiner Demenz haben könnte und eine krankheitsbedingte Ödembildung im Abdomenbereich aufweist. Andererseits könnte ein bislang nicht gefährdeter Mensch bereits innerhalb kurzer Zeit eine Mangelernährung mit entsprechenden Folgen entwickeln, wenn er unbemerkt zu wenig isst.

Die Folgen eines Flüssigkeitsmangels sind im Vergleich zum Mangel an fester Nahrung weitaus rascher und vor allem auch drastischer zu erkennen (z. B. akute unerklärliche Verwirrtheit, Kreislaufversagen). Dennoch sollten die längerfristig zu erwartenden Folgen eines Nah-

4.3 Anthropometrie zur Einschätzung des Ernährungszustands

rungsdefizits nicht unterschätzt werden, auch wenn sie nicht immer bzw. oft erst sehr spät zu erkennen sind.

Zur Einschätzung des Ernährungszustands kommen verschiedene anthropometrische Methoden zum Einsatz, wie beispielsweise Erfassung von Gewicht, Body Mass Index oder Hautfaltendicke (s. Übersicht **Abb. 4.2**).

Anthropometrische Methoden

Häufig verwendete anthropometrische Parameter

- **BMI** (Body Mass Index): Körpergewicht in Kilogramm durch Körpergröße in Meter zum Quadrat [kg/m^2] (Normwert altersabhängig: Männer 22–24, Frauen 23–25; über 65 Jahre 24–29)
- **Bauch-Hüftumfang**, „Waist-to-Hip-Ratio (w/h-ratio)" bzw. Abdomen-Hip-Ratio (AHR): Maximaler Bauchumfang gemessen zwischen Rippenbogen und Beckenkamm, maximaler Hüftumfang gemessen in Höhe der Symphyse (Normwert: Männer < 0,85, Frauen < 1,0)
- **Oberarmmuskelumfang** (OAM) bzw. Arm Muscle Circumference (AMC): Mittlerer Oberarmumfang bei 90° angewinkeltem Ellenbogen (Normwert: Männern 25,3 cm; Frauen 23,2 cm)
- **Trizeps-Hautfaltendicke** bzw. Triceps Skinfold Thickness (TSF): Messung der Hautfaltendicke am Oberarm mit Kaliperzange (Normwerte: Männer 12 mm; Frauen 16,5 mm)
- **Wadenumfang** bzw. Calf Circumference (CC): Messung des Wadenumfangs an der dicksten Stelle (Mindestwert Männer und Frauen: 31 cm)
- **Bioelektrische Impedanzanalyse** (BIA): Messung der Widerstände zur Bestimmung der Körperzusammensetzung im Hinblick auf Gesamtkörperwasser, fettfreie Masse (FFM), Körperzellmasse (BCM) und extrazelluläre Masse (ECM)

Abb. 4.2: Übersicht von anthropometrischen Werten, die zur Einschätzung des Ernährungszustands verwendet werden (nach Selberg & Müller 1998; WHO 1995; National Research Council, Diet and Health 1989; Vellas et al. 2008)

Es muss bedacht werden, dass anthropometrische Werte nicht immer verlässlich zu bestimmen sind und es zu Fehleinschätzungen des Ernährungszustands kommen kann. Im ungünstigsten Fall kann sogar eine Mangelernährung übersehen werden, wenn es nicht möglich ist, die notwendigen Körpermaße akkurat zu erfassen und Messfehler entstehen oder Störvariablen (z. B. Wassereinlagerungen) nicht berücksichtigt werden.

Grenzen der Ermittlung anthropometrischer Werte ergeben sich z. B. bei Wirbelsäulenverkrümmung, Schrumpfung der Wirbelsäule im Alter, Amputationen, Veränderung der Körperzusammensetzung, der krankheits- oder altersbedingten Verlagerung von subkutanem Fettgewebe in tiefer gelegene Rumpfregionen sowie bei Muskelatrophie aufgrund Immobilität bzw. Mobilitätseinschränkung der Extremitäten. Die Messung der Kniehöhe zur Körpergrößenberechnung für die BMI-Ermittlung muss ebenfalls kritisch gesehen werden, da bereits geringste Messfehler (z. B. Abweichung von Kniewinkel oder -höhe durch Positionsfehler oder Ödeme) zu groben Berechnungsfehlern führen können, die zwangsläufig einen fehlerhaften BMI-Wert ergeben. Bei alten Menschen verkürzt sich die Wirbelsäule durch Schrumpfung der Zwischenwirbelkörper und damit reduziert sich die Körpergröße um einige Zentimeter. Da jedoch die langen Röhrenknochen nicht schrumpfen, entspricht die berechnete Körpergröße über die Kniehöhenmessung nicht der tatsächlichen Größe.

> **Achtung**
> Möglichst keine Schätzungen oder Ersatzmessungen vornehmen, wenn Körpermaße nicht akkurat ermittelbar sind. Auf nicht messbare Parameter ganz verzichten und zur Einschätzung andere Parameter verwenden.

4.4 Risikoerfassung ausgerichtet auf die Lebenssituation

Einschätzung der Lebenssituation

Eine Einschätzung des Ernährungszustands und das Aufspüren von Risiken für Mangelernährung im Rahmen eines Screenings sollte sich überall dort, wo pflegebedürftige Menschen versorgt werden, also im Krankenhaus, in der stationären Langzeitpflege und in der häuslichen Pflege, konzentrieren auf: a) Anzeichen für einen Mangel an (fester) Nahrung und Flüssigkeit, b) auffällig geringe Ess-/Trinkmengen und c) Hinweise auf einen erhöhten Bedarf an (fester) Nahrung und Flüssigkeit (Parameter und nähere Ausführungen s. **Tab. 4.2**).

Der Vorteil im Krankenhaus liegt möglicherweise darin, dass das Screening wesentlich einfacher als in anderen Versorgungsbereichen mit ernährungsrelevanten klinischen Untersuchungsergebnissen ergänzt werden kann, die einen wichtigen Hinweis auf ein Risiko für Mangelernährung geben könnten oder bereits vorhandene Defizite aufdecken.

In der häuslichen Versorgung sollte bereits beim Screening auf die Sicherstellung der Verpflegung geachtet werden. Es reicht dabei nicht immer aus, die Versorgung mit frischen Lebensmitteln im Auge zu haben, denn auch das Zubereiten und Gestalten der Mahlzeiten könnte für die zuhause lebenden Menschen ein Problem darstellen und dazu führen, dass nicht ausreichend gegessen und getrunken wird. Daher sind auch die Versorgungsstrukturen zur Unterstützung im Haushalt und bei der Alltagsbewältigung zu beachten und ggf. eine externe Unterstützung durch eine Haushaltshilfe in Betracht zu ziehen.

4.5 Tiefergehendes Assessment

Sollte sich bei dem Screening ein Risiko oder bereits ein Anzeichen für eine Mangelernährung ergeben, muss umgehend eine weitere Untersuchung folgen. Das tiefergehende Assessment soll der Planung von Maßnahmen dienen und muss daher so präzise erfolgen, dass sich aus den Ergebnissen die erforderlichen Maßnahmen ohne Weiteres ableiten lassen.
Das Assessment sollte die in **Tabelle 4.3** aufgeführten ernährungsrelevanten Problembereiche auf mögliche Ursachen abklären.

Assessment von ernährungsrelevanten Problemen

Kriterienliste für eine tiefergehende Untersuchung (Assessment)

	a) Gründe für eine geringe Nahrungsaufnahme *Warum isst der Patient/Bewohner zu wenig?*	b) Gründe für eine geringe Flüssigkeitsaufnahme *Warum trinkt der Patient/Bewohner zu wenig?*
Körperlich oder kognitiv (geistig) bedingte Beeinträchtigung	• Kognitive Überforderung (z. B. durch Demenzerkrankung; weiß nichts mit dem Essen anzufangen, vergisst zu schlucken etc.) • Funktionseinschränkungen der Arme oder Hände (z. B. Erreichbarkeit von Speisen, kann Besteck nicht greifen, kann nicht schneiden) • Schlechter Zustand des Mundes (z. B. Mundtrockenheit, Schleimhautdefekte) • Beeinträchtigung der Kaufunktion/Zahnprobleme • Schluckstörungen (z. B. verschluckt sich leicht, hustet oft beim Essen, vermeidet bestimmte Konsistenz) • Müdigkeit beim Essen (z. B. Verdacht auf Medikamentennebenwirkung, veränderter Schlaf-/Wachrhythmus) • Beeinträchtigung der Seh- oder Hörfähigkeit • Andere Gründe/Ursachen	• Kognitive Überforderung (z. B. durch Demenzerkrankung; weiß nichts mit dem Getränk anzufangen, vergisst zu schlucken etc.) • Funktionseinschränkungen der Arme oder Hände (z. B. Erreichbarkeit von Getränken, kann Tasse/Becher nicht greifen) • Schluckstörungen (z. B. verschluckt sich leicht, hustet oft beim Trinken, vermeidet bestimmte Konsistenz) • Andere Gründe/Ursachen
Fehlende Lust zum Essen/ zum Trinken, kein Appetit, Ablehnen der Angebote	• Besondere psychische Belastung (z. B. Einsamkeit, Depressivität) • Akute Krankheit • Schmerzen • Bewegungsmangel • Verdacht auf Medikamentennebenwirkungen (z. B. Art, Anzahl der verschiedenen Präparate)	• Schmerzen • Reduziertes Durstgefühl • Wunsch nach geringer Urinausscheidung (z. B. Angst vor Inkontinenz, häufige Toilettengänge) • Keine ausreichenden Informationen über Getränke und ihre Zusammensetzung

Tab. 4.3: Problembereiche für das tiefergehende Assessment (vgl. DNQP 2010)

Tab. 4.3: Fortsetzung

	a) Gründe für eine geringe Nahrungsaufnahme *Warum isst der Patient/ Bewohner zu wenig?*	b) Gründe für eine geringe Flüssigkeitsaufnahme *Warum trinkt der Patient/ Bewohner zu wenig?*
	• Auffallend reduzierter Geschmacks- und Geruchssinn • Keine ausreichenden Informationen über Speisen und ihre Zusammensetzung • Kulturelle, religiöse Gründe • Individuelle Abneigungen, Vorlieben, Gewohnheiten • Angst vor Unverträglichkeiten oder Allergien • Andere Gründe/Ursachen	• Kulturelle, religiöse Gründe, Gewohnheiten • Angst vor Unverträglichkeiten oder Allergien • Andere Gründe/Ursachen
Umgebungsfaktoren	• Esssituation wird als unangenehm empfunden (z. B. Geräusche, Gerüche, Tischnachbarn) • Inadäquate Essenszeiten (z. B. Zeitpunkt, Dauer, Anpassungsmöglichkeit) • Hilfsmittelangebot • Beziehung zu den Versorgungspersonen • Andere Gründe/Ursachen	• Hilfsmittelangebot • Beziehung zu den Versorgungspersonen • Andere Gründe/Ursachen
Essens- bzw. Trinkangebot	• Unzufriedenheit mit dem üblichen Angebot (z. B. Gewohnheiten, soziale, kulturelle, religiöse Bedürfnisse hinsichtlich Lebensmittelauswahl, Menge, Geschmack, Temperatur, Aussehen) • Unangemessene Konsistenz (z. B. hart, weich) • Nicht akzeptierte verordnete Diät (erfragen, welche Diät verordnet wurde?) • Verdacht auf inadäquate Diät • Einschätzung des Angebots (Speisenplanung) • Andere Gründe/Ursachen	• Allgemeine Unzufriedenheit (z. B. nicht beachtete Gewohnheiten, kulturelle Bedürfnisse, Art der Getränke, Menge, Geschmack, Temperatur, Aussehen) • Andere Gründe/Ursachen
Gründe für einen erhöhten Energie- und Nährstoff/ Flüssigkeitsbedarf	• Krankheit (z. B. Fieber, Infektion, Tumor, offene Wunden, Dekubitus, psychischer Stress) • Hyperaktivität (z. B. ständiges Umherlaufen, evtl. in Verbindung mit kognitiven Erkrankungen) • Andere Gründe/Ursachen	• Starkes Schwitzen (z. B. durch Hitze, stark geheizte Räume, Sommerhitze), unzweckmäßige Kleidung) • Krankheitsbedingter Flüssigkeitsverlust (z. B. Fieber, starkes Erbrechen, anhaltende Durchfälle, Medikamente zur Entwässerung oder zum Abführen) • Andere Gründe/Ursachen

4.6 Monitoring

Das Monitoring zur Überwachung des Ernährungszustands und zur Wirksamkeit ernährungstherapeutischer Maßnahmen sollte je nach den Erfordernissen mit entsprechend festzulegenden Parametern erfolgen. Im Wesentlichen werden dabei folgende Bereiche erfasst und bewertet:

- Gewichtsverlauf
- Verzehrmengen (feste und flüssige Nahrung); Tellerdiagramm; Ein-/Ausfuhrbilanzen bei enteraler/parenteraler Ernährung
- Laborparameter (entsprechend der medizinischen Indikation und ärztlichen Anordnung)
- Beobachtung des Gesundheits- bzw. Krankheitszustands (Symptome, Vitalfunktionen, Krankheits-, Genesungsverlauf etc.)
- Verträglichkeit/Unverträglichkeit von fester/flüssiger Nahrung bzw. künstlicher Ernährung, die Ernährung beeinflussende Medikation etc.

4.7 Welche Zeitintervalle für Screening, Assessment und Monitoring?

4.7.1 Einrichtungen der Langzeitpflege

Bei allen Bewohnern einer Langzeitpflegeeinrichtung sollte nach deren Einzug ins Pflegeheim beim ersten Kontakt ein Screening zur Risikoeinschätzung von Mangelernährung erfolgen. Je nach Zustand des pflegebedürftigen Menschen und entsprechend des Versorgungsbereichs können die Zeitintervalle zur Wiederholung der Risikoeinschätzung und des Re-Assessments variieren. Wenn sich Risiken zeigen, die sich nach einem Assessment als unbegründet erweisen, sollte dennoch in regelmäßigen Abständen (z. B. alle drei Monate) ein Wiederholungsscreening erfolgen.

Monitoring in der Langzeitpflege

Beim Vorliegen begründeter Risiken oder einer Mangelernährung ist eine Überwachung bzw. ein Monitoring in kürzeren Abständen notwendig (z. B. tägliche Verzehrmengenerfassung, mehrmaliges Wiegen pro Woche, evtl. Labor). Sobald sich ernährungsrelevante Veränderungen ergeben, müssen diese auch im Assessment aufgenommen werden und gegebenenfalls entsprechende Maßnahmen zur Vermeidung von Mangelernährung erfolgen.

4.7.2 Einrichtungen der Akutversorgung (Krankenhaus, Tagesklinik)

Im Bereich der akuten Versorgung mit kürzerer Verweildauer (z. B. Krankenhaus, Tagesklinik) sollte bei schwer und chronisch kranken Menschen, bei Menschen mit Ernährungsproblemen und auch bei

Monitoring in der Akutversorgung

gebrechlichen betagten und hochbetagten Menschen sowohl beim Erstkontakt als auch bei Entlassung bzw. Überleitung in einen anderen Gesundheitsversorgungsbereich eine Einschätzung des Ernährungszustands in Form eines Screenings erfolgen. Im Entlassungs-/Verlegungsbericht sind Hinweise auf weitere Beobachtungsrelevanz aufzunehmen. Die Informationen aus einem tiefergehenden Assessment und die daraus folgenden Maßnahmen werden im Verlegungsbericht ebenfalls genau dokumentiert, um eine kontinuierliche Weiterführung der Interventionen zu gewährleisten.

4.7.3 Versorgung im häuslichen Umfeld

Monitoring in der ambulanten Versorgung

Bei pflegebedürftigen und insbesondere alten Menschen, die in ihrer häuslichen Umgebung pflegerisch versorgt werden, sollte beim ersten Hausbesuch und im weiteren Verlauf in regelmäßigen Abständen (z. B. alle drei Monate) eine Einschätzung des Ernährungszustands und der Ernährungssituation erfolgen. In der häuslichen Pflege ist vor allem auf die Versorgung mit frischen Lebensmitteln und die erforderliche Unterstützung bei der Zubereitung von Mahlzeiten zu achten und, wenn nötig, sind in Absprache mit den Betroffenen und ihren Angehörigen entsprechende Versorgungsstrukturen zu schaffen (z. B. Essen auf Rädern, Nachbarschaftshilfe, Haushaltshilfe etc.). Sowohl die Planung von Maßnahmen als auch die Überwachung des Ernährungszustands und die Wirksamkeit der Maßnahmen zur Verbesserung der Situation in einem Monitoring sollten – nicht nur im häuslichen Pflegebereich – stets unter Einbeziehen der Betroffenen und deren Angehörigen erfolgen. In der häuslichen Pflege ist die enge Kooperation mit den Angehörigen mitunter noch wichtiger als in der stationären Langzeitpflege, da die Präsenz von professionellen Pflegekräften nicht im gleichen Umfang gewährleistet ist.

4.8 Welche Instrumente gibt es?

Es gibt eine Reihe von Screening-Instrumenten für die Erfassung der Ernährungssituation (s. Kapitel 3) und einige wenige, die Hilfestellung für ein tiefergehendes Assessment geben.

Übersicht über internationale Screening-Instrumente

Die Nutzung der in **Abbildung 4.3** aufgeführten Instrumente in Ergänzung zu den üblicherweise verwendeten Instrumenten für das pflegerische Assessment kann nicht vorbehaltlos empfohlen werden, da es mitunter zu Doppeldokumentationen kommen kann und häufig auch wichtige Informationen fehlen (z. B. Anhalte für erhöhten Energie-/Nährstoffbedarf, Verzehrmengen).

4.8 Welche Instrumente gibt es?

Screening-Instrumente für Mangelernährung	
AoM	Assessment of Malnutrition (RCN 1993)
G-NRI	Geriatric Nutrition Risk Index (Bouillanne et al. 2005)
INS	Innsbruck Nutrition Score (Galvan et al. 2004; Druml et al. 2004)
MNA	Mini Nutritional Assessment (Guigoz et al. 1994 (Original); Rubenstein et al. 2001 modifizierte Version)
MNA-SF	Mini Nutritional Assessment-Short Form (Rubenstein et al. 2001)
MST	Malnutrition Screening Tool (Ferguson et al. 1999)
MUST	Malnutrition Universal Screening Tool (Kondrup et al. 2003a, 2003b)
NAC	Nutrition Assessment Chart (RCN 1993)
NNST	Nursing Nutritional Screening Tool (Jordan et al. 2003; Arrowsmith 1999)
NOURI-SHED	Mnemonic and Screening for Malnutrition (Ward & Rollins 1999)
NRI	Nutritional Risk Index (Lyn & Prowse 1999; Arrowsmith 1999; Schneider & Heubiterne 2000; Bouillanne et al. 2005)
NRS-2002	Nutritional Risk Screening (Kondrup et al. 2003a, 2003b), Nutritional Risk Score (NRS) von Reilly wurde modifiziert zu NRS-2002 (vgl. Lyn & Prowse 1999)
NST	Nutrition Screening Tool based on the British Association for Parenteral and Enteral Nutrition (BAPEN) (Weekes et al. 2004)
NUFFE	Nutrition Form For the Elderly (Söderhamn & Söderhamn 2001, 2002)
NuRAS	Nutritional Risk Assessment Scale (Nikolaus et al. 1995; Lyn & Prowse 1999)
PG-SGA	Patient Generated Subjective Global Assessment (Bauer et al. 2002; Rosenbaum et al. 2007)
PNRA	Prideaux National Risk Assessment (Galvan et al. 2004; Druml et al. 2004)
QuETiA	Qualitätssicherungskonzept Essen und Trinken im Alter (Becker 2003)
RNNST	Registered Nurse Nutrition Screening Tool (Kovacevich et al. 1997; Schneider & Hebuterne 2000); abweichende Bezeichnung lt. Schneider & Hebuterne 2000: RNNRC (Registered Nurse Nutritional Risk Classification)
SGA	Subjective Global Assessment (Detsky et al. 1987; vgl. Schneider & Hebuterne 2000; Sacks et al. 2000; Christensson et al. 2002; Schütz & Plauth 2004)
SNAQ	Short Nutritional Assessment Questionnaire (Kruizenga et al. 2005)
SSM	Screening Sheet for Malnutrition (Thorsdottir et al. 1999)
SSM	Screening Sheet for Malnutrition – Simple Version (Thorsdottir et al. 2005)

Abb. 4.3: Übersicht von publizierten Screening-/Assessment-Instrumenten zur Erfassung der Ernährungssituation

Screening-Instrumente für Mangelernährung	
Tiefergehende Untersuchung/Assessment von Mangelernährung	
ANS	Altered Nutritional Status (AMDA 2001)
NICHE-Protocol	Nurses Improving Care for Health System Elders (Amella 1998)
NNC	Nursing Nutritional Checklist (Thomas et al. 2000)
RAI	Resident Assessment Instrument (Garms-Homolova & Gilgen 2000)
Screening von Appetitlosigkeit (Prädiktor für Gewichtsverlust)	
AHSP	Appetite, Hunger and Sensory Perception (Mathey 2001)
CNAQ	Council of Nutrition appetite questionnaire (Wilson et al. 2005; basierend auf AHSP nach Mathey et al. 2001)
SNAQ	Simplified nutritional appetite questionnaire (Wilson et al. 2005; basierend auf AHSP nach Mathey et al. 2001)
Screening und Assessment von auffälligem Essverhalten bei Demenzerkrankung	
AFBI	Aversive Feeding Behavior Inventory (Blandford et al. 1998)
EBS	Eating Behavior Scale (Tully et al. 1997)
EdFED	Edinburgh Feeding Evaluation in Dementia Questionnaire (Watson & Deary 1997)
FBI	Feeding Behavior Inventory (Durnbaugh et al. 1996)
FDS	Feeding Dependency Scale (Blandford et al. 1998)

Abb. 4.3: Fortsetzung

Screening-Instrumente sollten Anzeichen für einen Nahrungs- und Flüssigkeitsmangel, unbeabsichtigten Gewichtsverlust, auffällig geringe Ess- und Trinkmengen sowie Hinweise auf einen erhöhten Energie-/Nährstoffbedarf bzw. erhöhte Verluste erfassen. Für die Erfassung in der häuslichen Pflege sollte zudem auf die Sicherstellung einer ausreichenden Mahlzeitenverpflegung und Unterstützung bei der Zubereitung der Mahlzeiten geachtet werden. Ein Assessment-Instrument zur tiefergehenden Untersuchung der Ursachen einer Mangelernährung sollte alle wesentlichen ernährungsrelevanten Problembereiche beinhalten, die entsprechend ihrer Relevanz für die betreffende pflegebedürftige Person zu präzisieren sind.

Sofern ein publiziertes Instrument für die Erfassung der Ernährungssituation gewählt wird, sollte es auf die Vollständigkeit der erforderlichen Inhalte hin überprüft und ggf. entsprechend modifiziert werden. Ein Beispiel für ein Instrument zur Risikoerfassung und zur tiefergehenden Untersuchung in einem Assessment ist das PEMU. Es wurde für den Einsatz in der stationären Langzeitpflege entwickelt, ist allerdings bislang noch nicht ausreichend wissenschaftlich überprüft.

Literatur

AMDA (2001). *Altered Nutritional Status Clinical Practice Guideline*. Columbia, USA: AMDA (American Medical Association).

Amella E.J. (1998). Assessment and management of eating and feeding difficulties for older people: a NICHE protocol. *Geriatr Nurs* 19(5): 269–274; quiz 275.

Arrowsmith H. (1999). A critical evaluation of the use of nutrition screening tools by nurses. *Br J Nurs* 8(22): 1483–1490.

Bartholomeyczik S., Schreier M.M., Volkert D., Bai J.C. (2008). *Qualitätsniveau II Orale Nahrungs- und Flüssigkeitsversorgung von Menschen in Einrichtungen der Pflege und Betreuung*. Heidelberg: Economica.

Bauer J., Capra S., Ferguson M. (2002). Use of the scored Patient-Generated Subjective Global Assessment (PG-SGA) as a nutrition assessment tool in patients with cancer. *Eur J Clin Nutr* 56(8): 779–785.

Becker D. (2003). *Ernährungsrisiken erkennen und beheben*. Hannover: Vincentz Network.

Blandford G., Watkins L.B., Mulvihill M.N., Taylor B. (1998). Assessing Abnormal Feeding Behavior in Dementia: A Taxonomiea and Initial Finding. In B. Vellas, S. Riviere, J. Fitten (Hrsg.). Research and Practice in Alzheimer's Disease. New York: Springer. S. 47–64.

Bouillanne O., Morineau G., Dupont C., Coulombel I., Vincent J.P., Nicolis I. et al. (2005). Geriatric Nutritional Risk Index: a new index for evaluating at-risk elderly medical patients. *Am J Clin Nutr* 82(4): 777–783.

D-A-CH (Deutsche Gesellschaft für Ernährung; Österreichische Gesellschaft für Ernährung; Schweizerische Gesellschaft für Ernährungsforschung; Schweizerische Vereinigung für Ernährung) (2000). *Referenzwerte für die Nährstoffzufuhr*. Frankfurt/Main: Umschau.

Detsky A.S., McLaughlin J.R., Baker J.P., Johnston N., Whittaker S., Mendelson R.A. et al. (1987). What is subjective global assessment of nutritional status? *JPEN J Parenter Enteral Nutr* 11(1): 8–13.

DGE (Deutsche Gesellschaft für Ernährung e.V.) (2001). *Referat Gemeinschaftsverpflegung: Umsetzung der Referenzwerte für die Gemeinschaftsverpflegung*. Bonn: Deutsche Gesellschaft für Ernährung e.V.

DNQP (Deutsches Netzwerk für Qualitätsentwicklung in der Pflege) (Hrsg.) (2010). *Expertenstandard in der Pflege: Ernährungsmanagement zur Sicherstellung und Förderung der oralen Ernährung in der Pflege*. Fachhochschule Osnabrück.

Druml W., Jadrna K., Roth E. (2004). *Empfehlungen für die parenterale und enterale Ernährung des Erwachsenen* (3. Auflage). Wien.

Durnbaugh T., Haley B., Roberts S. (1996). Assessing problem feeding behaviors in mid-stage Alzheimer's disease. *Geriatr Nurs* 17(2): 63–67.

Ferguson M., Capra S., Bauer J., Banks M. (1999). Development of a Valid and Reliable Malnutrition Screening Tool for Adult Acute Hospital Patients. *Nutrition* 15 (6): 458–464.

Galvan O., Joannidis M., Widschwendter A., Bonatti H., Sprinzl G.M., Rehak P. et al. (2004). Comparison of different scoring methods for assessing the nutritional status of hospitalised patients. *Wien Klin Wochenschr* 116(17–18): 596–602.

Garms-Homolova V., Gilgen R. (2000). *RAI 2.0 – Resident Assessment Instrument*. Göttingen: Hans Huber.

Guigoz Y., Vellas B. Garry P.J. (1994). Mini Nutritional Assessment: A Practical Assessment Tool For Garding The Nutritional State Of Elderly Patients. In: Nestlé (Hrsg.). The Mini Nutrition Assessment, Facts and Research in Gerontology (Supplement No 2). Paris: Serdi. S. 15–32.

Jordan S., Snow D., Hayes C., Williams A. (2003). Introducing a nutrition screening tool: an exploratory study in a district general hospital. *J Adv Nurs* 44(1): 12–23.

Kaiser M.J., Bauer J.M., Ramsch C., Uter W., Guigoz Y., Anthony P., Cederholm T., Thomas D.R., Vellas B., Sieber CO. (2009). *The Short-Form Mini Nutritional Assessment® (MNA-SF) Can it be improved to facilitate clinical use?* 19th World Congress of Gerontology & Geriatrics, Posterpräsentation; 05–09.07.2009: Paris.

Kondrup J., Allison S.P., Elia M., Vellas B., Plauth M. (2003). ESPEN guidelines for nutrition screening 2002. *Clin Nutr* 22(4): 415–421.

Kondrup J., Rasmussen H.H., Hamberg O., Stanga Z. (2003). Nutritional risk screening (NRS 2002): a new method based on an analysis of controlled clinical trials. *Clin Nutr* 22(3): 321–336.

Kovacevich D.S., Boney A.R., Braunschweig C.L., Perez A., Stevens M. (1997). Nutrition risk classification: a reproducible and valid tool for nurses. *Nutr Clin Pract* 12(1): 20–25.

Kruizenga H.M., Seidell J.C., de Vet H.C., Wierdsma N.J., van Bokhorst-de van der Schueren M.A. (2005). Development and validation of a hospital screening tool for malnutrition: the short nutritional assessment questionnaire (SNAQ). *Clin Nutr* 24(1): 75–82.

Lyne P.A., Prowse M.A. (1999). Methodological issues in the development and use of instruments to assess patient nutritional status or the level of risk of nutritional compromise. *J Adv Nurs* 30(4): 835–842.

Mathey M.F. (2001). Assessing appetite in Dutch elderly with the Appetite, Hunger and Sensory Perception (AHSP) questionnaire. *J Nutr Health Aging* 5(1): 22–28.

Nikolaus T., Bach M., Siezen S., Volkert D., Oster P., Schlierf G. (1995). Assessment of nutritional risk in the elderly. *Ann Nutr Metab* 39(6): 340–345.

NRC (National Research Council) (Hrsg.) (1989). *Diet and Health – Implications for Reducing Chronic Disease Risk. Committee on Diet and Health, Food and Nutrition Board, Commission on Life Sciences.* Washington D.C.: National Academy Press.

RCN, R. C. o. N. (1993). Nutrition Standards and the Older Adult. Unpublished manuscript, London.

Roberts S.B. (2000). Regulation of energy intake in older adults: recent findings and implications. *J Nutr Health Aging* 4(3): 170–171.

Roberts S.B., Fuss P., Heyman M.B., Evans W.J., Tsay R., Rasmussen H., Fiatarone M., Cortiella J., Dallal G.E., Young V.R. (1994). Control of food intake in older men. *Jama* 272(20): 1601–1606.

Rosenbaum A., Piper S., Riemann J.F., Schilling D. (2007). Mangelernährung bei internistischen Patienten - eine Screeninguntersuchung von 1308 Patienten mit Verlaufsbeobachtung. *Akt Ernähr Med* 32: 181–184.

Rubenstein L.Z., Harker J.O., Salva A., Guigoz Y., Vellas B. (2001). Screening for undernutrition in geriatric practice: developing the short-form mini-nutritional assessment (MNA-SF). *J Gerontol A Biol Sci Med Sci* 56(6): M366–M372.

Sacks G.S., Dearman K., Replogle W.H., Cora V.L., Meeks M., Canada T. (2000). Use of subjective global assessment to identify nutrition-associated complications and death in geriatric long-term care facility residents. *J Am Coll Nutr* 19(5): 570–577.

Schneider S.M., Hebuterne X. (2000). Use of nutritional scores to predict clinical outcomes in chronic diseases. *Nutr Rev* 58(2 Pt 1): 31–38.

Schuetz T., Plauth M. (2004). *Anleitung zur Einschätzung des Ernährungszustandes mittels Subjective Global Assessment (SGA)*, from http://www.dgem.de/fragen/anleitung.pdf 01.04.2008.

Selberg O., Müller M.J. (1998). Ernährungsmedizinische Untersuchungen. In: Müller M.J. (Hrsg.). Ernährungsmedizinische Praxis; Methoden – Prävention – Behandlung. Berlin, Heidelberg: Springer. S. 29–202.

Soderhamn U., Soderhamn O. (2001). Developing and testing the Nutritional Form For the Elderly. *Int J Nurs Pract* 7(5): 336–341.

Soderhamn U., Soderhamn O. (2002). Reliability and validity of the nutritional form for the elderly (NUFFE). *J Adv Nurs* 37(1): 28–34.

Thorsdóttir I., Eriksen B., Eysteinsdóttir S. (1999). Nutritional status at submission for dietetic services and screening for malnutrition at admission to hospital. *Clin Nutr* 18(1): 15–21.

Thorsdottir I., Jonsson P.V., Asgeirsdottir A.E., Hjaltadottir I., Bjornsson S., Ramel A. (2005). Fast and simple screening for nutritional status in hospitalized, elderly people. *J Hum Nutr Diet* 18(1): 53–60.

Tully M.W., Matrakas K.L., Muir J., Musallam K. (1997). The Eating Behavior Scale. A simple method of assessing functional ability in patients with Alzheimer's disease. *J Gerontol Nurs* 23(7): 9–15; quiz 54–15.

Ward J., Rollins H. (1999). Screening for malnutrition. *Nurs Stand* 14(8): 49–54.

Watson R., Deary I.J. (1997). A longitudinal study of feeding difficulty and nursing intervention in elderly patients with dementia. *J Adv Nurs* 26(1): 25–32.

Weekes C.E., Elia M., Emery P.W. (2004). The development, validation and reliability of a nutrition screening tool based on the recommendations of the British Association for Parenteral and Enteral Nutrition (BAPEN). *Clin Nutr* 23(5), 1104–1112.

WHO (1995). *WHO Expert Committee on Physical Status: The Physical Status – The use and Interpretation of Anthropometry*. In: WHO (Hrsg.). Technical Report Series 854. Genf: WHO.

Wilson M.M., Thomas D.R., Rubenstein L.Z., Chibnall J.T., Anderson S., Baxi A. et al. (2005). Appetite assessment: simple appetite questionnaire predicts weight loss in community-dwelling adults and nursing home residents. *Am J Clin Nutr* 82(5): 1074–1081.

5 Ursachen von Mangelernährung

Antje Tannen

Einleitung

Insbesondere ältere und hochaltrige Menschen sind aufgrund von Krankheiten und funktionalen und/oder kognitiven Beeinträchtigungen häufig nicht in der Lage, ihren täglichen Bedarf an Nährstoffen und Flüssigkeit zu decken (s. Kapitel 14). Eine weitere vulnerable Gruppe sind Patienten mit onkologischen Erkrankungen (s. Kapitel 15). Außerdem sind einige Besonderheiten hinsichtlich eines speziellen pflegerischen Assessments und spezieller Pflege bei Menschen mit Demenz (s. Kapitel 16) sowie bei Kindern (s. Kapitel 13) zu beachten. Im folgenden Kapitel werden typische Risikofaktoren beschrieben, die eine Mangelernährung begünstigen (s. **Tab. 5.1**).

5.1 Kognitive und psychosoziale Risikofaktoren

Kognitive Beeinträchtigungen

Geriatrische Patienten mit schweren kognitiven Einschränkungen weisen häufiger einen stärkeren Gewichtsverlust auf als Patienten, die nur leicht kognitiv beeinträchtigt sind (Wirth 2007). Durch demenzielle Erkrankungen kann es zu unterschiedlichen Veränderungen in der Wahrnehmung, im Denk- und Erinnerungsvermögen oder im Verhalten kommen. Für Demenzkranke, die noch selbstständig oder mit geringer Unterstützung leben, kann das Beschaffen und die Zubereitung von Nahrungsmitteln eine Überforderung darstellen. Veränderte und unregelmäßige Mahlzeitenrhythmen können sich einstellen, beispielsweise Phasen mit übermäßiger und Phasen mit unzureichender Nahrungszufuhr. Aufgrund der kognitiven Einschränkungen kann es weiterhin zu einer unausgewogenen Versorgung mit Nahrungsmitteln kommen, etwa durch monotone Nahrungsvorlieben. Unabhängig von den kognitiven Einschränkungen weisen ältere, allein lebende Menschen mit geringem Bildungsniveau ein erhöhtes Risiko für die Entwicklung einer Mangelernährung auf (Pirlich 2005).

Je nach Schweregrad der Demenz können die Betroffenen auch in der stationären Versorgung mit einer Mahlzeitensituation überfordert sein. Sie erkennen vielleicht das Essen oder die Hilfsmittel nicht, sie vergessen zu schlucken oder es kommt zur Nahrungsverweigerung.

Erhöhter Energiebedarf

Eine erhöhte Agitation und Unruhe mit „Umherwandern" kann zu einem erhöhten Energiebedarf führen und die normalen Energiemengen sind nicht mehr ausreichend (DNQP 2009). Aufgrund der kognitiven Einbußen kann es außerdem zu Beeinträchtigungen der kommunikativen Fähigkeiten kommen, sodass die Vorliebe oder Abneigung gegenüber bestimmten Speisen, Essgewohnheiten oder andere mahlzeitenbezogene Wünsche nicht mehr geäußert und vom Pflegepersonal bzw. den pflegenden Angehörigen nicht adäquat beantwortet werden können (s. Kapitel 16).

Emotionale Veränderungen (z. B. depressive Stimmungslagen) können ebenfalls Appetitmangel sowie eine verminderte oder abwechslungsarme Nahrungszufuhr bedingen. Ungewollte Lebensumstände z. B. soziale Isolation, Kränkungen, Einsamkeit oder unbewältigte Lebensereignisse (Verlust naher Angehöriger, Umzug ins Pflegeheim, usw.) oder psychiatrische Erkrankungen können entsprechende emotionale Reaktionen hervorrufen. Eine generelle fehlende Lebenslust kann die Lust am Essen mindern und damit die Nahrungszufuhr – Apathie und Anorexie können die Folgen sein.

Emotionale Veränderungen

Tab. 5.1: Risikofaktoren für die Entstehung von Mangelernährung (übersetzt nach Council of Europe 2009)

Risikofaktor	Beispiele
Psychologische, soziale und umgebungsbezogene Faktoren	Soziale Isolation, Kummer/Kränkungen, finanzielle Schwierigkeiten, Notwendigkeit von Behandlungen und Hospitalisation, Veränderungen im Lebensstil, Aufnahme in eine stationäre Einrichtung
Mundgesundheit und Zahnstatus	Kauprobleme, schlechter Zahnstatus, schlecht sitzendes Gebiss, Mundtrockenheit, oropharyngealer Candida-Befall, Geschmacksstörungen
Schluckstörungen	HNO-Erkrankungen, vaskuläre oder neurodegenerative Störungen
Psychiatrische Störungen	Alzheimer Erkrankung, Verhaltensstörungen
Andere neurologische Erkrankungen	Verwirrtheitssyndrom, Bewusstseinsstörungen, Parkinson
Langzeitmedikation	Polymedikation, Nebenwirkungen (z. B.: Mundtrockenheit, Geschmacksstörungen, gastrointestinale Störungen, Anorexie, Schläfrigkeit), Langzeitbehandlung mit Kortison
Akute Erkrankung oder Dekompensation einer chronischen Erkrankung	Schmerzen, Infektionen, Immobilität aufgrund von Frakturen, chirurgische Eingriffe, schwere Verstopfung, Dekubitalulzera
Abhängigkeit bei den Aktivitäten des täglichen Lebens	Abhängigkeit beim Essen, Abhängigkeit bei der Mobilisation
Strenge Diäten	Salzfreiheit, Abmagerungskuren, Diabetes-Kost, cholesterinarme Kost, langfristige ballaststoffarme Diät

5.2 Erkrankungsbezogene Risikofaktoren

Zahlreiche alters- oder krankheitsbedingte körperliche Veränderungen können sich direkt oder indirekt auf den Ernährungszustand auswirken (Norman 2008).

Schlechte Mundgesundheit

Probleme mit der Mundgesundheit und dem Zahnstatus führen zu einer einseitigen oder reduzierten Ernährung (s. Kapitel 9). Zu den häufigen Problemen zählen eine verminderte Kaufähigkeit, schlechter Zahnstatus bzw. schlecht sitzende Zahnprothesen, Mundtrockenheit, Candida-Befall von Mund und/oder Rachen. Verschiedene Erkrankungen im Hals-Nasen-Ohren-Bereich (z. B. Tumore) sowie gefäßbedingte (z. B. Apoplex) und neurodegenerative (z. B. Demenz) Erkrankungen können Schluckstörungen verursachen und somit ebenfalls eine ausgewogene Ernährung erschweren.

Folgen von akuten oder chronischen Erkrankungen

Jede akute Erkrankung oder die Dekompensation einer chronischen Erkrankung kann den Appetit, die Ernährung und den Energiebedarf beeinflussen. So können Schmerzen den Appetit mindern oder das Zuführen und Essen der Nahrung erschweren, Infektionskrankheiten eine allgemeine Schwäche nach sich ziehen und ebenfalls den Appetit verändern, Frakturen können zu Immobilität und Funktionseinschränkungen führen, Verdauungsprobleme Völlegefühl oder Übelkeit verursachen und die meisten chirurgischen Prozeduren gehen mit einer Nahrungskarenz einher.

Medikamentennebenwirkungen

Eine langfristige medikamentöse Therapie chronischer Erkrankungen kann sich – speziell bei multimorbiden Patienten – ebenfalls negativ auf die Ernährung auswirken. Polymedikation kann z. B. zu Mundtrockenheit, Verdauungsproblemen, Anorexie, Schläfrigkeit und anderen Nebenwirkungen führen.

Malabsorption

Zu den krankheitsbedingten Ursachen einer Mangelernährung gehören Erkrankungen, die die Aufnahme von Nährstoffen (Absorption) stören. So kann es z. B. aufgrund einer exokrinen Pankreasinsuffizienz zu einem Mangel an Enzymen (Lipase für die Fettverdauung, Protease für die Eiweißverdauung) kommen, die wichtig für die Verdauung sind. Die erhöhte Stuhlausscheidung (teils mit unverdauter Nahrung) führt nicht nur zu einem Mangel an Nährstoffen, sondern auch zu einem Elektrolytverlust und infolge des Fettmangels zu einem Mangel an fettlöslichen Vitaminen.

Erkrankungen des Darms können ebenfalls Ernährungsdefizite nach sich ziehen. Nach ausgedehnten Dünndarmresektionen (z. B. aufgrund von Tumoren) oder bei chronisch entzündlichen Darmerkrankungen (Morbus Crohn und Colitis ulcerosa) kann es zu einer unzureichenden Nährstoffaufnahme oder beschleunigten Ausscheidung kommen. (s. **Tab. 5.2**).

Veränderter Stoffwechsel

Weitere krankheitsbedingte Ursachen von Mangelernährung sind Erkrankungen, die den Stoffwechsel beeinflussen. Dazu gehören Krankheiten, die mit einem erhöhten Nährstoffverbrauch einhergehen, wie z. B. Tumore oder eine schwere Sepsis, und es gibt gestörte Organfunktionen, die ebenfalls einen ungünstigen Einfluss auf die Stoffwechselfunktionen haben (s. **Tab. 5.2**).

Tab. 5.2: Krankheitsbedingte Ursachen für Mangelernährung (übersetzt nach Council of Europe 2002)

Kategorie	Ursache	Beispiel
Reduzierte Nahrungszufuhr	Anorexie	geringer Appetit, Übelkeit und Erbrechen infolge des Krankheitsverlaufs, der Behandlung oder einer Depression
	Veränderungen im Geschmacks- oder Geruchsempfinden	z. B. während einer Strahlen- oder Chemotherapie
	Nahrungskarenzen	Ausfall der Mahlzeiten vor Operationen oder diagnostischen Eingriffen aufgrund dieser Eingriffe, Ablehnung von Speisen aufgrund von Durchfall
	Schmerzen beim Essen	entzündete Mundschleimhaut infolge des Krankheitsverlaufs
	Kau- oder Schluckprobleme	Dysphagie (z. B. nach Apoplex, bei Demenz), schlecht sitzende Zahnprothesen
	Unfähigkeit, selbstständig zu essen	Behinderungen, Arthritis, Demenz
	Probleme mit den Atemwegen	Lungenerkrankungen
Malabsorption	gestörte Verdauung (Maldigestion)	Pankreasinsuffizienz, Enzymmangel (z. B. bei zystischer Fibrose)
	gestörte Nährstoffresorption	Darmresektion (Kurzdarmsyndrom), geschädigte Darmmuskulatur (entzündliche Darmerkrankungen)
	übermäßige oder beschleunigte Verluste über den Darm	Fisteln mit hoher Fördermenge, Enteropathien mit erhöhtem Proteinverlust, Kurzdarmsyndrom
Veränderter Stoffwechsel	krankheitsbedingte Stoffwechselreaktionen	bösartige Tumore, Trauma, chronische Sepsis, Multiorganversagen, fortgeschrittene HIV-Infektion
	Stoffwechselreaktionen aufgrund gestörter Organfunktionen	Niereninsuffizienz, Leberinsuffizienz, Lungenerkrankungen

5.3 Strukturelle oder umgebungsbezogene Risikofaktoren

Schlechte Infrastruktur

Eine schlechte Infrastruktur, mit mangelnden Einkaufsmöglichkeiten und fehlenden Verpflegungsangeboten (mobile Speisenversorgung), kann es immobilen oder von der Pflege abhängigen Menschen in der häuslichen Versorgung unmöglich machen, für eine gesunde und ausgewogene Ernährung zu sorgen. Ungünstig wirken sich außerdem unsichere und nicht behindertengerechte Wohnungseinrichtungen und Kochmöglichkeiten aus. Auch eine lückenhafte medizinische und pflegerische Versorgung (z. B. in ländlichen Regionen) stellt ein Risiko dar – nicht nur für eine unzureichende Verpflegung, sondern auch für mangelnde Beratung und Information bezüglich der gesunden Ernährung bis hin zu einer Unterversorgung mit Hilfsmitteln und Unterstützungsangeboten.

Aber auch in stationären Einrichtungen kann ein über längere Zeit unerkannter oder unbeantworteter Pflegebedarf zu Ernährungs- und Flüssigkeitsdefiziten führen. Ebenso wichtig wie das rechtzeitige Erkennen von Unterstützungsbedarf und anderen Problemen beim Essen und Trinken (s. Kapitel 4) ist es, rechtzeitig und sensibel Vorlieben und Abneigungen oder sogar Ängste vor Allergien oder Unverträglichkeiten zu erfassen.

Gesellschaft bei den Mahlzeiten

Einen großen Einfluss auf den Appetit und die Lust am Essen haben auch die Mitbewohner – allerdings auf sehr individuelle Weise. Zum einen können die Mitbewohner in einem Pflegeheim als störend empfunden werden, andererseits kann die gemeinsam eingenommene Mahlzeit in einem angenehmen Speiseraum auch die Freude am Essen steigern (s. Kapitel 7). Neben diesen gesellschaftlichen und räumlichen Aspekten der Mahlzeitengestaltung ist auch die zeitliche Flexibilität, zumindest im Langzeitpflegebereich, eine relevante Einflussgröße. Günstig auf die Verzehrmengen wirken sich flexible Essenszeiten (z. B. ein Nachtcafé) und das Angebot von Zwischenmahlzeiten aus. In einer Studie mit Pflegeheimbewohnern mit zu geringen Verzehrmengen (weniger als 75 % der angebotenen standardisierten Portionen) wurde zunächst die individuelle Unterstützung bei den Mahlzeiten (sowohl verbal als auch nonverbal) intensiviert. Personen, die trotzdem nicht genügend Energie zuführten, wurden zusätzlich drei Zwischenmahlzeiten angeboten. Bei 90 % der Bewohner konnten damit die Trink- und Verzehrmengen gesteigert werden (Simmons 2004).

Unterbrechung der Mahlzeiten

Störende Umgebungsfaktoren, insbesondere im Krankenhaus, sind mangelnde Auswahlmöglichkeiten beim Menü, Unterbrechungen oder Ausfall der Mahlzeiten aufgrund von Untersuchungen oder Behandlungen sowie unnötig lange Nüchternzeiten vor und nach diagnostischen oder chirurgischen Eingriffen. Übliche Versorgungsroutinen wie ableitende Magensonden nach gastrointestinalen Operationen, lange Nahrungskarenzphasen bis zum ersten postoperativen Stuhlgang, gefolgt von langsamem Kostaufbau (flüssig, breiig, Schonkost, normale Kost) werden zunehmend kritisiert und als unnötig bewertet.

Ebenso werden lange Nüchternzeiten vor Operationen als zu streng betrachtet. Studien haben erwiesen, dass sich der Magen bereits 90 Minuten nach der Einnahme eines kohlenhydratreichen Getränks wieder geleert hat und sich dies günstig auf den postoperativen Verlauf auswirkt (Council of Europe 2002).

Lange Nüchternzeiten

Zusammenfassung

Ein Ernährungsdefizit kann entweder entstehen, weil aufgrund von funktionellen, kognitiven oder umgebungsbedingten Einschränkungen zu wenig Nahrung und Flüssigkeit zugeführt werden, oder weil Krankheiten oder gesteigerte Aktivität den Nährstoff- und Flüssigkeitsbedarf erhöhen. In diesem Kapitel wurden verschiedene Ursachen und Risikofaktoren für Mangelernährung beschrieben, dabei wurde zwischen kognitiven, körperlichen und strukturellen (umgebungsbezogenen) Faktoren unterschieden. Je nach Zielgruppe, Lebensumständen und Versorgungssektor (Akutversorgung, Langzeitpflege oder ambulante Pflege) können die Ursachen variieren. Dennoch ist es wichtig, dass sowohl die Patienten und Angehörigen als auch alle an der Versorgung beteiligten Personen sich sämtlicher Ursachen bewusst sind und präventiv darauf reagieren, bevor es zu anhaltenden Ernährungsdefiziten kommt.

Neben den Ursachen einer reduzierten Nahrungszufuhr bzw. eines erhöhten Bedarfs können auch krankheitsbedingte Absorptionsstörungen oder ein veränderter Stoffwechsel zu Ernährungsdefiziten führen.

Literatur

Council of Europe (2002). *Food and Nutrition Care in Hospitals: how to prevent undernutrition. Report and recommendations of the Committee of Experts on Nutrition, Food Safety and Consumer Protection.* Strasbourg: Council of Europe Publishing.

Council of Europe (2009). *Nutrition in care homes and home care.* Strasbourg: Council of Europe Publishing.

DNQP (Deutsches Netzwerk für Qualitätsentwicklung in der Pflege) (2009). *Expertenstandard Ernährungsmanagement zur Förderung und Sicherstellung der oralen Ernährung in der Pflege.* Osnabrück: DNQP.

Norman K., Pichard C., Lochs H., Pirlich M. (2008). Prognostic impact of disease-related malnutrition. *Clinical Nutrition* 27: 5–15.

Pirlich M., Schütz T., Kemps M., Luhman N., Minko N., Lübke H.J., Rossnagel K., Willich S.N., Lochs H. (2005). Social risk factors for hospital malnutrition. *Nutrition* 21: 295–300.

Simmons S.F. & Levy-Storms L. (2004). Individualized feeding assistance care for nursing home residents: staffing requirements to implement two interventions. *J Gerontol A Biol Sci Med Sci* 59(9): M966–973.

Wirth R., Bauer J.M., Sieber C.C. (2007). Cognitive function, body weight and body composition in geriatric patients. *Z Gerontol Geriatr* 40(1): 13–20.

6 Ernährungstherapie bei Mangelernährung

Christine Smoliner und Manuela Freudenreich

6.1 Orale Ernährung

Orale Ernährungstherapie

Um die orale Ernährungstherapie (s. **Abb. 6.1**) gezielt auf den einzelnen Patienten abstimmen zu können, sollte zuerst nach den Ursachen für den schlechten Ernährungszustand gesucht werden (s. Kapitel 3 und Kapitel 4). Ist der Grund für die Mangelernährung z. B. eine Schluckstörung aufgrund eines Schlaganfalls, sollte an die Möglichkeit der Konsistenzveränderung von Essen und Trinken gedacht werden. Dies erleichtert die Nahrungsaufnahme erheblich, was allein schon zu einer Verbesserung des Ernährungszustands führen kann (s. Kapitel 8). Bei alten Menschen sind Kauschwierigkeiten z. B. aufgrund schlecht sitzender Zahnprothesen häufig. Hier sollte versucht werden, dieses Problem zu beheben. Eine Steigerung der Nahrungszufuhr kann in der Zwischenzeit mit weicher Kost erreicht werden (s. Kapitel 9).

Grundlage der oralen Ernährungstherapie ist die Auswahl von Speisen und Zwischenmahlzeiten, die von Natur aus energie- und proteinhaltig sind.

Steigerung der Nahrungsaufnahme

Zudem können Gestalt, Geschmack und Energiegehalt herkömmlicher Lebensmittel modifiziert werden. Oft helfen eine nach den Wünschen des Patienten zusammengestellte Kost, angemessene Portionsgrößen und flexible Essenszeiten dabei, die Nahrungsaufnahme zu steigern. Neben diätetischen Maßnahmen ist auch ein Umfeld zu schaffen, das die Nahrungsaufnahme fördert. Der Patient sollte genügend Zeit zum Essen haben. In einigen Ländern werden z. B. in Krankenhäusern „protected mealtimes" geschaffen. Das sind Zeitfenster, in denen die Patienten nicht durch Untersuchungen, Medikamentenrunden oder Reinigungstätigkeiten gestört werden, so dass sie ihre Mahlzeiten ohne Unterbrechung einnehmen können. Wenn Patienten für diagnostische Untersuchungen nüchtern bleiben müssen, sollte man ihnen danach Snacks und Getränke zur Verfügung stellen.

Im Krankenhaus werden oft unterschiedliche Diätmenüs angeboten wie z. B. energiereduzierte Kost, protein- und elektrolytreduzierte Kost. Es ist zu beachten, dass die Indikation für eine spezielle Diät gut begründet sein sollte, da Unter- und Mangelernährung auch aus unnötig strengen Diäten resultieren können (z. B. ist die grundsätzliche Eiweißbeschränkung bei Leberzirrhose überholt und birgt die Gefahr einer hochgradigen Energie-Protein-Mangelernährung).

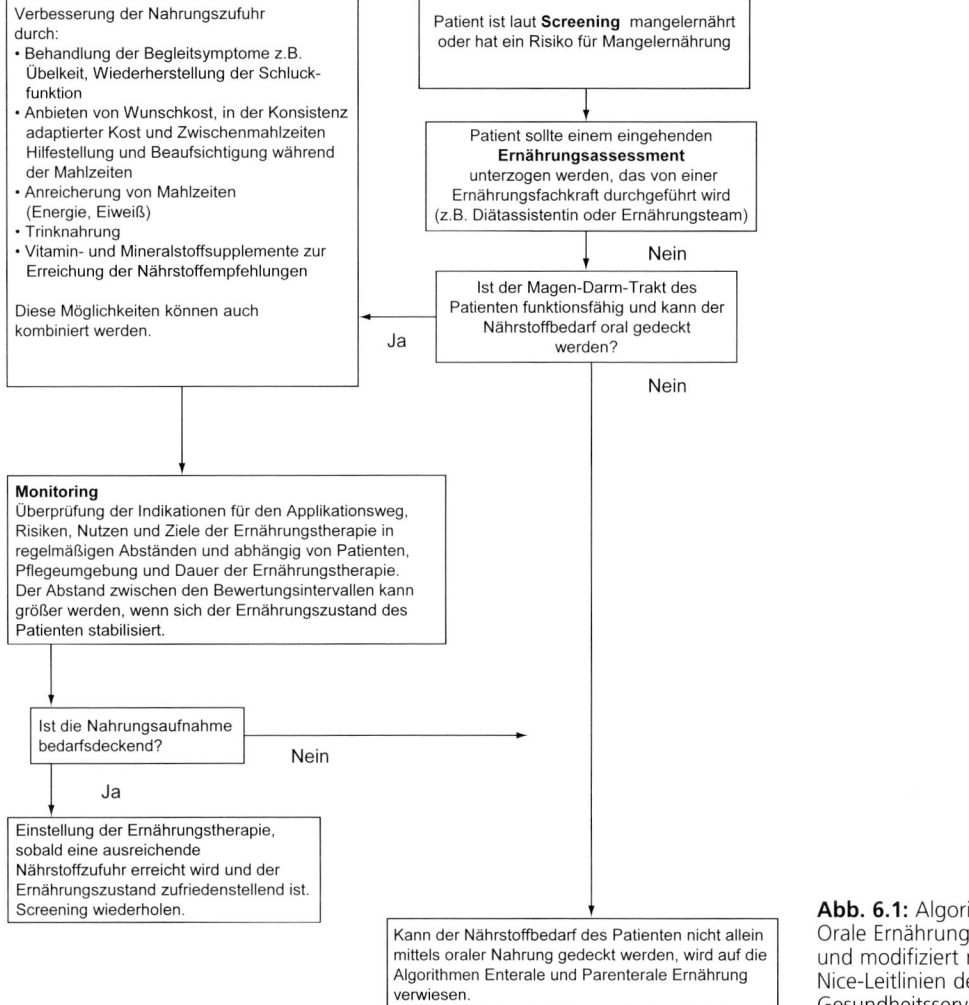

Abb. 6.1: Algorithmus: Orale Ernährung (übersetzt und modifiziert nach den Nice-Leitlinien des Britischen Gesundheitsservice)

6.1.1 Nahrungsanreicherung

Eine Nahrungsanreicherung kann als einfache Maßnahme zur Aufwertung des Energie- und Nährstoffgehalts von Speisen in Betracht gezogen werden. Dabei kann man zwischen der Anreicherung mit natürlichen Lebensmitteln und Ergänzungspräparaten unterscheiden. Fetthaltige Lebensmittel eignen sich, um den Energiegehalt von Speisen zu erhöhen. Dazu können Butter, Sahne, Margarine und Pflanzenöle in Suppen, Soßen und Aufläufe eingearbeitet, Aufläufe mit Käse überbacken oder Sahne zu Desserts und Kuchen gereicht werden (s. **Tab. 6.1**). Ergänzungspräparate enthalten Kohlenhydrate oder Proteine in isolierter Form und können fertigen

Nahrungsanreicherung

Speisen zu deren Aufwertung zugegeben werden. Mit Kohlenhydraten wie Maltodextrin und Dextrose lässt sich eine leichte Energiesteigerung erreichen. Zur Erhöhung des Proteingehalts kann man Proteinpulver in Suppen, Soßen und Kaltspeisen einrühren.

Der Vorteil der Nahrungsanreicherung ist deren einfache Handhabung, es ergeben sich jedoch Grenzen hinsichtlich der Menge an Substrat, die eingearbeitet werden kann und geschmacklich akzeptiert wird. Prinzipiell sind Ergänzungspräparate kostengünstiger als vorgefertigte Zusatznahrung, man muss jedoch den Zeitaufwand für das Personal beachten.

Tab. 6.1: Beispiele zur Nahrungsanreicherung

Ergänzungspräparat	Nährwert	Anwendung
Rapsöl	10 g = 90 kcal	• geschmacksneutral • einfach zu verarbeiten • für Patienten mit Arterioskleroserisiko anwendbar
Sahne	10 g = 30 kcal	• sehr gute geschmackliche Akzeptanz
Butter	10 g = 75 kcal	
Maltodextrin (MD)		• leichte Wasserlöslichkeit
MD 19	100 g = 380 kcal	• leicht süßlich, nicht für jede Speise geeignet
MD 6	100 g = 388 kcal	• geschmacksneutral
Eiweißkonzentrat	5 g = 20 kcal	

6.1.2 Trinknahrung

Trinknahrung

Reichen die oben genannten Maßnahmen zur Steigerung der Nährstoffzufuhr nicht aus, kann Trinknahrung angeboten werden. Sie ist für Patienten mit funktionsfähigem Verdauungstrakt geeignet, die keine Schluckprobleme und keinen Speiseröhren- oder Magenverschluss aufweisen. Der Vorteil von Trinknahrung ist die gute Verträglichkeit und die leichte Handhabung. Aufgrund der großen Vielfalt des Nahrungssortiments lässt sich die Compliance verbessern.

Die Europäische Gesellschaft für Klinische Ernährung und Stoffwechsel (ESPEN) empfiehlt eine sofortige Gabe von Trinknahrung, wenn eine Nahrungszufuhr von weniger als 60 % des Nährstoffbedarfs für mehr als zehn Tage erwartet wird. Mangelernährten Patienten mit reduzierter Nahrungszufuhr sollte Trinknahrung sogleich angeboten werden.

Trinknahrungen werden ähnlich wie Sondennahrungen mit unterschiedlicher Nährstoffzusammensetzung angeboten, eine Übersicht findet sich in **Tabelle 6.2**.

Art der Nahrung	Zusammensetzung	Anwendungsbereich
Normokalorische Trinknahrungen	Vollbilanziert 1 kcal/ml mit/ohne Ballaststoffe 50–55 Energie% Fett, 15–18 % Protein, 30–32 % Kohlenhydrate	Standardnahrung für die Mehrzahl der Patienten; bei verminderter Nahrungsaufnahme bei normalem Energiebedarf und als Ergänzung bei Kau- und Schluckstörungen
Hochkalorische Trinknahrungen	Vollbilanziert 1.5–2 kcal/ml mit/ohne Ballaststoffe ↑ Fett, ↑ Protein	Energiereich bei reduziertem Volumen; bei Erkrankungen mit einem erhöhten Energiebedarf (z. B. Tumorerkrankungen) oder bei Erkrankungen mit Flüssigkeitsrestriktion (z. B. Herzinsuffizienz); dazu zählen auch fett- und proteinreiche Trinknahrungen mit definiertem Elektrolytgehalt (z. B. für Hämodialysepatienten)
Spezialnahrungen		
Fettfrei	Nicht vollbilanziert, auf Fruchtsaftbasis 1.25–1.5 kcal/ml 0 % Fett, 10–15 % Protein, 85–90 % Kohlenhydrate	Bei Störungen der Fettassimilation, -verdauung und -absorption (chronisch entzündliche Darmerkrankungen, Kurzdarmsyndrom, chronische Pankreatitis)
Fett- und proteinreduziert	Definierter Elektrolytgehalt 0.5–1 kcal/ml 1–10 % Fett, 5–7 % Protein, 80–84 % Kohlenhydrate	Patienten mit chronischem Nierenversagen
Niedermolekulare Nahrungen	Freie Aminosäuren & Peptide, Kohlenhydratbausteine und MCT-Fette	Bei schwerer Maldigestion und Malabsorption
Bei Nierenerkrankungen	Reduzierter Natrium-, Kalium-, Phosphatgehalt Variabler Proteingehalt	Verhältnis von Protein zu Kalorien wie bei Standardnahrungen oder proteinärmer

Tab. 6.2: Trink- und Sondennahrungen – Eine Auswahl

Flüssige Trinknahrungen auf Milch- oder Fruchtsaftbasis sind diätetische Lebensmittel für besondere medizinische Zwecke, sie sind speziell verarbeitet oder zusammengesetzt und für die diätetische Behandlung von Patienten bestimmt. Hauptsächlich dienen sie der Nahrungsergänzung, können jedoch auch als einzige Nahrungsquelle genutzt werden, sofern sie vollbilanziert sind.

Bilanzierte Trinknahrung

Bilanziert ist eine Trinknahrung dann, wenn sie nährstoffdefiniert ist, d. h. eine definierte Menge des Präparates enthält einen bestimmten Anteil an Energie- und Nährstoffen. Mit einer vollbilanzierten Diät wird der Nährstoffbedarf eines Patienten gedeckt und der Patient kann sich ausschließlich damit ernähren. Energiereiche Supplemente, die hauptsächlich aus Fett und Kohlenhydraten bestehen, sind als einzige Nahrungsquelle nicht geeignet. Pulver für Trinknahrungen zum Selbstanrühren sind ebenfalls nicht vollbilanziert. Sie können jedoch in unterschiedlichen Konsistenzen angerührt werden und sind somit für Patienten mit Schluckstörungen (Dysphagie) von Nutzen.

Abgesehen von der medizinischen Indikation hängt die Wahl der Trinknahrung vom Nährstoffbedarf und der geschmacklichen Akzeptanz durch den Patienten ab. Dies ist wichtig für eine gute Compliance und schließlich für den Erfolg der Ernährungstherapie. Die Akzeptanz kann durch das Anbieten unterschiedlicher Geschmacksrichtungen verbessert werden. Auch Rezeptvorschläge und alternative Arten der Darbietung z. B. Milchshake, gefroren als Eiscreme, etc. sind hilfreich. Es gibt zudem Trinknahrungen in geschmacksneutralen Varianten, die zum Kochen und Backen geeignet sind. Eine Schulung der Patienten zu Beginn der Therapie ist sinnvoll, um Diarrhoe, Konstipation (Verstopfung) und Übelkeit zu minimieren. Die Trinknahrung soll langsam getrunken werden, um ein Völlegefühl zu vermeiden, und nicht direkt vor einer Mahlzeit, da sie sonst den Appetit und die Nahrungsaufnahme beeinträchtigt.

Wenn der Patient nicht ausreichend essen kann, will oder darf, gibt es bei einem funktionsfähigen Gastrointestinaltrakt die Möglichkeit der enteralen Ernährung via Sonde. Sollte dies nicht durchführbar sein, steht die parenterale Ernährung zur Verfügung.

6.2 Enterale Ernährung

Enterale Ernährungstherapie

Unter enteraler Ernährung (s. **Abb. 6.2**) versteht man die Ernährung über den Magen-Darm-Trakt mittels Trinknahrung oder Sondennahrung. Die Trinknahrung wurde bei den Möglichkeiten der oralen Ernährungstherapie besprochen, der folgende Absatz befasst sich deshalb mit den verschiedenen Arten der Sondenernährung.

6.2 Enterale Ernährung

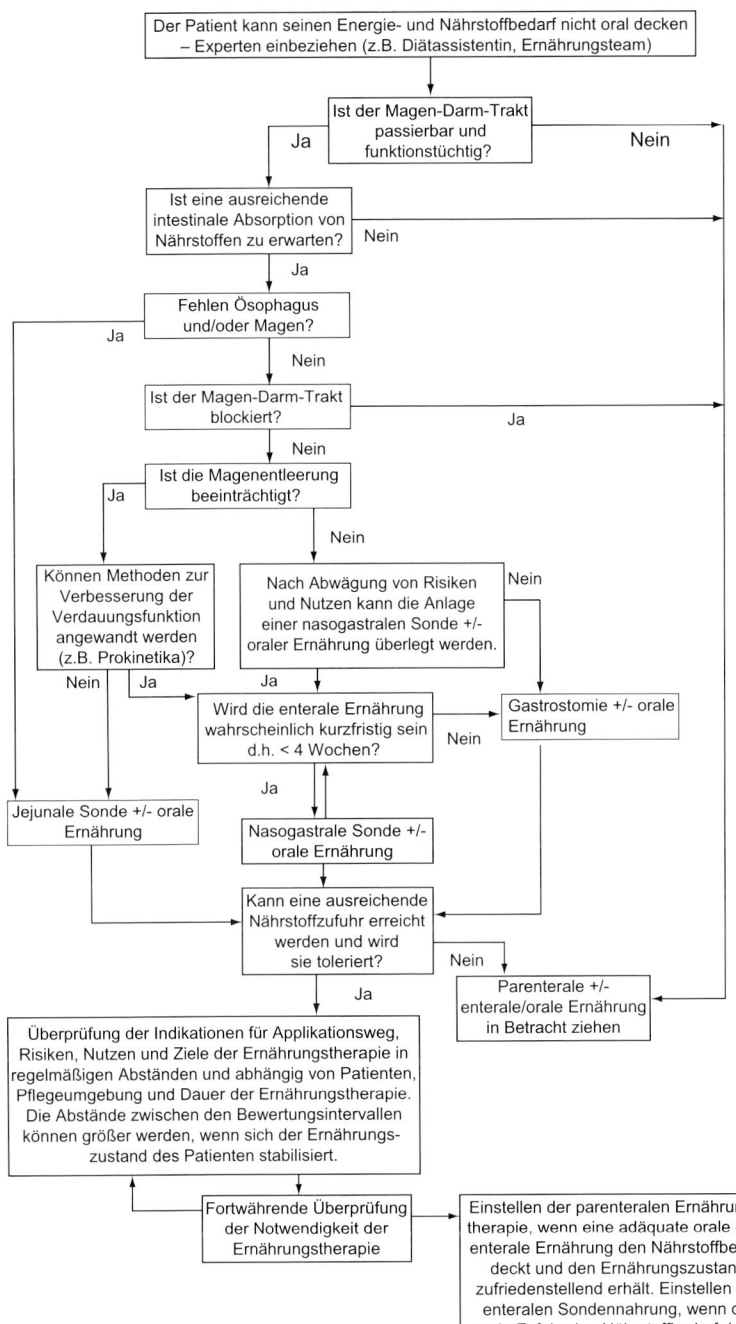

Abb. 6.2: Algorithmus: Enterale und parenterale Ernährung (übersetzt und modifiziert nach den Nice-Leitlinien des Britischen Gesundheitsservice)

Die enterale Ernährung via Sonde wird als sichere, effektive und gut tolerierte Form der Ernährungstherapie bei Patienten mit einem normal funktionierenden Gastrointestinaltrakt angewandt, wenn die Therapie mit Trinknahrung nicht mehr ausreicht oder oral keine Zufuhr möglich ist, z. B. bei Schluckstörungen, Ösophagusverschluss etc.
Sie kann in Kombination mit oraler Ernährung oder parenteraler Ernährung gegeben werden, aber auch alleine, wenn sie vollbilanziert ist.

6.2.1 Art des Zugangs

Ernährungssonden

Die Wahl des Zugangs für die enterale Nahrungszufuhr hängt von der Erkrankung und der geschätzten Dauer der Ernährung über die Sonde ab. Nasogastrale Sonden und die perkutane endoskopische Gastrostomie (PEG) kommen am häufigsten zur Anwendung (s. **Abb. 6.3**). Nasogastrale Sonden sind kostengünstig, einfach zu legen und werden hauptsächlich für die kurzzeitige Ernährungstherapie verwendet (bis zu 3 bis 4 Wochen), da es bei längerer Lage zu Haut- und Schleimhautläsionen kommen kann. Der Patient sollte keine Probleme wie z. B. Erbrechen, gastro-ösophagealen Reflux, schlechte Magenentleerung oder Ileus aufweisen. Nasogastrale Sonden sind potenziell gefährlich bei Patienten mit Schluckbeschwerden oder bei Patienten, die nicht aufgesetzt werden können. Die Lage der Sonde sollte nach deren Anlage und vor jedem Gebrauch überprüft werden, da es bei nasalen Sonden häufig zu Lageveränderungen (Dislokation) kommt (durch den Patienten, bei der Pflege, bei Husten, Erbrechen). Die Lageüberprüfung erfolgt durch Röntgenkontrolle oder Aspiration des Mageninhalts und Überprüfung des pH-Werts.
Bei Patienten mit gastralem Reflux, hoher Aspirationsgefahr oder einer Dysfunktion oder Obstruktion des oberen Verdauungstrakts sollte die Anlage einer nasoduodenalen oder -jejunalen Sonde überlegt werden. Für die Ernährung direkt in den Dünndarm sollte zu Anfang eine niedrige Zufuhrgeschwindigkeit gewählt werden (max. 80–120 ml/h). Bei Verdauungs- oder Absorptionsproblemen kann man nach Abklärung aller möglichen Ursachen wie zu schneller Laufrate, Medikamentengabe etc., auf eine niedermolekulare Sondennahrung ausweichen.

Perkutane endoskopische Gastrostomie

Bei der perkutanen endoskopischen Gastrostomie (PEG) geht der Zugang durch die abdominelle Wand direkt in den Magen. PEG's werden gelegt, wenn eine mittel- bis längerfristige Ernährungstherapie erwartet wird oder eine nasogastrale Sondenlage schwierig scheint. Die PEG wird meist endoskopisch gelegt, und schon drei Stunden nach der Anlage kann der Patient erst Mineralwasser, danach kleine Mengen Nahrung über die Sonde erhalten. Bei Patienten, die vor der Anlage ausschließlich parenteral ernährt wurden, muss der Kostaufbau langsam vor sich gehen.
Auch bei Ernährung mit PEG ist die Möglichkeit von Reflux und Aspiration gegeben, jedoch weitaus geringer als bei einer Nasensonde. Bei Patienten mit hohem Risiko für Aspiration und Magenentleerungsstörungen kann eine Jejunostomie (Zugang durch die abdo-

minelle Wand direkt ins Jejunum) oder ein jejunaler Zugang via PEG überlegt werden. Auch hier muss auf langsame Zufuhrraten geachtet werden. Da der jejunale bzw. duodenale Schenkel ein sehr geringes Lumen hat, ist es zwingend erforderlich, den Zugang alle vier Stunden zu spülen.

> **Achtung**
> Es ist immer abzuklären, ob die Medikamentengabe über die Sonde in den Darm in Bezug auf die Aufnahme der Wirkstoffe und die Partikelgröße sinnvoll ist.

- Nasogastrale Sonde
- Nasojejunale Sonde
- Perkutane Endoskopische Gastrostomie (PEG)
- Perkutane Endoskopische Jejunostomie (PEJ) oder jejunaler Zugang via PEG
- Jejunaler Zugang mittels chirugisch platziertem Feinnadelkatheter

Abb. 6.3: Übersicht verschiedener Sondenlagen

6.2.2 Nährstoffzusammensetzung von Trink- und Sondennahrung

Trink- und Sondennahrungen enthalten Nährstoffe in weitgehend natürlichen Verbindungen (z. B. Milcheiweiß) bzw. in leicht modifizierter Form (z. B. Oligopeptide). Vollbilanzierte Nahrungen decken mit 1.500 kcal 100 % des Mikronährstoffbedarfs eines gesunden erwachsenen Menschen. Da die Nahrungen nur 75–80 % Wasser enthalten, muss noch zusätzlich Flüssigkeit zugeführt werden, um den Flüssigkeitsbedarf zu decken. Im Rahmen einer Langzeittherapie sind Sondennahrungen mit Ballaststoffen zu wählen. Selbst hergestellte Zubereitungen sind aus hygienischen Gründen nicht zu verwenden, zudem sind sie nicht vollbilanziert und stellen eine große Flüssigkeitsbelastung dar.

Trink- und Sondennahrungen

Es gibt eine Reihe anderer enteraler Nahrungen, wie z. B. Immunonutrition mit speziellen Aminosäuren und Fetten, denen eine positive Wirkung auf das Immunsystem zugeschrieben wird, oder Nahrungen für Dekubituspatienten, deren hohe Protein- und Mineralstoffgehalte die Wundheilung fördern sollen. Gemäß den Richtlinien des Gemeinsamen Bundesausschusses sind sie jedoch im ambulanten Bereich nicht verordnungsfähig und ihre Wirksamkeit ist oft nicht ausreichend wissenschaftlich belegt.

Nahrungsapplikation — Sondennahrung kann auf unterschiedliche Arten appliziert werden – als Bolus, mittels Schwerkraft, und kontinuierlich über einen Zeitraum von Stunden mit einer Nahrungspumpe. Ernährungspumpen werden angewandt, um die Zufuhrraten zu regulieren, z. B. bei Patienten mit starken Durchfällen. Die Entscheidung sollte nach Verträglichkeit, Lage der Sondenspitze und auch hinsichtlich der Möglichkeiten im häuslichen Umfeld getroffen werden. Liegt die Sonde im Magen, können höhere Zufuhrraten und Mengen gegeben werden. Bei Magenentleerungsstörungen erhöhen Prokinetika die gastrische Motilität und Toleranz von Sondennahrung, es gibt jedoch keine Untersuchungen zu Langzeitwirkungen.

Medikamentengabe — Über die Sonden können auch Medikamente gegeben werden, die zuvor mit dem Mörser zerkleinert und dann zusammen mit Wasser verabreicht werden – jedoch nicht zusammen mit der Sondennahrung. Zu beachten ist, ob die Medikamentenwirkung durch diese Art der Applikation bzw. durch das Zerkleinern beeinträchtigt wird. Dies sollte ggf. mit dem Apotheker besprochen werden. Nach der Medikamentengabe muss die Sonde gründlich mit Wasser gespült werden, um ein Verstopfen zu verhindern. Grundsätzlich gilt, dass jedes Medikament einzeln gemörsert und verabreicht wird.

Komplikationen bei Ernährungssonden — Bei Sondenanlage und auch während der Ernährungstherapie kann es zu zahlreichen Komplikationen kommen:

- Nasogastrale Sondenanlage: Verletzungen der Nase, Fehllagen (intracranial, Bronchien), Perforation des Ösophagus, Varizenblutungen
- PEG/PEJ Anlage: Blutungen, Perforation des Magens/Dünndarms
- Störung des Elektrolythaushalts
- Unwohlsein, Erosionen, Fisteln und Strikturen
- Dislokation: Sondennahrung kann in Bronchien gelangen, Refluxösophagitis, Aspiration
- Intoleranz gegenüber der Nahrung: Übelkeit, Blähungen, Diarrhoe
- Refeeding-Syndrom, Hyperglykämie, Flüssigkeitsüberschuss

Kontraindikationen enteraler Ernährung — Absolute Kontraindikationen für die enterale Ernährung sind eine schwer gestörte Verdauungsfunktion (z. B. Darmverschluss/Ileus, intestinale Ischämie, Übelkeit, Erbrechen, Malassimilation) oder schwere Stoffwechsel- und Kreislaufstörungen (z. B. diabetisches Koma, hepatisches Koma, schwere akute Herzinsuffizienz, schwerer Schock). Übelkeit und Malabsorption sind relative Kontraindikationen. Enterale Ernährung ist möglich, wenn die zugrunde liegende Erkrankung behandelt oder eine spezielle Nahrung angewandt wird. Enteral ernährte Patienten sollten regelmäßig daraufhin überprüft werden, ob wieder mit der oralen Ernährung begonnen werden kann. Wenn die orale Aufnahme ausreichend ist, sollte die enterale Ernährung ausgeschlichen werden. Wenn abzusehen ist, dass die enterale Ernährung komplikationsträchtig ist oder ein Nutzen fraglich ist, dann ist die parenterale Ernährung eine Therapiealternative.

6.3 Parenterale Ernährung

Die parenterale Ernährung – mit Flüssigkeit und Nährstoffen über den Blutkreislauf – sollte erst angewandt werden, wenn eine ausreichende Nahrungszufuhr mittels enteraler Ernährung nicht gewährleistet werden kann oder ausgeschlossen werden muss (s. **Abb. 6.2**). Die parenterale Ernährung kann auch ergänzend bei Patienten eingesetzt werden, die ihren Energie- und Nährstoffbedarf allein mit enteraler Ernährung nicht decken können. Dient die parenterale Ernährung als einzige Nahrungsquelle, dann spricht man von totaler parenteraler Ernährung.

Parenterale Ernährungstherapie

Indikation für den Beginn der parenteralen Ernährung ist ein nicht funktionstüchtiger, nicht zugänglicher oder perforierter Gastrointestinaltrakt. Beispielsweise:

Indikationen

- unzugänglicher Gastrointestinaltrakt
- keine Darmmotilität
- hohe gastrointestinale Verluste, z. B. bei Kurzdarmsyndrom
- schwere Malabsorption
- risikoreich erscheinende Sondierung
- frische Operation an Ösophagus oder Magen
- Aspirationsgefahr bei eingeschränktem Bewusstsein und fehlenden Schutzreflexen
- unstillbares Erbrechen

Kontraindikationen für eine parenterale Ernährung:

Kontraindikationen

- Akutphase unmittelbar nach Operation und Trauma
- Schockzustand
- Azidose

Die parenterale Ernährung sollte schrittweise eingeleitet und genau überwacht werden. Für kurze Perioden der Nahrungszufuhr mit niederosmolaren Lösungen kann ein peripherer Zugang gewählt werden, für eine längerfristige Ernährung sollte jedoch ein zentraler Venenkatheter in eine der großen Venen (z. B. Schlüsselbeinvene) gelegt werden.

Zugänge

Eine vollständige intravenöse Ernährung mit niederosmolaren Lösungen auf Fettbasis kann über einen peripheren Katheter erfolgen. Ein zentralvenöser Zugang sollte bei Patienten überlegt werden, die voraussichtlich mehr als zwei Wochen parenteral ernährt werden und bei denen eine bedarfsdeckende Ernährung peripher nicht möglich ist, wenn etwa keine brauchbaren Venen für einen peripheren Zugang vorhanden sind oder eine spezielle Nahrung zur Anwendung kommt (z. B. hypertone Lösungen > 1.300–1.500 mosmol/l wie fettfreie oder flüssigkeitsbeschränkte Lösungen). Einige parenterale Nährlösungen sind hyperosmolar und können deshalb nur in Venen mit hohem Blutdurchfluss (Zentralvenen) gegeben werden, da eine periphere Gabe zu Rötung, Brennen und Thrombose (Thrombophlebitis) führen kann. Die parenterale Ernährung steht mit einer Reihe weiterer Komplikationen in Zusammenhang (Trauma, Sepsis und Thrombose).

Die Zugabe von Vitaminen und Spurenelementen ist nötig und muss kontrolliert werden. Zu beachten ist, dass nicht alle Zusätze Vitamin K enthalten.

Kurzfristige parenterale Ernährung wird als präoperative Therapie bei mangelernährten und schwer mangelernährten Patienten angewandt. Indikationen für eine längerfristige parenterale Ernährung sind ausgedehnter Morbus Crohn, bei dem eine entsprechende Resorption nicht gewährleistet ist, High-Output-Stoma, Kurzdarmsyndrom, Motilitätsstörungen und Strahlenenteritis.

Die parenterale Ernährung kann beendet werden, wenn eine ausreichende orale oder enterale Ernährung wieder möglich ist, die Entwöhnung muss geplant werden und schrittweise erfolgen.

Enterale Ernährung versus parenterale Ernährung

Enterale oder parenterale Ernährungstherapie?

Enterale und parenterale Ernährung sind keine konkurrierenden Ernährungsformen. Die Entscheidung sollte in Abhängigkeit von der klinischen Situation und den Bedürfnissen des Patienten sowie den Zielen der Ernährungstherapie getroffen werden. Wenn die Nährstoffversorgung mittels enteraler Ernährung nicht möglich ist oder eine Kontraindikation besteht, sollte auf die parenterale Ernährung umgestiegen werden.

Die Vorteile der enteralen Ernährung bestehen in der physiologischeren Form der Nahrungszufuhr, dem Erhalt der Integrität der Darmmukosa und der Vermeidung der Zottenatrophie. Zudem ist sie aufgrund eines geringeren Infektionsrisikos nicht so riskant und es entstehen weniger Kosten.

Im Rahmen dieses Buches können die einzelnen klinischen Situationen und Patientengruppen, bei denen enterale und parenterale Ernährung zur Anwendung kommen, nicht im Einzelnen beschrieben werden. Deshalb wird an dieser Stelle auf die Leitlinien für klinische Ernährung der Deutschen Gesellschaft für Ernährungsmedizin (www.DGEM.de) bzw. auf die Leitlinien der Europäischen Gesellschaft für Klinische Ernährung und Stoffwechsel (www.ESPEN.org) verwiesen.

6.4 Ethische Fragen in der Ernährungstherapie

Ethik

Eine besonders schwierige Situation ergibt sich in der Ernährungstherapie von unheilbaren und sterbenden Patienten. Der Konsensus einer Expertengruppe der Europäischen Gesellschaft für Klinische Ernährung und Stoffwechsel ist, dass Krebspatienten mit unheilbarer Erkrankung enterale Ernährung zur Minimierung des Gewichtsverlusts erhalten sollen, solange die Sterbephase noch nicht begonnen hat und dies vom Patienten gewünscht wird.

Nahe am Ende des Lebens ist die Behandlung von Mangelernährung keine Indikation für die Durchführung einer enteralen Ernährungstherapie. In den meisten Fällen benötigen die Patienten jedoch geringe Mengen an Nahrung und Wasser, um Hunger und Durst zu minimieren, das Wohlbefinden zu erhalten und Dehydratation und Verwirrungszustände zu vermeiden.

Schwierig sind Situationen, in denen der Patient nicht mehr selbst entscheiden kann, wie z. B. bei dementen Patienten oder Komapatienten, und wenn Prognose und Nutzen der Sondenernährung unsicher sind. Man sollte, soweit nachvollziehbar, im Sinne des Patienten handeln und Angehörige zurate ziehen (s. Kapitel 19).

Zusammenfassung

Um einer Mangelernährung vorzubeugen oder eine bestehende zu therapieren, gibt es verschiedene Möglichkeiten. Prinzipiell sollte bei Patienten mit funktionstüchtigem Verdauungsapparat immer die Verbesserung der oralen Nahrungsaufnahme die erste diätetische Maßnahme darstellen. Normale oder modifizierte Nahrung und angereicherte Mahlzeiten sind dabei die erste Wahl. Trinknahrungen sollten nicht als Ersatz für Essen und Trinken dienen und nur bei klaren klinischen Indikationen eingesetzt werden.

Kann eine ausreichende orale Ernährung nicht sichergestellt werden, sollte bei einem funktionstüchtigen Gastrointestinaltrakt auf die enterale Ernährung über eine Sonde umgestiegen werden. Diese kann ergänzend verabreicht werden oder als eine den Bedarf deckende Ernährung. Bei einem nicht funktionstüchtigen Gastrointestinaltrakt oder in bestimmten klinischen Situationen steht die parenterale Ernährung zur Verfügung.

Grundsätzlich sollte im Vorfeld ein Soll-Ist-Abgleich des Energiebedarfs und der Nahrungszufuhr erfolgen. Das heißt, eine Gegenüberstellung von tatsächlicher Nahrungsaufnahme und dem berechneten Nährstoffbedarf, um die Auswahl der Ernährungstherapie zu unterstützen.

Literatur

Bowling T. (2001). *Nutritional Support for Adults and Children a handbook for hospital practice*. Oxford: Radcliffe Medical Press.
DGEM Leitlinien Klinische Ernährung (http://www.dgem.de/leit.htm, Zugriff 27.08.2010).
ESPEN Leitlinien Klinische Ernährung (http://www.espen.org/espenguidelines.html, Zugriff 27.08.2010).
Leitlinien des Britischen Gesundheitsservice (2006). Nutrition support in adults (http://www.nice.org.uk/Guidance/CG32, Zugriff 27.08.2010).
Löser C. (2001). *Praxis der enteralen Ernährung: Indikationen, Technik, Nachsorge*. Stuttgart: Thieme.
Sobotka B. (2001). *Basics in clinical nutrition*. Prag: Galen.

Vogt M., Kalde S., Kolbig N. (2002). *Enterale Ernährung*. Stuttgart: Urban & Fischer.

Weimann A., Körner U., Thiele F. (2009). *Künstliche Ernährung und Ethik*. Lengerich: Pabst Science Publisher.

7 Pflegerische Maßnahmen zur Förderung der oralen Ernährung

Marlene Kraske

Einleitung

Zu den zentralen Verantwortungsbereichen von Pflegefachkräften zählt die Unterstützung hilfebedürftiger, kranker Menschen bei der Nahrungsaufnahme. Die Situation, wenn beim Essen und Trinken geholfen wird, eignet sich, um die Beziehung zum Patienten zu festigen und so zu gestalten, dass positive Effekte auf den Krankheitsverlauf zu erreichen sind und der Pflegeprozess als gelungen gewertet werden kann.

Dieses Kapitel soll aufzeigen, wie groß die Vielfalt an Maßnahmen zur Sicherstellung und Förderung der oralen Ernährung in der Pflege ist. Sie sind als Vorschläge zu verstehen und sollen Pflegefachkräften bei der Entscheidungsfindung helfen. Es wird dabei unterschieden in Maßnahmen zur Unterstützung bei der Nahrungsaufnahme und in Maßnahmen zur Umgebungsgestaltung.

7.1 Unterstützung bei der Nahrungsaufnahme

Gewichtsverlust und Ernährungsprobleme können erheblichen Einfluss auf den Therapieerfolg oder Krankheitsverlauf haben. Neben gesundheitlichen Konsequenzen sind – bedingt durch die Mangelernährung – auch Einschränkungen in der Lebensqualität zu erwarten. Daher ist es notwendig, frühzeitig Anzeichen einer Mangelernährung zu erkennen und entsprechend zu agieren.

Pflegefachkräfte verfügen aufgrund ihrer Nähe zum Patienten/Pflegebedürftigen über wertvolle Informationen hinsichtlich dessen Ess- und Trinkverhalten. Eine gute Beobachtung, Dokumentation und vorausschauendes Arbeiten liefern Erkenntnisse zu den Essgewohnheiten und zeigen Defizite in der Versorgung auf. Der Ernährungszustand sollte unbedingt durch ein entsprechendes Screening-Assessment beurteilt werden. Geeignete Maßnahmen sind beispielsweise das Führen von Trinkprotokollen, Verzehrhäufigkeitsprotokollen oder Ernährungsprotokollen (beispielsweise in Form von Tellerdiagrammen mit Ergänzung von Mengenangaben), um damit Menge und Qualität der zugeführten Lebensmittel und Getränke zu erfassen. Noch ausführlicher und individueller ist das Erstellen einer persönlichen Ernährungsbiografie. Außerdem stehen verschiedene Screening-Instrumente zur Erfassung des Ernährungszustands zur Verfügung (s. Kapitel 3 und Kapitel 4).

Rolle der Pflege

Basierend auf diesen Einschätzungen kann die Pflegefachkraft mit dem entsprechenden Fachwissen ein bedürfnisorientiertes und bedarfsgerechtes Nahrungsangebot anbieten, adäquate Unterstützungsmaßnahmen planen und gegebenenfalls für weitere diagnostische oder therapeutische Interventionen andere Berufsgruppen einbeziehen, wie Logopäden, Diätassistenten und Ergotherapeuten.

Speisen und Getränke haben einen Genusswert, damit verbunden ist die Freude am Essen. Schafft es die Pflege, dem Betroffenen diese Freude am Essen mit dem entsprechenden Genuss wieder ins Bewusstsein zu rücken, hat sie Großes geleistet.

7.1.1 Aktives Einbeziehen der Pflegebedürftigen in Planung und Durchführung der Maßnahmen

Aktives Einbeziehen der Pflegebedürftigen

Grundsätzlich müssen bei jedem pflegebedürftigen Menschen Selbstbestimmungsrecht und Patientenautonomie gewahrt werden. Nur wenn der Patient in vollem Umfang objektiv aufgeklärt und informiert wurde, kann über eine Ernährungstherapie entschieden werden. Kann er dies aufgrund kognitiver Einschränkungen nicht selbst, sind Vorgehensweise und Entscheidungen gemeinsam mit seinem gesetzlichen Betreuer zu klären. Um präventiv einwirken zu können oder die Mangelernährungssituation zu beheben, sind alle Entscheidungen gemeinsam mit dem Patienten zu treffen. Er muss aktiv in den Pflegeprozess einbezogen werden, und seine Kenntnisse und Sichtweisen sind zu berücksichtigen. Die Strategie hierfür ist „Empowerment" und bedeutet, den Patienten dazu zu befähigen, eine geeignete Entscheidung selbst zu treffen. Der Dialog rund um das Essen ist zu fördern, der Patient ist zu beraten und durch die jeweilige Profession aufzuklären. Stößt das Pflegepersonal an Grenzen, sind andere Berufsgruppen einzubeziehen. Der Fokus liegt hierbei auf den Ernährungsfachkräften mit speziellen Kenntnissen über die Zusammensetzung verschiedener Kostformen.

Erst wenn alle nicht invasiven pflegerischen Handlungen ausgeschöpft sind, muss zum Wohl des Patienten auf Alternativen zurückgegriffen werden (s. Kapitel 6). Jede ernährungstherapeutische Intervention, wie das Legen einer Magensonde, PEG-Sonde, eines Port-Systems oder eines zentralvenösen Katheters ist abzuwägen und erfordert eine umfassende Aufklärung des Patienten durch den Arzt.

Essen reichen

Das Essenreichen ist eine täglich von Pflegefachkräften vorgenommene Handlung, wird aber häufig in ihrer Bedeutung unterschätzt. Sowohl körperliche Funktionseinbußen, z. B. bei Lähmungen oder dem Verlust von Gliedmaßen, als auch kognitive Einschränkungen, wie sie z. B. bei verschiedenen Demenzformen auftreten können, erfordern bei den Mahlzeiten regelmäßige Aufforderung, Anleitung, Unterstützung oder auch die Übernahme der Nahrungseingabe durch entsprechend geschultes Personal.

Ziel der Pflege sollte es sein, im jeweiligen Kontext eine weitgehende Unabhängigkeit und Selbstständigkeit des Patienten zu gewährleisten.

Der Einsatz entsprechender Hilfsmittel kann einen gewissen Grad an Selbstständigkeit garantieren. Bei Störungen der Feinmotorik oder Erkrankungen, die mit degenerativen Veränderungen einhergehen wie beispielsweise Arthritis, kann auf den Einsatz von Besteck mit verstärkten Griffen oder entsprechender Winkelung zurückgegriffen werden. Es gibt auch Teller mit einer Randerhöhung, die eine leichtere Aufnahme der Speisen ermöglichen. Damit die jeweiligen Utensilien nicht rutschen, ist eine rutschfeste Unterlage eine geeignete Lösung.

Einsatz von Hilfsmitteln

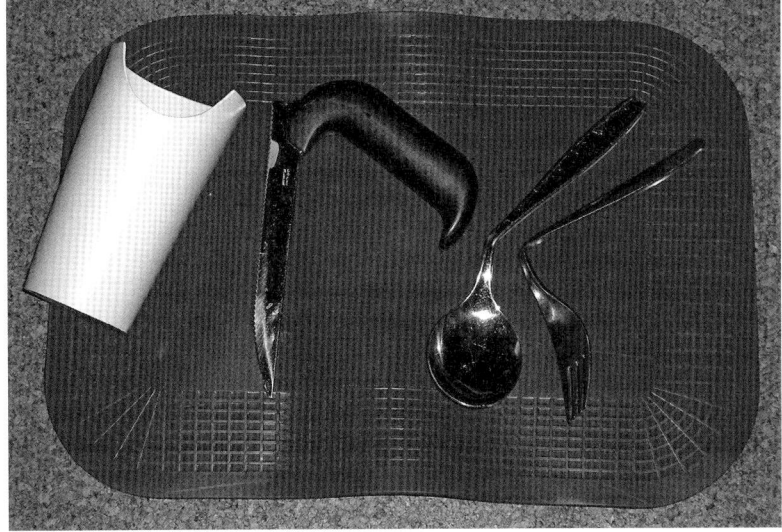

Abb. 7.1: Spezialbesteck und rutschfeste Unterlage

Bei immobilen und bettlägerigen Patienten spielt die Lagerung zu den Mahlzeiten eine wichtige Rolle. Um einer Aspiration vorzubeugen, sollte der Patient in eine sitzende Position gebracht werden. Für die Nahrungsaufnahme im Bett ist der Oberkörper wenigstens in eine 45°-Lagerung zu bringen. Kann der Patient so weit mobilisiert werden, dass er seine Mahlzeiten am Tisch, eventuell in Gesellschaft einnehmen kann, sollte man diese wertvolle Ressource nutzen. Die aufrechte Lagerung vermittelt ein anderes Körpergefühl, bietet einen guten Überblick sowie eine bessere Möglichkeit zur Zubereitung und Aufnahme der Nahrung.
Die Anordnung des Bestecks und der Trinkutensilien wird bestimmt durch die Links- oder Rechtshändigkeit bzw. durch halbseitige Funktionseinschränkungen. Teller sollten vorn stehen, höheres Geschirr weiter hinten, um ein Umreißen zu vermeiden.
Der Betroffene erhält – orientiert an seinen Ressourcen – Unterstützung und Hilfe durch die Pflegefachkräfte oder Angehörigen. „Nur so viel, wie nötig" sollte hier die Maxime sein. Alle Maßnahmen sind durch erklärende Äußerungen anzukündigen, damit der Pflegebedürftige weiß, was folgt und wie er reagieren soll.

Lagerung zu den Mahlzeiten

Verbale und nonverbale Stimuli

Kompensation von Fähigkeiten bedeutet für Patienten mit eingeschränkter oder fehlender Greiffunktion oder altersbedingten körperlichen und geistigen Veränderungen auch, dass die Pflegefachkraft dem Patienten dabei hilft, die Hand zum Mund zu führen. Die Pflegefachkraft umgreift dazu die Hand des Betroffenen, in der das jeweilige Besteck liegt, und führt diese dann zu dessen Mund. Äußerungen wie „Öffnen Sie bitte den Mund", unterstützen die Bewegung.

Vergisst der Patient seinen Mund zu öffnen oder zu schlucken oder erkennt er die Bedeutung der auffordernden Worte nicht mehr, kann die Pflegefachkraft geeignete Stimuli setzen. Sie kann beispielsweise das Kiefergelenk ausstreichen oder das Kinn mit ganz leichtem Druck nach unten drücken, um die Mundöffnung zu unterstützen. Einen Schluckreflex kann man auslösen, indem man über den Kehlkopf streicht. Ist der Patient selbst nicht in der Lage, seinen Kopf in einer Position zu halten, die ein störungsfreies Schlucken ermöglicht, kann auf Rollstühle mit geeigneter Kopfstütze zurückgegriffen werden oder die Pflegekraft stützt den Kopf des Patienten während der Nahrungsaufnahme.

Tab. 7.1: Maßnahmen zur Unterstützung der Nahrungsaufnahme

Maßnahme	Wirkung
geeignete Lagerung des Patienten zur Essenaufnahme, sitzende Position	Aspiration vermeiden durch freie Passage, Übersicht über Speisen und Getränke ermöglichen, Körpergefühl verändern, Wahrnehmung steigern
Einsatz entsprechender Ess- und Trinkhilfen: Schnabeltasse, Besteckhalter, Trinkhalme, Spezialbesteck, etc.	Unterstützung bei der Nahrungs- und Flüssigkeitsaufnahme, Verschütten, Verkippen vermeiden, Selbstständigkeit fördern
auf Links- und Rechtshändigkeit achten	Gewohnheiten beibehalten, Koordination fördern
auf geeignete Verzehrtemperatur des Essens und der Getränke achten	Verletzungen, Reizungen der Schleimhäute vermeiden; veränderter Geschmack durch erkaltetes Essen senkt Appetit
über den Kehlkopf streichen	Schluckreflex auslösen
Kopf des Patienten stabilisieren	störungsfreier Schluckakt, freie Passage
Kiefergelenk ausstreichen	Mundöffnung unterstützen
leichter Druck auf das Kinn in Richtung Kehlkopf/Hals	Unterstützung der Mundöffnung

7.1.2 Ernährung bei Appetitlosigkeit, Geschmacksveränderungen und -verlust, Riechstörungen, Nüchternzeiten, erhöhtem Nährstoffbedarf

Ist die Nahrungsaufnahme nicht bedarfsdeckend, dann ist die Ursache häufig in einer krankheits- oder therapiebedingten Appetitlosigkeit zu suchen. Schmerzen, Völlegefühl, Multimedikation, Übelkeit und Erbrechen verändern das Essverhalten erheblich. Auch Bewegungsmangel bis hin zur Immobilität – ob in Akutsituationen oder in der Langzeitpflege – können den Appetit und damit die Zufuhr von Speisen beeinträchtigen. Krankheitsbilder mit körperlichen Behinderungen z. B. Zustand nach Apoplex, Multiple Sklerose und andere fortschreitende Erkrankungen oder nachlassende Sinneswahrnehmung zeigen einen erschwerten Umgang mit der Nahrung und den dabei zu handhabenden Utensilien. Die Hand zum Mund zu führen wird zum Problem. Hinzu kommt die psychische Komponente. Der Körper hat sich durch die jeweilige Erkrankung verändert, die Psyche muss diesen Faktor ebenso verarbeiten wie den Aspekt, dass Hilfe geäußert und angenommen werden muss.

Ursachen für Appetitlosigkeit

Im Krankenhaus kann bereits ein veränderter Tagesablauf, speziell durch veränderte Essenszeiten, zu einer reduzierten Nahrungsaufnahme führen. Lange diagnostische oder therapeutische Nüchternperioden können dazu führen, dass der Tagesbedarf in dieser Zeit durch die orale Nahrungszufuhr nicht gedeckt wird.

Appetitlosigkeit, Geschmack- und Geruchsveränderungen können auch durch die ärztlich verordneten Medikamente bedingt sein. Gerade ältere Patienten bekommen oft mehr als vier verschreibungspflichtige Präparate – mit steigender Anzahl sinkt die Freude am Essen und der Appetit lässt aufgrund von Nebenwirkungen wie Völlegefühl, Sodbrennen, etc. nach (Walter 2007, S. 20–21).

Es gibt auch Krankheiten oder Situationen, die mit einem erhöhten Nährstoff- oder Flüssigkeitsbedarf einhergehen. Hyperthyreose, Wundheilungsphasen, Unruhe und Bewegungsdrang bei demenziellen Erkrankungen, akute Infektionen und dauerhafter Stress seien beispielhaft genannt. Die Bedeutung einer guten anamnestischen Arbeit wird hier noch einmal sichtbar (s. Kapitel 4). Kennt das Pflegepersonal solche Einflussfaktoren, kann es entsprechend agieren und eine Mangelsituation rechtzeitig erkennen oder vermeiden, indem Ess- und Trinkprotokolle geführt und Beobachtungen im Team besprochen werden. Anschließend muss unter Berücksichtigung der jeweiligen Patientenautonomie eine geeignete Maßnahmenplanung erfolgen.

Ursachen für erhöhten Nährstoffbedarf

Zu den Aufgaben der Pflege zählt es, in Absprache mit den Ärzten und anderen Berufsgruppen die Ursachen der Appetitlosigkeit zu behandeln. Eine Medikation mit Analgetika, Antiemetika oder Kortikosteroiden ist unter Abwägung der Risikofaktoren und möglicher Nebenwirkungen mitunter notwendig.

Der Betroffene sollte in jede Entscheidung aktiv einbezogen werden. So können beispielsweise Speiseplan oder Essenkarten gemeinsam

Berücksichtigung von Vorlieben und Abneigungen

ausgefüllt werden. Kann der Patient den Speiseplan selbst nicht mehr lesen, lesen ihn das Personal, eventuell auch die Angehörigen vor. Der Dialog rund um das Essen sollte von allen Beteiligten gefördert werden. So soll der Patient auch angeben, ob er die Speisen gewürzt oder ungewürzt wünscht. Manche Menschen mögen keine starken Essensgerüche. Eine weitere Alternative wäre das Anbieten sogenannter Thementage im Dialog mit der hausinternen Küche. Italienische oder bayerische Kost können zum Beispiel wie auch die indische Küche den Menüplan auflockern und den Appetit positiv beeinflussen. Die „Lieblingsmahlzeit" ist sparsam einzusetzen. Nutzt man diese ständig, kann es zu einem aversiven Reiz kommen, und die Lieblingsspeise wird abgelehnt.

Das Auge isst mit. Die Speisen sollen daher appetitlich angerichtet werden. Das Tablettsystem hat Grenzen wie standardisierte Portionsgröße, nicht geeignete Verzehrtemperatur, wenig Flexibilität in der kurzfristigen Zusammenstellung der Speisen – Studien belegen, dass alternative Angebote wie das Anrichten der Speisen in Buffetform oder Fingerfood die Verzehrmengen ansteigen lassen.

Eat by walking In Einrichtungen der Langzeitpflege und auf geriatrischen Stationen findet das Konzept „eat by walking" Einsatz. Einige Demenzkranke haben die Tendenz zum ständigen Umherlaufen und daher einen erhöhten Energiebedarf. Im Vorbeigehen kann sich der Betroffene Speisen von einem Buffet mitnehmen oder kurz verweilen und sie direkt vor Ort essen. Passend zubereitetes Fingerfood erleichtert das „eat by walking". Außerdem haben die Patienten die Möglichkeit, das Essen zu begreifen, es zu tasten und damit einen Zugang zum Essen zu finden (siehe auch Kapitel 7.2.1).

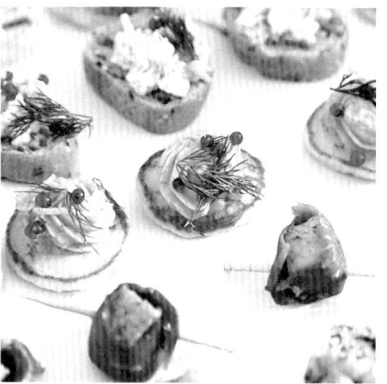
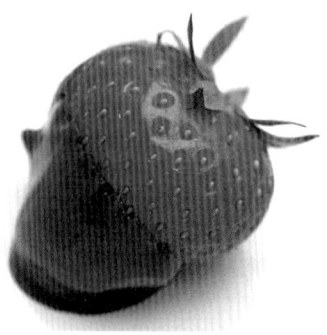

Abb. 7.2: Fingerfood (© istockphoto.com/Tadej Zupancic und © istockphoto.com/ john shepherd)

Die Essensportionen können über den Tag verteilt werden, bei Wunsch auch über die Nacht. Dies ist besonders für Patienten geeignet, die schnell ein Sättigungsgefühl bekommen und keine ganzen Hauptmahlzeiten schaffen. Snacks zwischendurch oder Speisen mit hoher Nährstoffdichte werden für Patienten mit drohender und bestehender Mangelernährung empfohlen.

Appetitsteigernd wirken Aperitifs, Weißwein, Malzbier oder Bier. Sie können ungefähr eine Stunde vor der geplanten Mahlzeit angeboten werden. Um den Nährstoffbedarf zu decken, kann auf verschiedene Zusatznahrung unterschiedlichster Hersteller zurückgegriffen werden. Sie enthält vor allem viel Energie und Eiweiß zur Behebung der Mangelsituationen. Auch Säuglingsnahrung kann hier empfohlen werden. Sie enthält ebenfalls viele Nährstoffe, schmeckt und ist einfach zu handhaben, da sie in Gläschen bereits verzehrfertig geliefert wird und bestenfalls nur noch aufgewärmt werden muss.

> **Merke**
> Die Pflegefachkraft sollte immer einige Möglichkeiten anbieten können, um den Betroffenen zu helfen. Es wird immer wieder eine neue Herausforderung sein, die geeignete Maßnahme für einen Patienten zu finden.

Zeigen eingeleitete pflegerische Interventionen nicht den gewünschten Erfolg, ist ein entsprechendes Schnittstellenmanagement unumgänglich (s. Kapitel 16). Dies bedeutet, dass ernährungsmedizinische oder therapeutische Maßnahmen initiiert werden. Nach der weiteren Klärung möglicher Ursachen einer zu geringen Nahrungsaufnahme bzw. eines unzureichenden Gewichts kann man Nahrungsergänzungen (z. B. Trinknahrung, Sondenkost) in Betracht ziehen (s. Kapitel 6). Hier zeigt sich noch einmal sehr deutlich die Notwendigkeit der interdisziplinären Zusammenarbeit z. B. in Form multiprofessioneller Ernährungsteams.

Schnittstellenmanagement

Intervention	Wirkung
Ursachen der Appetitlosigkeit erkennen und beheben Bsp.: Schmerzen → Schmerzmedikation (Analgetika) Erbrechen, Übelkeit → Antiemetika	Appetit anregen durch das Ausschalten von Einflüssen, die den Appetit hemmen
Unterstützung bei der Auswahl der Getränke und Speisen (Essenkarten, Vorlesen des Menüplans)	Einbeziehen des Patienten, Mitbestimmung
Erfassen und Auswerten von Ess- und Trinkprotokollen	Erkennen von Mangelzuständen, ermöglicht Maßnahmenplanung
Wunschkost	Freude am Essen steigern

Tab: 7.2: Maßnahmen zur Steigerung des Appetits

Tab: 7.2: Fortsetzung

Intervention	Wirkung
alternative Ernährungsangebote bereitstellen: Buffet-Form	Schüsseln/Platten an gemeinsamer Tafel, mehr Interaktion am Tisch, Wiedererkennen der Situation „Mahlzeit", sinnliche/stimulierende Anreize durch Gemeinschaft, Porzellangeschirr – „wie früher"
Fingerfood	sinnlicher Anreiz, Autonomie bei Funktionseinschränkung, Tasten der Nahrung
Eat by walking (für demente Patienten, die viel herumwandern)	Verzehrmenge steigern, erhöhten Energiebedarf decken
Thementage	Appetit anregen
kleine Portionen anbieten, kleine Snacks, Lebensmittel mit hoher Nährstoffdichte (bei Appetitlosigkeit und schnellem Völlegefühl)	Tagesverzehr steigern, motivierend: schaffbare kleine Menge
Aufforderung zum Essen, Dialog rund um das Essen fördern	anregende Wirkung, Auseinandersetzung mit der Thematik
Einbeziehen der Angehörigen	Motivation der Betroffenen, wertvolle Informationsquelle über Vorlieben und Abneigungen, Essen in Gesellschaft vertrauter Personen
Aperitifs vor den Mahlzeiten anbieten, eventuell auch Bier	appetitanregende Wirkung
Mahlzeiten appetitlich anrichten	Appetit steigern, „das Auge isst mit" → sinnliche Anreize
gewürzarm kochen, selbst nachwürzen lassen, frische Kräuter verwenden	Individualität berücksichtigen und fördern, Ablehnen der Speisen und Getränke vermeiden
extreme Gerüche vermeiden	Aversionen/Ablehnungsgefühl vermeiden
Schnittstellenmanagement	Vorbeugen von Komplikationen, rechtzeitiges Handeln der entsprechenden Fachdisziplinen
(Hochkalorische) Zusatznahrung, Säuglingsnahrung	Bedarf an Nährstoffen decken

7.1.3 Ernährung bei Patienten mit Veränderungen der Mundschleimhaut

Veränderungen der Mundschleimhaut

Häufiger Grund für ein verändertes Ernährungsverhalten, geänderte Vorlieben oder Abneigungen beim Essen, sind pathologische Veränderungen in der Mundhöhle.

Die Mundhöhle ist mit einer rosa scheinenden Schleimhaut ausgekleidet und aufgrund der Speichelproduktion immer feucht. Erkrankungen können die Schleimhaut verändern. Hierzu zählen stellvertretend Mukositiden, Entzündungen bei Infektionen oder als Nebenwirkung beispielsweise einer Zytostatikatherapie und Verletzungen. Auch Mundtrockenheit durch verminderten Speichelfluss spielt eine Rolle. Schmerzen und Geschmacksveränderungen sind die Folge, und diese Veränderungen wirken sich auf die Nahrungsaufnahme aus. Schließlich sind auch ein guter Zahnstatus bzw. eine gut sitzende Zahnprothese Grundlage für eine ausreichende Nahrungszufuhr (s. Kapitel 9).

Wurden die Auffälligkeiten erkannt, ist eine Anpassung der Kost notwendig. Es muss eventuell von fester auf flüssige oder breiige Kost umgestellt werden. Die Speisen sollten nicht zu scharf gewürzt sein, um weitere Reizungen zu vermeiden. Stark säurehaltige Obstsorten wirken sich ebenfalls ungünstig auf die Mundschleimhaut aus. Die Getränke sollten keine Kohlensäure enthalten und keinen Zucker, da dieser zur Vermehrung von Mikroorganismen beiträgt. Geeignet sind stilles Wasser und ungesüßte Tees.

Konsistenzadaptierte Kost

In jedem Fall muss die Ursache behandelt werden. Entsprechende Antimykotika, Antibiotika und Analgetika sind nach ärztlicher Anordnung zu verabreichen.

Eine gute Mundhygiene ist sehr wichtig. Unterstützend können Mundspülungen vorgenommen werden, beispielsweise mit Kamillen- oder Salbeiextrakten. Die Mundpflege ist eine sehr intime Angelegenheit und erfordert spezielles Einfühlungsvermögen.

Maßnahme/Intervention	Wirkung
Ursache der Veränderungen der Mundschleimhaut erkennen und behandeln beispielsweise mit Antimykotika, Analgetika, Mundspülungen mit z. B. Kamillen- oder Salbeiextrakten	Beheben der Störung, schmerzfreie Speisen- und Getränkeaufnahme ermöglichen Entzündungshemmende Wirkung
Zitronenpräparate	Speichelfluss anregen
Kost anpassen: flüssig oder püriert	Schnellere Passage der Nahrung, geringere Reizung der Mundschleimhaut im Vergleich zu festen Nahrungsbestandteilen
geeignete Verzehrtemperatur der Speisen	Reizung der Mundschleimhaut vermeiden
stark säurehaltige Speisen/Obst vermeiden, keine kohlensäurehaltigen Getränke wenig Zucker	Reizung der Mundschleimhaut vermeiden Mikroorganismen den Nährboden entziehen
Mundhygiene	Prävention und Bekämpfung von entzündlichen Veränderungen

Tab. 7.3: Maßnahmen bei veränderter Mundschleimhaut

7.1.4 Ernährung bei Schluckbeschwerden (Dysphagie) und Kauproblemen

Ernährung bei Dysphagie und Kauproblemen

Die Nahrung wird im Mundraum vorbereitet und in die sogenannte Schluckform gebracht. Es finden Kau- und Transportvorgänge statt sowie eine Durchmischung der Nahrung mit dem Speichel, bevor der Speisebrei in den Rachenraum gelangt. Diese Mechanismen unterliegen einer willentlichen Steuerung. Der sich anschließende Schluckvorgang jedoch wird vom sogenannten Schluckreflex ausgelöst. Einfach ausgedrückt verschließt der Kehldeckel die Trachea und der Bolus (Speisebrei) kann ungehindert in den Ösophagus gelangen. Dieser Mechanismus schützt die Atemwege vor einer Aspiration, also unbeabsichtigtem Verschlucken, sowie dem Rutschen von Nahrungsstücken oder Getränken in die Trachea, da dies zu schwerwiegenden Komplikationen wie beispielsweise einer Aspirationspneumonie führen kann.

Treten verletzungs- oder krankheitsbedingte Störungen (z. B. Lähmungen der Muskulatur nach Apoplex, Tumore, Ösophagitis, Stenosen) des Schluckvorgangs auf, kann das Zuführen von Speisen und Getränken für den Betroffenen zu erheblichen Problemen führen. Werden diese Veränderungen nicht erkannt, besteht akute Gefahr, in eine Mangelernährungssituation zu gelangen.

Anzeichen einer Dysphagie

Mögliche Anzeichen einer Dysphagie sind:

- häufiges Schlucken pro Bissen mit dem Gefühl des Steckenbleibens
- verzögertes Schlucken
- häufiges Husten, mehrmaliges Räuspern
- Ablehnung fester Nahrungsmittel
- verwaschene, heiser klingende Stimme.

Schlucktraining

Konsistenzadaptierte Kost

Wurde das Problem erkannt, gilt es, rasch zu handeln. Therapeutische Maßnahmen – wie ein Schlucktraining beim Logopäden – sollten durchgeführt werden (s. Kapitel 8). Für die Betroffenen ist die Konsistenz der zugeführten Speisen und gerade auch der Flüssigkeiten von Bedeutung. Die Getränke sollten angedickt werden, das Essen kann passiert oder püriert werden (s. **Abb. 7.3**). Manchmal reicht ein mundgerechtes Schneiden/Zubereiten der festen Bestandteile bereits aus.

Geeignete Lagerung zur Aufnahme von Speisen und Getränken

Eine entsprechende Lagerung des Patienten ist unabdingbar. Dem Patienten muss genügend Zeit gelassen werden, um jeden Bissen zu schlucken. Zeitdruck und Ablenkung erhöhen das Risiko der Aspiration. Ist allerdings ein gewisser Schweregrad der Schluckstörung erreicht, werden mitunter künstliche Ernährungsmaßnahmen erforderlich.

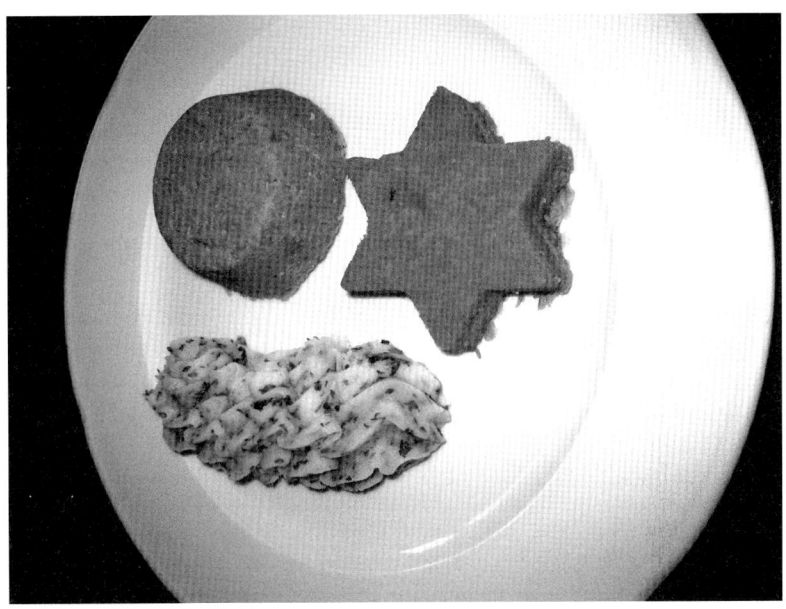

Abb. 7.3: Passierte Kost

7.1.5 Ernährung in der Sterbephase

Dieses Thema ist in der Fachwelt noch immer stark umstritten, weil hier ein wichtiger ethischer Aspekt in den Mittelpunkt rückt. Es geht um die schwierige Aufgabe, die Beschwerden des Patienten zu lindern und das Leiden in der Terminalphase nicht unnötig zu verlängern. Von allen Betroffenen erfordert dies ein hohes Maß an Kompromissbereitschaft, Akzeptanz und die Kraft, loslassen zu können (s. Kapitel 19).

Befindet sich ein Mensch in der letzten Phase seines Lebens, benötigt er nur noch minimale Mengen an Flüssigkeit und Speise. Prioritäres Behandlungsziel in der Sterbephase ist eine Steigerung oder der Erhalt der Lebensqualität und des Wohlbefindens des Betroffenen und nicht eine Optimierung von Parametern wie Gewicht, BMI oder Serumalbuminen. Es ist schwierig zu sagen, ab wann eine künstliche Ernährung keine Vorteile mehr für den Betroffenen bringt. Die Entscheidung für oder gegen eine Ernährungstherapie und Flüssigkeitssubstitution kann und soll nur individuell und unter Einhaltung der Patientenautonomie getroffen werden. Es ist Aufgabe des Arztes, mit dem Sterbenden und dessen Angehörigen klärende Gespräche zu führen, um eine informierte Entscheidung zu ermöglichen. Er sollte ihnen verständlich machen, dass eine forcierte Ernährung Appetitlosigkeit oder gar Übelkeit fördern und den Zustand des Patienten noch weiter verschlechtern kann. Wichtig ist eine neutrale Aufklärung über die Vorteile und Nebenwirkungen verschiedener Ernährungsmöglichkeiten.

In einer Palliativsituation nehmen Patienten unter Umständen nur wenig zu sich. Daher ist die Wunschkost – individuelle Kostauswahl

– die wichtigste Intervention. Der Patient soll über seine Speisen, deren Zubereitung und die Getränke selbst bestimmen können. Wird die Nahrung nur in flüssiger oder passierter Konsistenz toleriert, können Cremespeisen, Joghurt, Suppen etc. angeboten werden. Menge und Häufigkeit der Wunschkost bestimmt der Patient jederzeit selbst, auch wenn es den Außenstehenden noch so suspekt erscheint.

Um dem Sterbenden Lust und Genuss am Essen zu ermöglichen, muss die Ursache der Appetitlosigkeit behoben werden. Hat er Schmerzen, sollten diese effizient gelindert werden. Gespräche, Ablenkung, Beratung rund um das Thema Essen und die Symptombeobachtung gehören auch hier zu den Aufgaben des Pflegepersonals. So kann für lange Zeit dem Patienten die orale Nahrungsaufnahme erhalten bleiben.

Tab. 7.4: Maßnahmen zur Ernährungsgestaltung in der Palliativphase

individuelle Essgewohnheiten berücksichtigen
abwechslungsreiche, wohlschmeckende Wunschkost, geeignete Verzehrtemperatur der Speisen und Getränke
Anbieten häufiger kleiner Mahlzeiten
auf gewünschte Konsistenz der Speisen achten
Speisen individuell würzen und aromatisieren
angemessene Umgebungsgestaltung/Atmosphäre beim Servieren und Essen
Therapie der Grundleiden: effiziente Schmerztherapie, Übelkeit, Erbrechen, Kau- und Schluckstörungen behandeln
Schulung der Angehörigen → Essen nicht aufdrängen/forcieren
qualifizierte Ernährungsberatung → Wunschkost
auf ausreichend Flüssigkeit achten, Schleimhäute und Lippen befeuchten
sofern erwünscht, Anbieten von Fertigtrinknahrung verschiedener Geschmacksrichtungen

7.1.6 Abschließende Bemerkung

Am Schluss dieses Abschnitts soll erwähnt werden, wie wichtig ein ernährungsbezogenes Schulungsangebot für Pflegefachkräfte ist. Die Bedeutung der Ernährung und das Verhindern einer Mangelsituation müssen allen an der Pflege Beteiligten bekannt sein.

Fortbildungsangebote

In Einrichtungen der Gesundheitsversorgung sollten ausreichend Fortbildungsangebote zum Erkennen einer bestehenden oder drohenden Mangelernährung, zur optimalen oralen Nahrungs- und Flüssigkeitszufuhr sowie zur Mahlzeitengestaltung gemacht werden und es sollte Pflicht sein, diese zu nutzen. Des Weiteren sollte das Wissen bezüglich ernährungsrelevanter Gesundheitsprobleme wie beispielsweise Schluckstörungen, Veränderungen durch Demenz oder andere altersbedingte Rückbildungsprozesse ständig aktualisiert werden bzw. stärker in den Fokus der Aus-, Fort- und Weiterbildung rücken. Eine Sensibilisierung des Personals für mögliche Mangelernährungssituationen und die regelmäßige Erhebung ernährungsbezogener Daten mittels geeigneter Instrumente sind unverzichtbar und immer wieder auf die Themenliste von Fortbildungen zu setzen.

Die Kompetenz zur Reflexion des eigenen Handelns hat ebenfalls einen sehr hohen Stellenwert. Nur so kann eine Pflegefachkraft ihre Kompetenzen weiterentwickeln, erkennt eigene Defizite und lernt ein Leben lang.

Auch beim Thema Mangelernährung geht es um das Beherrschen Evidenz-basierten Wissens und die hermeneutische Kompetenz, dieses Wissen auf den Einzelfall anzuwenden. So werden auf wissenschaftlichen Erkenntnissen basierende Maßnahmen in Abstimmung mit dem Patienten an seinem Bedarf angepasst und durchgeführt.

7.2 Umgebungsgestaltung, Interaktion

Neben der praktischen Unterstützung beim Essen und Trinken und dem Einsatz von Hilfsmitteln steht die Beziehungsgestaltung (Interaktion) im Mittelpunkt des pflegerischen Handelns. Über die verbale wie auch nonverbale Kommunikation entsteht eine gegenseitige Beeinflussung. Erkrankte Menschen können auf diesem Weg die Frequenz der Nahrungseingabe oder die allgemeine Unterstützung durch Außenstehende aktiv steuern.

Mittels Gestik und Mimik können die Patienten signalisieren, ob sie mit der angebotenen Nahrung und der Art der Nahrungsverabreichung zufrieden sind.

Nonverbale Kommunikation

Förderlich auf die Beziehungsgestaltung wirkt sich das unmittelbare Portionieren der Speisen vor den Augen des zu Pflegenden aus. Es erfolgt ein persönlicher Austausch von Informationen, der Patient kann selbst über das Angebot und die gewünschte Menge entscheiden. Der Kontakt ist viel persönlicher im Vergleich zu einer zentralen Essensversorgung, bei der dem Betroffenen ein Tablett in Reichweite hingestellt wird.

Es ist Aufgabe der Pflegefachkräfte, dem Bedürftigen eine angenehme und störungsfreie bzw. störungsarme Umgebung während der Mahlzeiten zu gewährleisten.

7.2.1 Sinnliche Anreize zur Wahrnehmungsförderung beim Essen und Trinken: Mahlzeitengestaltung

Auch wenn zu diesem Thema nur wenig Literatur zu finden ist bzw. entsprechende Studien bislang nur mit geriatrischen Patienten, insbesondere mit Patienten mit demenziellen Erkrankungen, vorliegen, soll in diesem Abschnitt auf das Setzen von sinnlichen Reizen eingegangen werden.

Kontrastreiches Geschirr

Die Essens- und Trinkmenge kann mittels buntem, besonders kontrastreichem Geschirr und Trinkbechern gesteigert werden. Dabei ist darauf zu achten, dass sich die Speisen farblich vom Untergrund abheben und Kontrastmomente geschaffen werden (DNQP 2008). Leise, entspannende Musik kann als Intervention zur Mahlzeitengestaltung eingesetzt werden. Gerade das herausfordernde Verhalten (z. B. Unruhe, Aggressivität) demenzerkrankter Menschen kann mit dieser Art von Musik positiv beeinflusst werden, was indirekt zu einer erhöhten Zufuhr an Speisen und Getränken führt.

Mahlzeitenbezogene Geräusche

Appetitsteigernd wirken auch Geräusche, die mit dem Essen im Zusammenhang stehen wie etwa das Durchbrechen von Spaghetti, der Biss in einen saftigen Apfel, das Klappern von Kochutensilien, wenn mit Töpfen, Besteck und Geschirr hantiert wird. Selbst wenn demente Menschen mit dem Begriff „Essen" nicht immer etwas anfangen können, können mahlzeitenassoziierte Reize, wie die genannten Geräusche die Wahrnehmung steigern und auf das Essen und Trinken fokussieren.

Visuelle Reize, z. B. ein Aquarium mit großen, bunten, lebenden Fischen, wirken sich beruhigend auf die Betroffenen aus. Sie bleiben länger am Tisch sitzen, beteiligen sich aktiver an der Essensaufnahme und verzehren auch größere Mengen. Ebenfalls positiv wirkt es sich aus, wenn die Mahlzeiten gemeinsam mit den Patienten zubereitet werden.

Essen in Buffet-Form

Eine weitere Möglichkeit, um das Auge anzusprechen, ist ein Mahlzeitenangebot in Buffet-Form. Der Betroffene kann hier selbst Speisen und Getränken auswählen und ebenso selbst über die jeweilige Menge entscheiden. Dem Pflegepersonal kommt eine unterstützende Rolle zu. Einwänden gegen ein Buffet-System aufgrund hygienischer Mängel kann mittels einer entsprechenden Personalplanung entgegengewirkt werden.

Fingerfood

Der Tastsinn ist beim Thema Essen und Trinken sehr zentral. Es geht um das Be-Greifen des Essens. Eine geeignete Methode ist der Einsatz von Fingerfood. Im Vorbeigehen („eat by walking") oder am Tisch sitzend können die Betroffenen Speisen in die Hand nehmen und direkt in den Mund stecken. Die angebotenen Lebensmittel sind in gut zu handhabende Stücke geschnitten, appetitlich angerichtet und können somit einfach genommen und verspeist werden. Wichtig ist die Konsistenz der Speisen. Ein Brot liegt z. B. viel besser in der Hand als vergleichsweise eine Götterspeise. Beißen sollte auch beim Fingerfood möglich sein.

Manche Menschen empfinden es als unangenehm, aus Plastikbechern zu trinken. Hier kann ein Austausch von Plastik mit Glas vielleicht den geeigneten Reiz setzen.

7.2.2 Berührung und verbale Aufforderung

Ist eine verbale Motivation zur Nahrungsaufnahme z. B. bei kognitiv beeinträchtigten Personen nicht mehr wirksam, kann auf nonverbale Techniken zurückgegriffen werden, wie etwa eine Berührung am Unterarm.

Das unterstützende Führen der Hand zum Mund rückt diesen Bewegungsablauf für diesen Moment wieder in das Bewusstsein, so dass er evtl. neu erlernt werden kann. Freundliche Berührungen zeugen von Vertrauen, wirken ermunternd, unterstützend und auffordernd – sie bestätigen die verbale Aufforderung zum Essen. Verbale Ansprachen sind freundlich und eindeutig zu formulieren. Auf keinen Fall sollten sie mit Anzeichen von Hektik und Stress verbunden sein, da sich diese Unruhe auf den Betroffenen übertragen kann. Ein Kontroll- oder Machtverhältnis seitens der Pflege ist unbedingt zu vermeiden – diese Strukturen senken die Essbereitschaft und auch die tatsächlichen Verzehrmengen. Verläuft die Interaktion zwischen Personal und zu Pflegenden positiv und werden die Stimulationen vom Betroffenen angenommen, können dadurch das Essverhalten wie auch die Nahrungsaufnahme positiv beeinflusst werden. Wird zudem noch auf die Speisewünsche und Vorlieben seitens der Bewohner/Patienten eingegangen, ist ebenfalls ein Ansteigen der Verzehrmenge zu beobachten.

Diese Maßnahmen müssen nicht jedes Mal von den Pflegefachkräften durchgeführt werden. Auch Angehörige und Bekannte, zu denen meist ein sehr intensives Vertrauensverhältnis besteht, können angeleitet und um Unterstützung gebeten werden, denn sie stellen in der Versorgung kranker und pflegebedürftiger Menschen eine sehr wichtige Ressource dar.

Taktile Unterstützung beim Essen

7.2.3 Mahlzeiten mit vertrauten Strukturen: Esskultur

Die Ernährung des Menschen hat nicht nur lebenserhaltende Funktion, sondern auch einen starken kulturellen Aspekt. Die Nahrungsaufnahme bestimmt mitunter die Tagesstruktur und dient der Kommunikation.

Viele Menschen waren es vor ihrer Erkrankung gewohnt, selbstständig für ihr Essen zu sorgen. Es wurde selbst gekocht, es gab feste Rituale, wie beispielsweise den Sonntagsbraten oder auch das Familiengespräch, bei dem der Tag gemeinsam besprochen wurde. Speisen in Krankenhäusern oder Pflegeeinrichtungen schmecken nach Angaben der Betroffenen oftmals anders als gewohnt, wurden anders zubereitet und sehen zum Teil auch anders aus. Das kann zu Appetitverlust führen und – wenn die Situation nicht rechtzeitig erkannt wird – in einer Unterversorgung mit entsprechenden Nährstoffen resultieren. In der Folge kommt es dann zu einer Veränderung des Ernährungszustands und der Körperzusammensetzung. Häufig fehlen den Patienten in stationären Einrichtungen vertraute Menschen, und gewohnte Rituale geraten in den Hintergrund.

Esskultur und Rituale

Bislang gibt es nur wenige Studienergebnisse zu dieser Thematik. Die vorhandenen Studien wurden in Langzeit- und Altenpflegeeinrichtungen durchgeführt, sind daher nicht 1:1 auf die Situation im Krankenhaus zu übertragen, liefern aber dennoch eine gute Grundlage (Cees de Graf et al. 2006).

Wird die Umgebung an die Bedürfnisse und die Esskultur der zu Pflegenden angepasst und zudem die Einnahme der Mahlzeiten in einer angenehmen Atmosphäre ermöglicht, hat dies einen positiven Einfluss auf das Körpergewicht, auf die Verzehrmengen sowie auf die noch vorhandenen kognitiven und funktionellen Fähigkeiten des Betroffenen und somit auf den Verlauf der Krankheit.

Tischgestaltung und Anrichten von Speisen

Das Setzen von Reizen spielt hier, wie im Abschnitt zuvor beschrieben, eine wichtige Rolle. Standen zu Hause Blumen auf dem Tisch, gab es Servietten, wurde mit dem Essen immer gemeinsam begonnen oder vorher gebetet, so sind dies Ansatzpunkte für eine Intervention, um bekannte Signale zur Essensaufnahme zu senden. Im Krankenhaus sollte es ebenfalls möglich sein, in Gemeinschaft zu essen.

Einen positiven Einfluss hat es auf die Betroffenen, wenn sie sich bei den Speisen selbstständig bedienen können. Hier bietet sich wieder ein Anrichten in Buffet-Form an, aber auch Fingerfood oder Platten und Schüsseln pro Tisch. Diese dezentrale Zubereitung, ohne vorgefertigte Tabletts dafür mit einem portionierten Arbeiten direkt vor den Augen der Patienten, führt zu einer besseren Wahrnehmung der Speisen und ermöglicht Selbstbestimmung. Der Betroffene kann artikulieren, was er gern essen möchte, und auch über die Menge entscheiden. Die Speisen kühlen nicht während des Vorportionierens in der Großküche ab und haben die geeignete Verzehrtemperatur.

Wird keine Unterstützung durch das Personal bei der Zubereitung der Speisen benötigt, ist davon unbedingt abzusehen. Sicherlich würde eine Zubereitung z. B. der Brote zum Abendessen schneller gehen, der zu Pflegende wird dadurch jedoch entmündigt und abhängig gemacht. Kompensation seitens der Pflege sollte wirklich nur dann erfolgen, wenn sich diese als notwendig erweist und nicht, weil sie Zeit spart.

Tab. 7.5: Maßnahmen zur Umgebungsgestaltung

• angenehme Tischatmosphäre → leise Musik, buntes Geschirr, Blumen etc.
• Kochen/Backen mit den Bewohnern im Wohnbereich/auf der Station
• gemeinsames Vorbereiten der Speisen und Getränke auf Platten, in Schüsseln
• Essen in Gesellschaft
• Zeit nehmen
• Fingerfood
• Hilfsmitteleinsatz
• angenehme, störungsfreie Umgebung (Lärm, ablenkende Geräusche etc.)
• Frischluft, schlechte Luft vermeiden
• Betroffene nach Möglichkeit an den Tisch setzen, aus dem Bett holen

• Hilfebedürftigen Tageskleidung anziehen, Tagesrhythmus	**Tab. 7.5:** Fortsetzung
• Beratung von Angehörigen	
• Dialog rund um das Essen fördern	
• diagnostische und therapeutische Maßnahmen nicht in die Essenszeiten legen, Ersatzessen beschaffen, falls dies nicht möglich ist, Lunchpakete	

7.2.4 Strategien bei Unzufriedenheit mit den Mahlzeiten

Krankenhaus oder Pflegeheim sind fremde Umgebungen. Die neue Versorgungseinrichtung wird zunächst nicht als das eigene Zuhause anerkannt. In solchen Situationen hält man sich mit kritischen Äußerungen zu Problemen oder störenden Angelegenheiten meistens zurück.

Durch die Notwendigkeit einer stationären Versorgung ist die individuelle Alltagsgestaltung des zu Pflegenden deutlich eingeschränkt. Er ist nun auf Hilfe angewiesen, trifft in den Institutionen auf unbekannte Gesichter und hält sich mit kritischen Äußerungen eventuell zurück, vielleicht auch aus Furcht vor entsprechenden Konsequenzen.

Gerade in sozialen Kontexten gibt es unterschiedliche Erwartungen und so kann es natürlich auch Unzufriedenheiten mit den Mahlzeiten geben. In der Literatur werden ein persönlicher Rückzug, das Wegwerfen von Speisen, Verweigerung und Resignation beschrieben. Als weitere Strategie wird „Verbündung mit dem Pflegepersonal", um an „besseres" Essen zu gelangen, genannt (Evans 2004). Wird ein solches Verhalten beobachtet, muss das Gespräch zum Patienten gesucht, eine Vertrauensbasis aufgebaut und gemeinsam eine Lösung gefunden werden, um Mangelernährung vorzubeugen. Der Betroffene muss seine Gedanken äußern können, ohne für das Gesagte mit negativen Konsequenzen rechnen zu müssen. Das Personal muss in der Lage sein, mit Kritik umzugehen und einen Benefit für beide Parteien daraus zu ziehen.

Auf eigenes Essen muss der Patient nicht verzichten. In der Regel verfügen die einzelnen Stationen über einen Patientenkühlschrank. Auch in Pflegeeinrichtungen kann man sich in seinem Zimmer einen Kühlschrank aufstellen oder man nutzt den im Gemeinschaftsraum. So ergibt sich die Möglichkeit, selbst über die Lebensmittel bestimmen und verfügen zu können. Man kann den Bewohnern auch anbieten, an der Gestaltung eines geeigneten Menüplans mitzuwirken. So entsteht das Gefühl, aktiv an der Mahlzeitengestaltung teilzuhaben und nicht nur Gast der jeweiligen Institution zu sein.

Es gibt Menschen, die sich lieber anonym äußern möchten. Diese Möglichkeit sollte ein hausinternes Beschwerdemanagement bieten. Ein sichtbar angebrachter Beschwerde- oder Kummerbriefkasten kann bei der Lösung der Probleme helfen.

Unzufriedenheit mit den Mahlzeiten

Literatur

Cees de Graaf K. + N., Kok F.J., van Staveren W.A. (2006). *Effect of family style mealtime on quality of life, physical performance, and body weight of nursing home residents: cluster randomised controlled trial.* BMJ 332: 1180–1184 (http:// bmj.com/cgi/content/full/332/7551/1180).

Deutsches Netzwerk für Qualitätsentwicklung in der Pflege (DNQP) (2008). *Expertenstandard: Ernährungsmanagement zur Sicherstellung und Förderung der oralen Ernährung in der Pflege.* Osnabrück: FH Osnabrück.

Evans B.C., Crogan N.L, Armstrong Shultz J. (2004). Resident Coping Strategies in the Nursing Home: An Indicator of the Need for Dietary Service Change. *Applied Nursing Research* 17(2): 109–115.

Günther, J., Karnauchow, L. (2007). Essen und Trinken – aber richtig! Heilberufe 3: 28-30.

Remsburg R.E., Luking A., Bara P., Radu C., Pineda D., Bennett R.G., Tayback M. (2001). Impact of a buffet-style dining program on weight and biochemical indicators of nutritional status in nursing home residents: A pilot study. *Journal of The American Dietetic Association* 101(12): 1460–1463.

Schäffler A., Schmidt S. (1998). *Biologie, Anatomie, Physiologie.* 3. Aufl. München: Urban & Fischer.

Schreier M.M., Bartholomeyczik S. (2008). Die Rolle der Pflege bei der Ernährung im Krankenhaus. *Aktuel Ernaehr Med* 33: 70–74.

Simmons S.F., Schnelle J.F. (2004). Individualized Feeding Assistance Care for Nursing Home Residents: Staffing Requirements to Implement Two Interventions. *J Gerontol A Biol Sci Med Sci* 59A (9): 966–973.

Stefan H., Allmer F., Eberl J., Hansmann R., Jedelsky E., Michalek A., Pandzic R., Schalek K., Tomacek D. (2009). Praxis der Pflegediagnosen. Wien: Springer, 101, 104, 127, 128.

Walter P. (2007). Mehr Nährstoffe pro Kalorie. *Heilberufe* 1: 20–21.

Werni M, Wilkens E., Popp W. (2001). Ernährung und Flüssigkeitssubstitution in der Palliativmedizin. *Journal für Ernährungsmedizin* 3: 12–15.

Zürcher G. (2008). Mangelernährung vorbeugen und behandeln. *Heilberufe* 11: 12–16.

8 Schluckstörungen und Mangelernährung

Stefanie Räke

Der Schluckvorgang kann schon beim Fötus im Mutterleib beobachtet werden – er ist von lebenswichtiger Bedeutung. Patienten mit Dysphagie erleben Schluckstörungen daher als gravierende Veränderung ihres Lebens. Schluckstörungen treten in jeder Altersstufe und aus vielfältigen Gründen auf und können zu schwerwiegenden Folgeerkrankungen wie Mangelernährung oder Lungenentzündung führen. Da Essen und Trinken auch eine große gesellschaftliche Bedeutung haben, sind die Patienten zudem häufig in ihren sozialen Aktivitäten eingeschränkt und ihre Lebensqualität ist beeinträchtigt.

> Eine Schluckstörung liegt vor, wenn die Aufnahme und der Transport von Speisen und Getränken sowie das Schlucken von Speichel beeinträchtigt oder nicht mehr möglich sind.

Während des Essens und Trinkens und während des Schlafens wird Speichel geschluckt, somit ist das Schlucken eine der häufigsten Bewegungen.

8.1 Ursachen für Schluckstörungen

Die häufigsten Gründe für eine Dysphagie sind neurologische Erkrankungen wie z. B. Schlaganfall (in der Akutphase bei über 50 % der Patienten; Deutsche Gesellschaft für Neurologie 2008), Schädel-Hirn-Trauma, Morbus Parkinson, Multiple Sklerose und Amyotrophe Lateralsklerose (ALS). Weitere Ursachen sind die Folgen von Tumorerkrankungen im Mund-, Rachen- und Halsbereich oder intensivmedizinischer Behandlungen, wie der Zustand nach einer Langzeitbeatmung oder ein Critical-Illness-Syndrom. Bei älteren Menschen können auch Grunderkrankungen wie Bewegungs- und Antriebsstörungen oder Demenzen zu einer Dysphagie führen. Bereits Säuglinge können z. B. im Rahmen von angeborenen Missbildungen Schluckstörungen haben.

Ursachen

8.2 Schluckphasen

Schluckphasen

Der Schluckvorgang ist ein komplexer koordinierter Bewegungsablauf einer Vielzahl von Muskelpaaren, der willkürliche und unwillkürliche, d. h. reflektorisch gesteuerte Prozesse beinhaltet. Er wird in vier aufeinanderfolgende Phasen eingeteilt:

1. Die *präorale Phase*: Sie dient der Vorbereitung auf die Nahrungsaufnahme.
2. Die *orale Phase*:
   - Vorbereitungsphase oder Kauphase: Kauen und Vermischen der Nahrung mit dem Speichel sowie Formung des Bolus.
   - Transportphase: Der Bolus wird im Mund mittels einer wellenförmigen Bewegung der Zunge nach hinten geschoben.

Hier endet der willkürliche Schluckvorgang. Durch den Kontakt des Bolus' an den Gaumenbogen bzw. der Rachenhinterwand wird der Schluckreflex ausgelöst.

3. Die *pharyngeale Phase*: Der Nasenraum wird durch die Hebung des Velums abgedichtet und der Bolus durch Kontraktionen der Rachenwände nach unten transportiert. Gleichzeitig heben sich Zungengrund und Zungenbein und somit der Kehlkopf, der sich zum Verschluss der Atemwege dem Kehldeckel annähert. Im Kehlkopf schließen sich zudem die Taschenfalten und die Stimmlippen, der obere Ösophagussphinkter wird geöffnet.
4. Die *ösophageale Phase*: Der Bolus wird durch den Ösophagus zum Mageneingang transportiert.

Während des gesamten Bewegungsablaufs können Probleme auftreten. Die am häufigsten auftretenden Störungen sind:

Häufige Schluckprobleme

- Residuen = Nahrungsreste im Mund, Rachen, Kehlkopf
- „drooling" = Wiederaustritt der Speise aus dem Mund
- „leaking" = vorzeitiger Übertritt von Nahrung aus dem Mund in den Rachen ohne Einsetzen des Schluckreflexes
- nasale Penetration oder Regurgitation = Eindringen von Nahrung in den Nasenraum
- Penetration = Eindringen von Material in den Kehlkopf bis oberhalb der Stimmlippen
- Aspiration = Eindringen von Nahrung oder Speichel in die unteren Atemwege
- Regurgitation = Aufstoßen der Nahrung aus dem Ösophagus in den Hypopharynx

Der Zeitpunkt, zu dem eine Störung während des Bewegungsablaufs stattfindet, definiert die Einteilung der Dysphagie: Tritt der Fehler vor dem Auslösen des Schluckreflexes auf, handelt es sich um eine prädeglutitive Störung. Bei einem Fehler während des Schluckens spricht man von einer intradeglutitiven Störung, tritt die Störung nach dem Schlucken auf, ist es eine postdeglutitive Störung. Diese Bezeichnungen werden zur genaueren Beschreibung der Schluckstörung genutzt.

> **Beispiel**
> „Der Patient hat eine Störung der pharyngealen Phase mit einem Leaking und einer prädeglutitiven Aspiration."

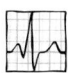

Um sich ein präzises Bild der jeweiligen Schluckstörung zu machen, muss eine genauere Diagnostik durchgeführt werden.

8.3 Diagnostik

Ziel der Diagnostik ist es immer, Art und Ausmaß der Schluckstörung festzustellen und die Aspirationsneigung abzuklären. Zur Diagnostik werden klinische und instrumentelle Verfahren verwendet.

Die *klinische Diagnostik* gliedert sich in:

- Eine Anamnese über den Krankheitsverlauf, Behandlungen, Ernährungsgewohnheiten, Medikamenteneinnahme u. Ä. Wichtig sind hier z. B. Hinweise auf Fieber und Gewichtsverlust.
- Eine Einschätzung der gesamtkörperlichen Haltung, des Muskeltonus und der Beweglichkeit.
- Die Untersuchung der am Schlucken beteiligten Organe wie Gesichts-, Lippen-, Zungen-, Gaumen- und Rachenmuskulatur in Ruhe und Bewegung (willkürlich und reflektorisch) sowie deren Sensibilität.
- Die Beurteilung des Stimmklangs und der Atmung.
- Die Beurteilung der Funktion der Schutzreflexe wie Husten, Räuspern und Würgen.
- Die Beurteilung des Schluckaktes beim Schlucken von Speichel und Nahrung unterschiedlicher Konsistenz.

Klinische Diagnostik

Die *instrumentelle Diagnostik* beinhaltet folgende Untersuchungsverfahren:

Instrumentelle Diagnostik

Die Lupenendoskopie: Hier wird mit einem Stabendoskop der Kehlkopf gespiegelt, auffallen können dabei Speichelansammlungen neben und im Kehlkopf sowie ggf. Nahrungsreste.

Lupenendoskopie

Die transnasale Endoskopie: Hier wird ein flexibles Endoskop durch die Nase eingeführt und ermöglicht die Beurteilung des Rachens und des Kehlkopfes. Auch dabei können bereits Speichelansammlungen und/oder Nahrungsreste z.B. im unteren Rachen oder am Kehlkopfeingang bzw. im Kehlkopf gesehen werden. Weiterhin kann bei dieser Untersuchungsmethode der Bewegungsablauf der beteiligten Organe direkt vor und nach dem Auslösen des Schluckreflexes beobachtet werden. Wird dies nach einer standardisierten Vorgehensweise durchgeführt, bezeichnet man die Untersuchung als FEES = Flexible Endoscopic Evaluation of Swallowing. Zum Untersuchungsgang gehören die Ruhebeobachtung, die Funktionsprüfungen ohne und evtl. mit Nahrung verschiedener Bolusgrößen und -konsistenzen, sowie ggf. die Überprüfung der Effektivität erlernter Schlucktechniken.

Transnasale Endoskopie

Beide Untersuchungsverfahren werden in der Regel von Phoniatern und HNO-Ärzten durchgeführt. Kombiniert man sie mit einer Videoaufnahme, dann spricht man z. B. von einer Videoendoskopie. Die Verfahren sind minimalinvasiv, zügig in der Durchführung und auch am Krankenbett durchführbar.

Videofluoroskopie

Die Videofluoroskopie (VFSS; Videofluoroscopic Swallowing Study) oder die Videokinematographie sind radiologische Untersuchungen. Der Patient schluckt ein Kontrastmittel und es wird eine Röntgenaufnahme des gesamten Bewegungsablaufes gefilmt. Auch hier können verschiedene Bolusgrößen und -konsistenzen benutzt werden, so sie sich mit dem Kontrastmittel mischen lassen.

Mit diesen Methoden kann der komplette Ablauf der Nahrungsaufnahme bis zum Eintreffen der Speise im Magen dargestellt werden. Auch werden hier z. B. Störungen der ösophagealen Phase wie Stenosen in der Speiseröhre, Ausstülpungen wie Zenker'sche Divertikel oder unzureichende peristaltische Bewegungen deutlich. Allerdings sind diese Untersuchungsmethoden nur begrenzt bei immobilen Patienten anwendbar und aufgrund der länger andauernden Röntgenaufnahme auch strahlenbelastend. Beide Verfahren können sich in ihrer Aussage ergänzen, sind aber auch einzeln oft bereits diagnostisch aussagefähig.

8.4 Aspiration

Aspiration

Die Aspiration, also das Eindringen von Material in die unteren Atemwege, ist die gefürchtete Folge einer Dysphagie. Sie kann eine vitale Gefährdung bedeuten, bei größeren Mengen kann Luftnot bis zum Ersticken auftreten. Kleinere und immer wieder in die Atemwege eintretende Nahrungsteile lösen Entzündungen wie z. B. eine Aspirationspneumonie aus. Das Abklären eines Aspirationsrisikos kann nicht allein durch die oben beschriebene klinische Diagnostik erfolgen, da viele Patienten trotz des Eindringens von Nahrung in ihre Atemwege diese nicht automatisch, d. h. reflektorisch mit einem Räuspern oder Husten reinigen. Dies ist immer dann der Fall, wenn die Patienten aufgrund ihrer Erkrankung Sensibilitätsstörungen haben und die o. g. Schutzreflexe nicht ausgelöst werden. Man spricht dann von einer stillen Aspiration. Diese tritt relativ häufig auf. Bartolome et al. (2006) zitieren eine Untersuchung von Lundy, dort wird die Häufigkeit einer stillen Aspiration bei Patienten mit einer Dysphagie mit 47 % angegeben.

Sensibilitätsstörungen

> Bei Patienten mit Sensibilitätsstörungen werden die Schutzreflexe nicht immer ausgelöst. Wenn Patienten beim Verschlucken nicht husten, kann daher dennoch eine Aspiration vorliegen.

Besteht ein Aspirationsverdacht, sollte immer mindestens eines der o. g. instrumentellen Diagnostikverfahren zur Abklärung eingesetzt werden.

Um eine stille Aspiration zu erkennen, sollte man auf die indirekten, d. h. nicht in unmittelbarem Zusammenhang mit dem Schlucken auftretenden Symptome achten, wie

Stille Aspiration

- verstärktes Räuspern und Husten
- verstärkte Verschleimung
- eine gurgelig, nass klingende Stimme, sogenannte „wet voice"
- Atemgeräusche, wie z. B. „Brodeln"
- deutlich zu geringe Schluckfrequenz
- Speichelansammlungen im Mund und Rachen, die nicht zum Schlucken führen
- Kurzatmigkeit
- unklare Temperaturerhöhungen
- immer wiederkehrende Bronchitiden, Pneumonien oder andere Lungenerkrankungen.

Primäres therapeutisches Ziel ist immer, eine Aspiration zu vermeiden und somit die Atemwege zu schützen. Liegt eine Aspiration vor, so sollte mittels der Diagnostik auch geklärt werden, wie diese möglichst vermieden werden kann. Die Diagnostik kann bereits gezielte Hinweise auf die Auswahl der Therapie geben.

8.5 Therapie

Es gibt unterschiedliche Therapieansätze bei der Behandlung von Patienten mit einer Dysphagie – adaptierende, medikamentös-chirurgische und konservative Therapienformen. Die Behandlung von Dysphagiepatienten muss interdisziplinär erfolgen.
Der Einsatz diätetischer Maßnahmen ist eine Möglichkeit, um dem Patienten möglichst schnell wieder oral Ernährung zuzuführen. Eine Anpassung des Nahrungsangebots gehört zu den adaptierende Therapien. Weitere adaptierende Therapiemittel sind spezielle Ess- und Trinkhilfen sowie prothetische Hilfen.

Bei einer diätetischen Therapie ist es wichtig, die Konsistenz der Nahrung zu beachten. Tritt eine Dysphagie nur bei Flüssigkeiten auf, so können diese z. B. mit industriell produzierten Dickmitteln angedickt werden. Der Patient kann sich dann auch ohne weiteren Aufwand oral ernähren und ist nicht auf eine zusätzliche Sondenernährung angewiesen. Bei Schwierigkeiten in der oralen Phase, wie beim Zerkleinern der Nahrung und bei der Boluskontrolle, kann das Pürieren der Speisen bereits eine geeignete diätetische Maßnahme sein. Für die Lebensqualität der Patienten bedeutet dies häufig schon eine deutliche Verbesserung.

Diätetische Maßnahmen

Sollte es bei jeder Konsistenz der Nahrung zur Aspiration kommen, so kann der Patient zunächst nicht weiter oral ernährt werden, son-

Ernährungssonde und Tracheostoma

dern muss über eine Ernährungssonde enteral oder ggf. parenteral ernährt werden. Bei schweren Schluckstörungen führt allein die fortwährende Aspiration von Speichel zu den o. g. Folgeerkrankungen der Atemwege. Diesen Patienten muss ein Tracheostoma gelegt werden und sie müssen zum Schutz der Atemwege eine geblockte Trachealkanüle tragen.

Medikamentöse Verfahren

Medikamentöse oder chirurgische Verfahren kommen eher bei Störungen des Ösophagus zum Einsatz. So können z. B. bei einem Spasmus des oberen Ösophagussphinkters Injektionen mit Botox eine Behandlungsmöglichkeit darstellen. Eine weitere Ursache für eine Schluckstörung kann ein Zenker'scher Divertikel sein. Hier würde eine chirurgische Intervention erwogen.

Konservative Therapien

Ergänzend zur Versorgung des Patienten mit einer adäquaten Ernährungsform werden häufig konservativ-therapeutische Verfahren angewendet, um den Patienten soweit wie möglich wieder ein physiologisches Schlucken zu ermöglichen. Bei diesen Verfahren unterscheidet man zwischen ganzheitlichen Behandlungsansätzen, wie der Facio-Orale-Trakt-Therapie (FOTT) nach Cay Combes oder der Orofacialen Regulationstherapie (ORT) nach Castillo Morales, und störungsspezifischen Therapieansätzen, wie z. B. der Funktionellen-Dysphagie-Therapie (FDT) nach Bartolome.

Es obliegt dem Therapeuten, welche Therapieverfahren er gemäß seiner Ausbildung nutzt. Allen Therapieformen gemeinsam ist, dass der Bewegungsablauf „Schlucken" nicht von den grundsätzlichen sensomotorischen Fähigkeiten des Patienten zu trennen ist. So muss immer in Funktionszusammenhängen gedacht und die Therapie an diesen ausgerichtet werden.

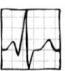

Beispiel
Bei Patienten mit geblockter Kanülenversorgung kommt es durch den Einsatz der Kanülen häufig zu einer weiteren Verschlechterung der Schluckfunktion. Die veränderte Atemführung legt den Bereich oberhalb der Kanüle „still", was sich negativ auf die Sensibilität auswirkt. Deshalb ist die Schluckfrequenz bei diesen Patienten oft deutlich reduziert. Mit einer geblockten Kanüle ist zudem eine normale Stimmgebung nicht mehr möglich. Dies führt zu einer Reduzierung von Bewegungen der oralen, pharyngealen und vor allem laryngealen Muskulatur, die am Schlucken beteiligt ist.

Abhängig von der Grunderkrankung kann das therapeutische Vorgehen bei diesen Patienten z. B. so angelegt sein, dass während kurzer Zeitfenster physiologische Atemführung und Stimmgebung ermöglicht werden. Mit gezielten Funktionsübungen lassen sich dann die Sensibilität fördern und die Beweglichkeit verbessern. Für die Patienten ist die Möglichkeit – wenn zunächst auch nur kurz – wieder sprechen zu können, häufig ein großer Motivationsschub. Bei erfolgreichem Verlauf kann ggf. zunächst auf eine Blockung und später auf die Trachealkanüle und somit auf das Tracheostoma verzichtet werden.

Ergänzend zu den funktionellen Übungen ist die Erarbeitung kompensatorischer Techniken. Hierbei werden kompensatorische Haltungen und Bewegungen eingeübt, die ein sicheres Schlucken ermöglichen, auch wenn sie nicht dem physiologischen Ablauf entsprechen. Bei manchen Patienten kann dies aufgrund ihrer Erkrankung nicht mehr das Therapieziel sein. Wurden zum Beispiel bei einer Tumoroperation Teile des Kehlkopfes entfernt, ist durch den Einsatz kompensatorischer Techniken eine orale Ernährung wieder möglich. So kann z. B. das Neigen des Kopfes zu einer Seite ein sicheres Schlucken ermöglichen, weil auf der betroffenen Seite weniger Nahrungsreste verbleiben. Auch die Erarbeitung willkürlicher Reinigungstechniken der oberen Luftwege zählt zu den kompensatorischen Techniken.

Kompensatorische Techniken

Die Auswahl der Therapieansätze und Übungen sollte sich möglichst immer individuell an dem Patienten, der Ursache seiner Schluckstörung, seinen Möglichkeiten und seinen Zielen orientieren.

Ergänzend zu der Arbeit mit dem Patienten sollte auch eine Beratung des Patienten und seiner Angehörigen stattfinden. Da die Dysphagie häufig das individuelle und gesellschaftliche Leben beeinflusst, muss bei der Therapie nicht nur die Verbesserung der organischen Funktion beachtet werden, es gilt auch, die Einbindung des Patienten in seine Umgebung z. B. durch Aufklärung und Anleitung zu berücksichtigen.

Literatur

Bartolome G. & Schröter-Morasch H. (2006). *Schluckstörungen, Diagnostik und Rehabilitation.* 3. Aufl. München: Urban & Fischer.

Hiller M. (2008). Strukturierte Diagnostik und evidenzbasiertes Vorgehen bei Schluckstörungen. *Forum Logopädie* 4 (22): 6–11.

Deutsche Gesellschaft für Neurologie (dgn) (2008). Leitlinie: Neurogene Dysphagien von 2008, S. 4.

9 Förderung von Mundgesundheit und Zahnstatus

Maren Engel

Einleitung

Kaueffizienz und Kaufähigkeit

Mundgesundheit bezeichnet unter anderem die Fähigkeit, ein breites Spektrum an Nahrungsmitteln kauen und essen zu können. Eine gute Mundhygiene und eine gesunde Ernährung sind die Basis für die Zahn- und Mundgesundheit eines Menschen. Der Verlust der natürlichen Zähne hat eine Verringerung von *Kaueffizienz* und *Kaufähigkeit* zur Folge. Je mehr Zähne eine Person verliert, desto weniger harte und schwer zu kauende Nahrungsmittel wie Fleisch, Obst, Rohkost und Vollkornprodukte nimmt sie zu sich. Damit fehlen wichtige Quellen für essenzielle Mineralstoffe, Spurenelemente und Vitamine. Zudem sind diese Nahrungsmittel auch maßgeblich für die Erhaltung der Zahngesundheit, weil sie kräftig gekaut werden müssen und während des Essens gemeinsam mit dem Speichelfluss einen reinigenden Effekt auf die Zähne ausüben. Somit bedingen sich eine ausgewogene Ernährung und die orale Gesundheit gegenseitig.

9.1 Mangelernährung und ihre Folgen für die orale Gesundheit

Mangelernährung und orale Gesundheit

Häufig kann ein Zusammenhang zwischen dem Zahnstatus und dem Ernährungsverhalten aufgrund einer Beeinträchtigung bei der Nahrungsmittelauswahl nachgewiesen werden. Damit gilt ein schlechter Mund- und Zahnstatus allgemein als Risikofaktor. Aber auch im umgekehrten Fall wirkt sich eine Mangelernährung durchaus auf die orale und im weiteren Verlauf zudem auf die Gesundheit des Gesamtorganismus aus. Die Mikronährstoffspiegel im Blut sind bei einer Mangelernährung oft erniedrigt, was sich auch negativ auf die verschiedenen Gewebe der Mundhöhle auswirkt. In **Tabelle 9.1** sind die essenziellen Nährstoffe, die eine besondere Relevanz für die Strukturen der Mundhöhle haben, und die empfohlenen Lebensmittel, um einem Mangel vorzubeugen, aufgelistet.

Nährstoff	Mangelerscheinungen und Relevanz für die orale Gesundheit	Empfohlene Nahrungsmittel
Kalzium	Osteoporose, alveolare Knochenschädigungen	Milch und Milchprodukte, Tofu, Brokkoli, Spinat, Kohl
Eisen	Glossitis (akute oder chronische Entzündung der Zungenschleimhaut), Rhagaden, Ulzerationen, dünner werdende Schleimhaut	Innereien, mageres rotes Fleisch, Vollkorn
Zink	wichtig für Immunfunktion und Wundheilung; orale Ergänzung verbessert Heilung des Zahnfleisches	mageres rotes Fleisch, Vollkorn, Meeresfrüchte
Vitamin C	wichtig für Immunfunktion und Wundheilung; Mangel verschärft orale Infektionen; orale Zeichen eines Mangels beinhalten rotes, geschwollenes Zahnfleisch, das bei Berührung blutet (bei schwerem Mangel kommt es zu einer massiven Zerstörung der parodontalen Gewebe	Zitrusfrüchte, Paprika, Brokkoli, Spinat, Kohl, Kartoffeln
Vitamin D	Osteoporose	fettreicher Fisch, Milch oder Margarine
Folsäure	schmerzhafte Glossitis (Zunge ist geschwollen und berührungsempfindlich), Atrophie der Zungenpapillen, Zahnfleischentzündung	Getreideprodukte, Vollkornbrot, dunkelgrünes Blattgemüse, Orangen, Hefe
Vitamin B_{12}	Glossitis (rote, geschwollene, empfindliche Mundschleimhaut), Atrophie der Zungenpapillen	Innereien, mageres Fleisch, Eier, Fisch, Hefeextrakte

Tab. 9.1: Mikronährstoffe, die relevant für die orale Gesundheit sind (Dt. Übersetzung und Modifikation nach Moynihan 2007)

In aktuellen internationalen Veröffentlichungen empfehlen Zahnärzte routinemäßig einsetzbare Screening- und Diagnose-Instrumente zur interdisziplinären Früherkennung einer Malnutrition. Besonders eignet sich das Mini Nutritional Assessment (MNA®) von Guigoz et al. (1994), ein allgemein anerkannter Standardfragebogen, oder die Ernährungscheckliste nach Suter (Besimo et al. 2007), ein ebenfalls gut validiertes und einfaches Screening-Instrument. Auf beide kann in diesem Zusammenhang hier nicht näher eingegangen werden (s. Kapitel 3).

9.2 Dehydratation, reduzierter Speichelfluss und Xerostomie

Da Flüssigkeit zu den Makronährstoffen gezählt wird, werden an dieser Stelle die Auswirkungen eines Flüssigkeitsmangels auf den Mundstatus erläutert. Bei einer *Dehydratation/Exsikkose* reduziert sich die Speichelflussrate und wird, wenn der individuelle Wert um 50 % absinkt, von den Betroffenen als Mundtrockenheit empfun-

Dehydratation, Exsikkose und Xerostomie

den. Bei einem Flüssigkeitsverlust von 8 % tendiert die Speichelproduktion gegen Null und führt im weiteren Verlauf zu einer extremen Mundtrockenheit (*Xerostomie*), die entweder temporär oder chronisch auftritt.

Der Speichel wird zu 90 % durch drei große, paarig angelegte Speicheldrüsen in der Mundhöhle und zu 10 % durch zahllose kleine Drüsen innerhalb der Mundschleimhaut abgesondert. Am Tag werden ca. 1 bis 1,5 l Sekret produziert. Speichelvolumen und Speichelfluss sind wichtige Faktoren für die orale Gesundheit. Wenn der Speichel in der Mundhöhle zirkuliert, sorgt er für die mechanische Entfernung von Plaque und Mikroorganismen, zudem enthält er eine Vielzahl von angeborenen und spezifischen Immunkomponenten, die der Abwehr dienen. Insbesondere Immunglobulin A (IgA) und Lactoferrin kontrollieren das Wachstum von Mikroorganismen in der Mundhöhle.

Bei der Nahrungs- und Flüssigkeitsaufnahme unterstützt der Speichel das Kauen und Schlucken, er sorgt für eine Vorverdauung durch die enthaltene Amylase, unterstützt die Geschmackswahrnehmung und reguliert den Wasserhaushalt, da er das Durstgefühl vermittelt. Eine verminderte Flüssigkeitsaufnahme oder auch verminderte Kautätigkeit kann langfristig zur Atrophie der Speicheldrüsen und einer damit einhergehenden Mundtrockenheit führen. **Tabelle 9.2** veranschaulicht die vielfältigen Symptome und Folgen der Mundtrockenheit:

Tab. 9.2: Symptome und Folgen der Mundtrockenheit (modifiziert nach Gottschalck 2007)

Symptome	Folgen
Beeinträchtigung des Allgemeinzustands und der psychischen Verfassung; Betroffene schlafen schlecht; sekundäre Probleme beim Kauen (trockene Nahrung), Schlucken (Leerschlucken) und Sprechen; Speichel wird aufgrund der erhöhten Viskosität subjektiv als „lästiger Schleim" wahrgenommen	Einschränkungen der Lebensgewohnheiten und der Lebensqualität
trockene, matte, atrophische Schleimhaut mit Desquamationen und Fissurenbildung (Risse an den Lippen und an der Mundschleimhaut)	Verletzungen können Eintrittspforten für Erreger sein; verstärkte Blutungsneigung
Fehlen des normalerweise vorhandenen „Speichelsees" am Mundboden	mechanische Funktion des Speichels reduziert
schmerzhafte Stellen im Mund, Mund- und Zungenbrennen	Verhindern eine sorgfältige Mundhygiene; schränken das Ernährungsverhalten ein; Appetitlosigkeit; Abnahme des Körpergewichts
Veränderungen der Geschmacksperzeption	Appetitlosigkeit
chronisches Durstgefühl	Einschränkung der Lebensqualität
Schwierigkeiten beim Tragen der Prothese; beeinträchtigte Haftung	behindert Kauen und Schlucken
Mundgeruch	Vermeidung enger sozialer Kontakte

Tab. 9.2: Fortsetzung

Symptome	Folgen
erhöhte Infektionsanfälligkeit	physiologische Keime der Mundflora werden zu opportunistischen Erregern und können virale, bakterielle und mykotische Infektionen hervorrufen
herabgesetzte/fehlende Pufferkapazität	übermäßiges Wachstum azidophiler (kariogener) Mikroorganismen
erheblich gesteigerte Kariesinzidenz	völlige Zerstörung des Gebisses in kurzer Zeit durch fehlende Bakterienabwehr
Erosionen	Verlust der Zahnhartsubstanz; Schädigung des Dentins (Zahnbein)
Einschränkung der Selbstreinigung der Mundhöhle; Schwierigkeiten bei der Durchführung der Mundhygiene bei oft gleichzeitig bestehenden Entzündungen	Plaqueansammlungen, Gingivitis, Parodontitis
veränderte Essgewohnheiten	Bevorzugung weicher Nahrung

9.3 Empfehlungen für die Pflegepraxis

9.3.1 Empfohlene Assessments

Um Probleme und Veränderungen des Zahn- und Mundstatus identifizieren zu können, ist eine systematische Inspektion des Mundes nach evidenzbasierten Empfehlungen unerlässlich. Für nicht zahnärztlich Tätige sind nur wenige Assessment-Instrumente ausreichend getestet worden, sodass es bislang kaum allgemeingültige Standards zur Objektivierung der Mundgesundheit gibt. Überprüfte Assessments stehen für geriatrische Patienten, kritisch kranke Patienten auf Intensivstationen und onkologische Patienten zur Verfügung. Eine sinnvolle Auswahl der Instrumente sowie eine umfangreiche Schulung der Anwender machen eine professionelle Untersuchung der Mundhöhle erst möglich.

Einschätzung der Mundgesundheit

Im Folgenden werden zwei Einschätzungsskalen empfohlen. Die Skalen bieten den Vorteil, dass auch ein hoher Score eines einzelnen Items Beachtung findet und keine falschen Schlussfolgerungen durch einen zu niedrigen Gesamtscore gezogen werden.

Assessment von Kayser-Jones et al. (1995)

Das Assessment wurde für kognitiv beeinträchtigte und nicht beeinträchtigte Pflegeheimbewohner entwickelt und getestet. Es dient nur zum Screening und überzeugt durch eine besondere Kennzeichnung jener Einzelscores, die das unverzügliche Hinzuziehen eines Zahnarztes notwendig machen. Die zu untersuchenden Kategorien sind:

- Lymphknoten
- Lippen
- Zunge
- Innenseiten der Wangen, Mundboden und Gaumen
- Zahnfleisch zwischen den Zähnen und/oder künstlichen Zähnen
- Speichel (Wirkung auf das Gewebe)
- Zustand der natürlichen Zähne
- Zustand der künstlichen Zähne
- Zahnpaare in Kauposition (natürlich oder künstlich)
- Sauberkeit des Mundes

Im Instrument sind innerhalb der einzelnen Kategorien die zugehörigen Messmethoden dokumentiert sowie ein Einzelscore von 0 bis 2 pro gemessene Kategorie. Die Skala ist übersetzt veröffentlicht, wurde auf Deutsch aber noch nicht getestet.

Kayser-Jones Kurz-Untersuchung des Status der Mundgesundheit				
Name des Bewohners			Datum	
Name des Untersuchers			Total Score	
Kategorie	**Messung**	**0**	**1**	**2**
Lymphknoten	Beobachten und Tasten der Lymphknoten	nicht vergrößert	vergrößert, unempfindlich	*vergrößert und empfindlich*
Lippen	Beobachten und Betasten, Fragen des Bewohners oder vertrauter Bezugspersonen	geschmeidig, rosig, feucht	trocken, aufgesprungen oder *rote Mundwinkel*	*weiße oder rote Stellen, Blutung oder Ulkus seit zwei Wochen*
Zunge	Beobachten und Betasten, Fragen des Bewohners oder vertrauter Bezugspersonen	normale Rauheit, rosig und feucht	belegt, weich, fleckig, stark rissig oder Rötungen	*rot, weich, weiße oder rote Stellen. Ulkus seit zwei Wochen*
Innenseite der Wangen, Mundboden und Gaumen	Beobachten und Betasten, Fragen des Bewohners oder vertrauter Bezugspersonen	rosig und feucht	*trocken, glänzend, hochrot oder geschwollen*	*weiße oder rote Stellen, Blutung. Verhärtung: Ulkus seit zwei Wochen*
Zahnfleisch zwischen den Zähnen und/oder künstlichen Zähnen	mit dem Ende eines Zungenspatels sanften Druck auf das Zahnfleisch ausüben	rosig, kleine Vertiefungen; fest, glatt und rosa unter künstlichen Zähnen	*Rötung an den Rändern von 1 bis 6 Zähnen; eine gerötete oder wunde Stelle unter künstlichen Zähnen*	*geschwollenes oder blutendes Zahnfleisch, Rötung an den Rändern von 7 oder mehr Zähnen, lockere Zähne; generalisierte Rötung oder Wunden unter künstlichen Zähnen*

Abb. 9.1: Assessment nach Kayser-Jones (nach Gottschalck et al. 2003)

Kategorie	Messung	0	1	2
Speichel (Wirkung auf das Gewebe)	sanften Druck mit dem Zungenspatel auf die Mitte der Zunge und den Mundboden ausüben	Gewebe ist feucht. Speichel fließt frei und ist wässrig	Gewebe ist trocken und klebrig	*Gewebe erscheint ausgetrocknet und rot, kein Speichel*
Zustand der natürlichen Zähne	Beobachten und Feststellen der Anzahl kariöser oder abgebrochener Zähne	keine kariösen oder abgebrochenen Zähne/Wurzeln	1–3 kariöse oder abgebrochene Zähne/Wurzeln	*4 oder mehr kariöse oder abgebrochene Zähne/Wurzeln; weniger als 4 Zähne in einem Kiefer*
Zustand der künstlichen Zähne	Beobachten und Fragen des Patienten oder seiner vertrauten Bezugspersonen	intakte künstliche Zähne, die während der meisten Zeit getragen werden	ein abgebrochener fehlender Zahn, oder nur zum Essen oder aus kosmetischen Gründen getragen	*mehr als ein abgebrochener oder fehlender Zahn, oder die Prothese ist verloren oder wird nie getragen*
Zahnpaare in Kauposition (natürlich oder künstlich)	Beobachten und Zählen der Zahnpaare in Kauposition	12 oder mehr Zahnpaare in Kauposition	8–11 Zahnpaare in Kauposition	*0–7 Zahnpaare in Kauposition*
Mundes Sauberkeit	Beobachten des Erscheinungsbildes der Zähne oder der Prothese	sauber, keine Nahrungspartikel/Zahnstein im Mund oder an künstlichen Zähnen	Nahrungspartikel/Zahnstein an einer oder zwei Stellen des Mundes oder an künstlichen Zähnen	Nahrungspartikel/Zahnstein an den meisten Stellen des Mundes oder an künstlichen Zähnen

Obere Prothese signiert: Ja ____ Nein ____ keine vorhanden ____; Untere Prothese signiert: Ja ____ Nein ____ keine vorhanden
Ist Ihr Mund beschwerdefrei? Ja ____ Nein ____ ; Falls nicht, beschreiben Sie:
Zusätzliche Bemerkungen: _____
Kursiv: unverzüglich einen Zahnarzt einbeziehen

Abb. 9.1: Fortsetzung

Oral VAS (Engel 2008)

Die zahnmedizinisch ausgerichtete Einschätzungsskala ist eine zweite Modifikation des ursprünglichen Instruments von Fitch et al. (1999) und liegt nun in ihrer deutschen getesteten Version für die Intensivpflege vor. Die Skala beinhaltet fünf Kategorien aus der Originalskala:

- Speichelfluss
- Plaque
- Blutung

- Entzündung
- *Purulentes Material*

Alle Kriterien werden in ihrer Ausprägung auf einer kontinuierlichen 100 mm Visual Analogue Scale (VAS) dokumentiert. Die Skala kann für eine breite Patientengruppe empfohlen werden, weil zur Ermittlung eines Messergebnisses validierte Indizes aus der Zahnmedizin dienen. Ebenso kann sie mit einer guten Praktikabilität bewertet werden und dient der zügigen und systematischen Identifikation von Risikopatienten mit einer *temporären oralen Bakteriämie*. Ein Gesamtscore ist nicht notwendig, um weitere Schritte einzuleiten, sondern es werden zuvor interdisziplinär kritische Scores der einzelnen Items festgelegt.

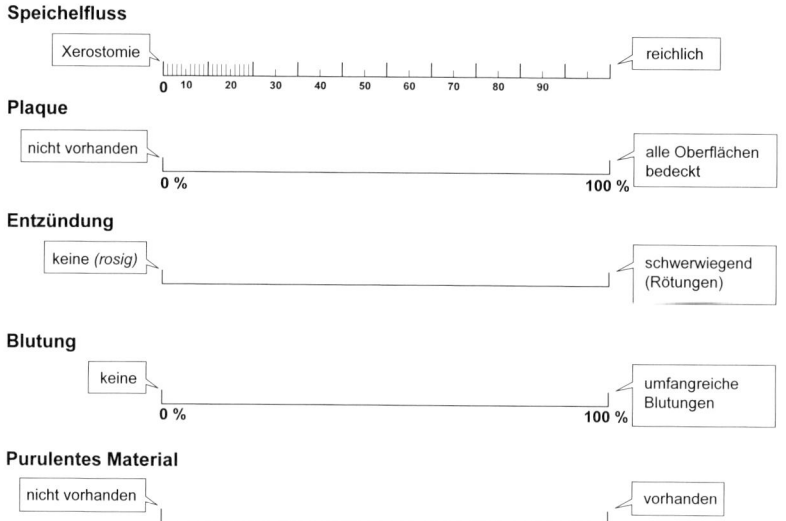

Abb. 9.2: Oral Visual Analogue Scale

9.3.2 Mundhygiene hat Priorität

Allgemeine Mundhygiene

Mundhygiene

Zur Prävention möglicher Probleme im Mundraum hat eine gute Mundhygiene absolute Priorität. Das mechanische Reinigen der Zähne mit einer weichen, vorzugsweise elektrischen Zahnbürste und einer fluoridierten Zahnpasta sollte zur Kariesprävention selbstverständlich sein. Da die Interdentalräume einen 40%igen Anteil an der Gesamtoberfläche der Zähne besitzen, ist es wichtig, die Zahnzwischenräume täglich, je nach individuellem Bedarf, mit Zahnseide, Interdentalbürstchen oder Zahnhölzchen zu säubern.

Plaque ist ein zäher, klebriger Belag auf den Zahnoberflächen, der sich vor allem in *Fissuren*, Zahnzwischenräumen und entlang des Zahnfleischsaumes bildet und größtenteils aus Bakterien, Speiseresten und abgeschuppten Schleimhautzellen besteht. Wird die Plaque nicht systematisch entfernt, führt dies unweigerlich zur Entzündung von Zahnfleisch und Parodont. Diese Entzündung äußert sich in Rötung, ödematöser Schwellung, Blutung nach Provokation, Spontanblutung, Exsudation bzw. Transsudation von *Sulkus*flüssigkeit und Ulzerationen. Die Blutung gilt als das Initialsymptom bei einer *Gingivitis* und *Parodontitis*. Folgen der Parodontitis sind eine Zahnlockerung und der spätere Zahnverlust.

Zahnersatz

Ein Zahnersatz kann den Verlust der natürlichen Zähne nicht vollständig ausgleichen. Müssen Zähne durch Prothesen ersetzt werden, so sorgen die verbliebenen eigenen Zähne oder auch Implantate für einen besseren Halt und Kaukomfort. Bei vielen pflegeabhängigen Menschen sind die Prothesen veraltet und fallen durch einen schlechten Sitz auf, der die Nahrungsaufnahme negativ beeinflusst. Hier ist es Aufgabe der Pflegenden zu erkennen, ob Prothesen bzw. Teilprothesen mangelhaft sind und Zahnersatz auf korrekten Sitz und Funktionalität zu prüfen sowie eine eventuelle Korrektur durch zahnmedizinisches Personal zu veranlassen. Allgemein gilt, dass die mechanische Reinigung des Zahnersatzes mit geeigneten Zahn- oder Prothesenbürsten einer Reinigung mittels Reinigungstabletten vorzuziehen ist. Es ist völlig ausreichend, die Reinigungstabletten nur zweimal in der Woche zu benutzen, da sie bei täglicher Anwendung schädlich für den Zahnersatz sein können. Nach jeder Mahlzeit empfiehlt es sich, die Prothese unter fließendem Wasser abzuspülen sowie diese – wie sonst auch bei natürlichen Zähnen üblich – nach den Mahlzeiten am Morgen und Abend mit der Bürste zu reinigen. Zu beachten ist allerdings, dass keine Zahnpasta verwendet wird, sondern eine milde Flüssigseife oder ein Spülmittel.

Zahnersatz

9.3.3 Interventionsmöglichkeiten bei Mundtrockenheit

Aufgrund des verminderten Speichelflusses sind die Patienten einem hohen Kariesrisiko ausgesetzt. Sie müssen dazu angehalten werden, eine sorgfältige Mundhygiene und eine regelmäßige Zahnpflege durchzuführen. Antibakterielle Mundspüllösungen wie 0,12 % Chlorhexidin sind zusätzlich nützlich, um der Entwicklung von Zahnplaque und einer Gingivitis entgegenzuwirken. Bei der Anwendung von Chlorhexidin sind Konzentration und Anwendungsdauer zu beachten. Voraussetzung für eine Symptomreduktion ist eine ausreichend hohe und regelmäßige Flüssigkeitsaufnahme in Form von Wasser, Früchte- oder Kräutertee (2 l/Tag).

Interventionen bei Mundtrockenheit

Stimulierung der Speicheldrüsen

Eine Stimulation durch feste und schmackhafte Nahrung sowie durch saure Speisen und Getränke kann den Speichelfluss anregen. Saure Nahrungsmittel sind jedoch unter Vorsicht anzuwenden, da sie zu einer Demineralisierung des Zahnschmelzes führen und bei bereits geschädigter Mundschleimhaut die oralen Beschwerden verstärken. Kaugummis und Bonbons sollten „zahnmedizinisch empfohlen" sein.

Pharmakologische Möglichkeiten

Speichelersatzmittel, Speicheldrüsenstimulanzien

Die pharmakologischen Möglichkeiten können unterschieden werden in Speichelersatzmittel und Speicheldrüsenstimulanzien (Sialagoga):

- Speichelersatzmittel müssen sehr häufig angewendet werden, da sie kaum länger als eine Stunde wirken. Sie enthalten Muzin und Lysozym als Substitution natürlicher Bestandteile, sind pH-neutral, fluoridiert und mit Kalzium- und Phosphationen übersättigte Lösungen. Häufig ist deren Anwendung lebenslang notwendig, wodurch dem Patienten hohe Kosten entstehen. Deshalb – und nicht selten auch aufgrund des unangenehmen Geschmacks – wird oft auf Wasser zurückgegriffen.
- Speicheldrüsenstimulanzien wirken parasympathomimetisch. Bei bestimmten Erkrankungen sind sie wegen ihrer Nebenwirkungen kontraindiziert und fallen daher als Therapiemöglichkeit aus. Sie können nur bei einer erhaltenen Restfunktion der Speicheldrüsen angewendet werden und lindern die Symptome nur bei Tage.

Eine Alternative können Produkte sein, die primäre Enzyme enthalten, nämlich Lactoperoxidase, Lysozym, Glukoseoxidase und das Protein Lactoferrin, das auch natürlicherweise im menschlichen Speichel vorkommt. Deren Enzymsystem penetriert die Zellwand der Plaque bildenden Bakterien und hilft, das gesunde Gleichgewicht der oralen Flora aufrechtzuerhalten. Die Produkte gibt es als zuckerfreien Kaugummi, alkoholfreie Mundspüllösung, Zahnpasta und als befeuchtendes Gel.

Luftbefeuchtung

Zur nächtlichen Symptomlinderung kann ein Ultraschallvernebler beitragen. Dabei sind jedoch die Hygieneregeln streng zu befolgen.

Fluoridierung

Halbjährlich sollte bei Patienten, die unter Mundtrockenheit bzw. Xerostomie leiden, eine professionelle Zahnreinigung zusammen mit einer intensiven Fluoridbehandlung durchgeführt werden. Ein- oder zweimal täglich wird die Anwendung einer fluoridierten Mundspüllösung empfohlen.

9.4 Mundgesundheit als Pflegeziel

Patienten mit Kau- und Schluckstörungen, reduziertem Ernährungszustand und Dehydratation stellen eine Risikogruppe dar, bei der es zu Veränderungen im Mundraum kommen kann. Eine schlechte Mundgesundheit führt zu einer geringeren Verzehrmenge und begünstigt dadurch die Mangelernährung in einem multifaktoriellen Geschehen. Auch hier wird deutlich, wie hoch die Bedeutung der Mundgesundheit für den Menschen ist. Pflegefachkräfte können diese kausale Kette gezielt unterbrechen, indem sie erfolgreiche Strategien zur Prävention und Behandlung von Mangelernährungserscheinungen und einer schlechten oralen Gesundheit entwickeln. Eine enge interdisziplinäre Zusammenarbeit zwischen Berufsangehörigen der Pflege, der Zahnmedizin und den Ernährungswissenschaften schafft die Voraussetzung. Weitere Strategien sind Fortbildungen und Trainings von Pflegekräften zu Veränderungen in der Mundhöhle, zu geeigneten Assessments zur Einschätzung dieser Veränderungen und zur Erfassung des Ernährungsstatus einer Person, um geeignete Interventionen von Störungen und Defiziten einzuleiten. Die Ausbildung der Fähigkeit, Patienten wie auch Angehörige zu beraten und anzuleiten begleitet diesen Prozess.

Glossar

Dehydratation: Hypohydratation; Abnahme des Körperwassers
Exsikkose: Austrocknung; Abnahme des Gesamtkörperwassers durch inadäquaten Ersatz der Wasserverluste
Fissur: Spalte, Riss (lat.); hier Einfurchungen auf den Zähnen
Gingivitis: Entzündung des Zahnfleischs
Kaueffizienz: Fähigkeit, Nahrung innerhalb einer definierten Anzahl von Kauzyklen zu Partikeln unterschiedlicher Größe zu zerkleinern.
Parodontitis: Entzündung des Zahnhalteapparates
Purulentes Material: Purulent = eitrig (lat. Pus); weißliche Beläge aus Bakterien, zerfallenen Leukozyten, Epithelzellen, Fibrin; Beläge bilden sich auf Ulzerationen bei einer akuten nekrotisierenden ulzerativen Gingivitis/Parodontitis
Sulkus: Furche, Rinne (lat.); hier zwischen Gingiva = Zahnfleisch und Zahnfortsätzen des Ober- und Unterkiefers
Temporäre orale Bakteriämie: Zeitweises Eindringen von Erregern in die Blutbahn, ausgehend von der Mundhöhle.
Xerostomie: Trockenheit der Mundhöhle infolge Oligosialie oder Asialie.

Literatur

Besimo C. E., Luzi C., Seiler W. O. (2007). Malnutrition im Alter – Eine interdisziplinäre Problemstellung auch für den Zahnarzt. *Schweizerische Monatsschrift Zahnmedizin* 117(7): 749–755.
Cassolato S. F. & Turnbull R. S. (2003). Xerostomia: Clinical Aspects and Treatment. *Gerodontology* 20(2): 64–77.
Deutsches Netzwerk für Qualitätsentwicklung in der Pflege (DNQP) (2009). *Expertenstandard Ernährungsmanagement zur Sicherstellung und Förderung der oralen Ernährung in der Pflege.* Sonderdruck aus der Schriftenreihe

des Deutschen Netzwerks für Qualitätsentwicklung in der Pflege: Osnabrück.
Engel M. (2008). *Beobachterübereinstimmung und Praktikabilität der modifizierten Munro Oral VAS – Übersetzung, Modifikation und Testung einer Einschätzungsskala für die Mundgesundheit von Intensivpflegepatienten.* Bibliothek der Charité-Universitätsmedizin Berlin, Zentrum für Human- und Gesundheitswissenschaften, unveröffentlichte Diplomarbeit.
Gil-Montoya J. A. & González-Moles M. A. (2008). Oral Health-Related Quality of Life and Nutritional Status. *Journal of Public Health Dentistry* 68(2): 88–93.
Gottschalck T. (2007). *Mundhygiene und spezielle Mundpflege.* Bern: Huber.
Gottschalck T., Dassen T., Zimmer S. (2003). Assessment-Instrumente zur pflegerischen Beurteilung des Mundes. *Pflege* 16: 273–282.
Hague A. L. & Touger-Decker R. (2008). Weighing in on weight screening in the dental office – Practical approaches. *JADA* 139(7): 934–938.
Kayser-Jones J., Bird W. F., Paul S.M., Long L., Schell E.S. (1995). An instrument to assess the oral health status of nursing home residents. *The Gerontologist* 35(6): 814–824.
Moynihan P. J. (2007). The relationship between nutrition and systemic and oral well-being in older people. *JADA* 138(4): 493–497.
Munro C. L., Grap M. J., Jablonski R., Boyle A. (2006). Oral Health Measurement in Nursing Research: State of the Science. *Biological Research for Nursing* 8(1): 35–42.
Palacios C., Joshipura K. J., Willett W. C. (2009). Nutrition and health: guidelines for dental practitioners. *Oral Diseases* 15: 369–381.
Schmidt A., Weiss M., Heseker H. (2002). Ernährung und Bewegung als zentrale Einflussfaktoren auf den Gesundheitszustand im Alter – Ergebnisse der Paderborner Seniorenstudie. *Eur J Ger* 4: 135–143.
Schwegler J. S. (2006). *Der Mensch – Anatomie und Physiologie.* 4. Aufl. Stuttgart, New York: Thieme.
Suzuki K., Nomura T., Sakurai M., Sugihara N., Yamanka S., Matsukubo T. (2005). Relationship between number of present teeth and nutritional intake in institutionalized elderly. *Bull Tokyo Dent Coll* 46: 135–143.

10 Allgemeine Folgen von Mangelernährung

Antje Tannen

Eine Mangelernährung kann viele unerwünschte körperliche und psychosoziale Konsequenzen nach sich ziehen. Diese wiederum können den Schweregrad der Mangelernährung steigern, die Krankenhausliegedauer verlängern bzw. zu häufigeren Wiederaufnahmeraten führen, den Grad der Pflegeabhängigkeit erhöhen und sogar eine erhöhte Sterblichkeitsrate bedingen. Die zusätzlichen jährlichen Kosten für die Behandlung von Mangelernährung werden anhand von Rechenmodellen auf ca. 9 Mrd. Euro geschätzt (Müller 2007). Darüber hinaus können alle körperlichen und psychosozialen Folgen die Lebensqualität der Betroffenen negativ beeinflussen. Auf spezielle Probleme wie chronische Wunden (s. Kapitel 11) sowie Frailty („Gebrechlichkeit"), Immobilität und Sturzgefahr (s. Kapitel 12) wird gesondert eingegangen. Dieses Kapitel gibt einen Überblick über die allgemeinen Folgen einer Mangelernährung.

Unerwünschte körperliche und psychosoziale Konsequenzen

Eine unerkannte und andauernde Mangelernährung kann je nach Art und Intensität des Mangels an Mikro- und/oder Makronährstoffen vielfältige Auswirkungen haben, da alle lebenswichtigen Organsysteme (z. B. Kreislauf, Atmung, Stoffwechsel) kontinuierlich Energie benötigen.

Unspezifische Folgen eines Nährstoffmangels sind Antriebsarmut, Apathie, Müdigkeit, Konzentrationsschwäche, körperliche Kraftlosigkeit, Abnahme der Leistungsfähigkeit oder Appetitmangel (Council of Europe 2002, 2009).

Unspezifische Folgen

Fehlen dem Organismus Kohlenhydrate, sinkt der Blutzuckerspiegel, was sich durch akute Symptome wie Schwindel, nachlassende Konzentrationsfähigkeit oder Kopfschmerzen zeigen kann. Diese Symptome lassen sich durch die Zufuhr zuckerhaltiger Speisen oder Getränke kurzfristig wieder beheben.

Mangel an Kohlenhydraten

Ein Mangel an Fetten kann zunächst durch den Abbau der körpereigenen Fettdepots kompensiert werden. Bei einem anhaltenden Defizit lassen sich die Anzeichen eines Energiemangels (nachlassende Leistungsfähigkeit, Kraftlosigkeit) ausmachen, und es kommt zu einer gestörten Aufnahme der fettlöslichen Vitamine.

Mangel an Fetten

Schwerwiegend ist ein anhaltender Mangel an Eiweiß, da dies ein wichtiger Bestandteil aller menschlichen Zellen ist. Eiweißmangel, insbesondere aufgrund einer schnellen und ungewollten Gewichtsabnahme, kann zum Verlust von Muskelmasse (Sarkopenie) führen (s. Kapitel 2).

Mangel an Eiweiß

Der Abbau der Skelettmuskulatur ist besonders gravierend, wenn er zusätzlich durch eine bereits bestehende Immobilität, schwere akute

Verlust an Muskelmasse

10 Allgemeine Folgen von Mangelernährung

Verzögerung von Genesung und Rehabilitation

oder chronische Erkrankungen verstärkt wird. In der Folge kann es zu weiteren Einschränkungen der körperlichen Aktivität kommen und Genesungs- bzw. Rehabilitationsprozesse können verzögert werden. Aufgrund des Muskelabbaus und der Mobilitätseinschränkungen fehlt es nicht nur an Muskelkraft, oft sind auch die Bewegungsabläufe gestört und das Reaktionsvermögen eingeschränkt, wodurch sich ein erhöhtes Sturzrisiko ergibt.

Erhöhtes Sturzrisiko

Kommt es dabei zu Frakturen (typischerweise Oberschenkelhalsfrakturen), dann sind Krankenhausaufenthalte, Bettlägerigkeit und vermehrte Pflegeabhängigkeit weitere Konsequenzen. Bei bereits bettlägerigen Patienten kann es zu Kontrakturen und einem weiteren Verlust der Eigenmobilität kommen.

Kontrakturen und Verlust der Eigenmobilität

Katabole Stoffwechsellagen, z. B. aufgrund von Entzündungsvorgängen, operativen Eingriffen oder größeren Traumata (wie Verbrennungen und Verletzungen), können ebenfalls zu einem Muskelabbau führen und wirken direkt negativ auf die Gewebetoleranz und den Zuckerstoffwechsel (Glukoneogenese) ein.

Einschränkungen in der Immunabwehr
Verzögerte Wundheilung

In der Folge kommt es zu Einschränkungen bei der Immunabwehr sowie zu einer verzögerten Wundheilung sowohl bei akuten (Operationswunden) als auch chronischen Wunden (Ulcus cruris, Dekubitus, diabetisches Fußsyndrom, u. a.).

Ein Verlust an Muskelmasse ist besonders bei der Atemmuskulatur gefährlich, da diese für einen schützenden Hustenreflex und zum Aushusten von Sekret zur Reinigung der Atemwege notwendig ist. Ist diese Selbstreinigung der Atemwege eingeschränkt, steigt das Risiko für Aspiration und Pneumonie. Außerdem kann eine eingeschränkte Ventilationsfähigkeit eines Patienten, z. B. aufgrund schwächerer und kürzerer Atemzüge, dessen Entwöhnungsphasen vom Beatmungsgerät deutlich verlängern. Durch den Verlust an Muskelmasse kann es auch zur Funktionseinschränkung des Herzmuskels kommen. Eine verringerte Auswurfleistung des Herzens und ein erhöhtes Risiko für eine Herzinsuffizienz sind die Folgen.

Erhöhtes Risiko für Aspiration und Pneumonie

Verringerte Auswurfleistung des Herzens

Bettlägerigkeit

Ein anhaltendes Ernährungsdefizit kann, wie oben beschrieben, das Aktivitätsniveau des Betroffenen negativ beeinflussen, bis hin zur Bettlägerigkeit. Anhaltende Immobilität steigert wiederum die Risiken für Thrombosen, Dekubitus, Kontrakturen oder Pneumonie. Aufgrund der dauerhaften Entkräftung werden die Betroffenen zunehmend von der Unterstützung durch andere Menschen (Angehörige, Pflegefachkräfte) abhängig.

Erhöhte Pflegeabhängigkeit

Die zunehmende Pflegeabhängigkeit kann dazu führen, dass die Menschen nicht mehr allein in ihrer häuslichen Umgebung leben können, sondern in ein Pflegeheim umziehen müssen. Dort haben sie mitunter noch weniger Anreize, sich körperlich zu betätigen, da ihnen viele Aufgaben abgenommen werden, wie z. B. Einkaufen, Waschen, Putzen usw. Je nach Einrichtung haben die Menschen auch wenig Abwechslung oder Aufgaben, was sie noch passiver werden lässt. Aktivitätsmangel und Reizarmut können unter Umständen den Appetit oder die Lust aufs Essen, z. B. aufgrund einer allgemeinen depressiven Stimmung, verringern.

Depressive Stimmung

10 Allgemeine Folgen von Mangelernährung

Der Mangel an kognitiven Herausforderungen aufgrund eines eingeschränkten Aktivitätsradius', ob im Pflegeheim oder noch in der häuslichen Umgebung, kann wiederum dazu führen, dass insgesamt die Gedächtnisleistung (Konzentrations- und Denkvermögen) abnimmt. Die Anpassungsfähigkeit an neue Situationen wie auch die Problemlösungs- und Lernfähigkeiten nehmen unter Umständen ab. Dies könnte dazu führen, dass z. B. Ernährungsempfehlungen nicht verstanden und umgesetzt werden oder eine gewisse Eintönigkeit hinsichtlich des eigenen Speiseplans einkehrt.

Abnahme der Gedächtnisleistung

Ein andauernder Mangel an Vitaminen oder Mikronährstoffen kann unterschiedliche Folgen nach sich ziehen (Schreier 2004). Betroffen können u. a. sein die Haut, muskuläre wie knöcherne Anteile des Bewegungsapparats, die Immunabwehr oder das Nervensystem. **Tabelle 10.1** zeigt die Folgen verschiedener Mikronährstoffdefizite.

Mangel an Vitaminen und Mikronährstoffen

Vitamine	Bedeutung und Bedarfsempfehlung
Vitamin A	Aufnahme sollte bei älteren Menschen eher reduziert werden, da im Alter der Vitamin-A-Spiegel im Blut höher und aufgrund der Toxizitätsproblematik eher eine Reduktion der Zufuhr empfehlenswert ist.
	→ ein Mangel kann zu Haut- und Schleimhautveränderungen (z. B. follikuläre Hyperkeratose etc.) führen; empfohlene Tagesdosis ca. 1 mg Retinoläquivalent bei Männern, 0,8 mg Retinoläquivalent bei Frauen
Carotinoide Provitamin A	Ein erhöhter Bedarf für dieses antioxidativ wirkenden Vitamin wird angenommen, da trotz erhöhter Aufnahme ein geringerer Anteil im Blut beobachtet wurde als bei jüngeren Probanden.
	→ ein Mangel führt offensichtlich aufgrund der Reaktion freier Radikale, die bei Stoffwechselstörungen entstehen, zu verschiedenen Störungen im Organismus, dabei werden eine Zellentartung mit Krebsentwicklung oder das Entstehen der Alzheimer-Erkrankung diskutiert; empfohlene Tagesdosis ca. 1 mg Retinoläquivalent (z. B. 6 mg all-trans-ß-Carotin oder 12 mg andere Provitamin-A-Carotinoide)
Vitamin D	Die abnehmende Vitamin-D-Synthese lässt auf einen erhöhten Bedarf an Vitamin D im Alter schließen.
	→ ein Mangel im Zusammenhang mit einer veränderten Kalziumaufnahme und Inaktivität kann zu Osteoporose führen, weshalb eine Mindestmenge von täglich 10 µg Vitamin D aufgenommen werden sollte
Vitamin E	Die verschiedenen Tocopherole, die sich hinter der Bezeichnung verbergen, haben wesentlichen Einfluss auf die Immunfunktion und beugen zudem den sogenannten Altersflecken vor; über einen erhöhten Bedarf im Alter liegen noch keine gesicherten Daten vor, eine günstige Beeinflussung der Immunfunktion durch erhöhte Gaben an Vitamin E konnte nachgewiesen werden.
	→ um einem Mangel mit der Gefahr von erhöhter Infektanfälligkeit vorzubeugen, wird eine Gabe von täglich 12 mg Tocopheroläquivalent bei Männern und 11 mg Tocopheroläquivalent bei Frauen empfohlen

Tab. 10.1: Bedeutung und Tagesbedarf von Vitaminen und Mineralstoffen im Alter (65 Jahre und älter) *(aktualisiert nach Schreier & Bartholomeyczik 2004; aktualisiert durch die Herausgeber im November 2009)*

Tab. 10.1: Fortsetzung

Vitamine	Bedeutung und Bedarfsempfehlung
Vitamin B_6	Auch hier sind die altersphysiologischen Zusammenhänge noch nicht gesichert, es weist allerdings alles darauf hin, dass durch eine erhöhte Gabe die Immunfunktion günstig beeinflusst werden kann.
	→ ein Mangel an Vitamin B_6 führt längerfristig zu Veränderungen der Gehirnfunktion und einer Beeinträchtigung der Immunfunktion, weshalb täglich ca. 1,8 mg aufgenommen werden sollte
Vitamin B_{12}	Aufgrund der Funktionsveränderung der Magenschleimhaut und der dadurch bedingten verminderten Bildung des Intrinsic Factors vermindert sich im Alter die Resorptionsfähigkeit von Vitamin B_{12}.
	→ ein Mangel an Vitamin B_{12} kann sehr schnell zur perniziösen Anämie führen und sollte im Alter durch die tägliche Zufuhr von 3 µg verhindert werden
Vitamin C	Als wasserlösliches Antioxidanz beugt Vitamin C neben Krebserkrankungen auch dem im Alter häufig auftretenden Katarakt sowie Arteriosklerosen vor und ist zudem für die Immunfunktion von Bedeutung.
	→ ein Mangel, der insbesondere bei Rauchern sehr rasch auftreten kann, begünstigt neben der Infektanfälligkeit auch die Entstehung von Krebserkrankungen und Kataraktbildung sowie Skorbut; die empfohlene tägliche Vitamin-C-Aufnahme sollte im Alter 100 mg betragen
Vitamin K	Vitamin K ist für die Blutgerinnung von entscheidender Bedeutung.
	→ ein Mangel kann zu Blutungsneigung führen, die an kleinen Hauteinblutungen (Petechien) recht schnell zu erkennen ist; empfohlene Tagesdosis 65 µg (Frauen) bzw. 80 µg (Männer)
Thiamin (Vitamin B_1)	→ ein Mangel verursacht in erster Linie Beri-Beri; empfohlene Tagesdosis 1 mg
Riboflavin (Vitamin B_2)	→ ein Mangel verursacht Hautjucken, Photophobie und entzündliche Haut- und Schleimhautveränderungen; empfohlene Tagesdosis ca. 1,2 mg
Folsäure	→ ein Mangel verursacht Haut- und Schleimhautveränderungen mit Hyperpigmentierung (Pellagra) von lichtexponierten Bereichen sowie ein erhöhtes Arterioskleroserisiko; empfohlene Tagesdosis 400 µg Folatäquivalent
Niacin	→ ein Mangel kann Haut- und Schleimhautveränderungen wie Pellagra verursachen, empfohlene Tagesdosis 13 mg Niacinäquivalent
Biotin	→ ein Mangel verursacht Hautveränderungen wie seborrhoische Dermatitis und vermehrte Schuppung; empfohlene Tagesdosis ca. 30–60 µg
Pantothensäure	→ ein Mangel kann zu Schwäche, Hautveränderungen und Parästhesien führen; empfohlene Tagesdosis 6 mg
Kalzium	→ ein Mangel kann zu Osteoporose und verstärkter Allergieneigung führen; empfohlene Tagesdosis 1000 mg

Tab. 10.1: Fortsetzung

Vitamine	Bedeutung und Bedarfsempfehlung
Chlorid	→ ein Mangel kann zu Muskelschwäche, Verwirrtheit und kognitiven Einbußen führen und sollte mit einer Tagesdosis von 830 mg (oder 6 g Kochsalz) verhindert werden
Eisen	→ ein Mangel kann zur Eisenmangelanämie mit Symptomen wie Müdigkeit und Minderung geistiger Leistungsfähigkeit, Appetitlosigkeit, Mundwinkel-Rhagaden, gastrointestinalen Beschwerden etc. führen; die Zufuhr von ca. 10 mg/Tag sollte sichergestellt sein
Jod	→ ein chronischer Jodmangel kann zu Strumabildung, Hypothyreose sowie Hyperthyreose führen; empfohlene Tagesdosis 180 µg
Kalium	→ ein Mangel kann zu lebensbedrohlichen Herzrhythmusstörungen führen und sollte – insbesondere bei gleichzeitiger medikamentöser Diurese – verhindert werden; Tagesdosis 2 g
Kupfer	→ ein Mangel kann zu Knochenbrüchen, Neutropenie, Gefäßrupturen, neurologischen Störungen, Hypothermie, hypochromer Anämie führen und sollte durch eine Tagesdosis von 1,0–1,5 mg verhindert werden
Magnesium	→ ein Mangel kann zu Störungen der neuromuskulären, kardiovaskulären, renalen, immunologischen und skelettalen Funktionen führen und macht sich vor allem durch Krampfneigung und Schmerzen der Skelettmuskulatur, Lichtempfindlichkeit, Kopfschmerzen, psychische Labilität und kognitive Beeinträchtigung bemerkbar; Tagesdosis 300 mg (Frauen) bzw. 350 mg (Männer)
Natrium	→ ein Mangel kann zu Verwirrtheit, kognitiven Einbußen, Übelkeit, Erbrechen, Tachykardie, Hypotonie, Muskelkrämpfen etc. führen; die Tagesdosis sollte bei max. 550 mg (oder 6 g Kochsalz) liegen
Phosphor	→ ein Mangel kann zu Krämpfen, Muskelschwäche und Osteomalazie führen; bei einem Phosphatüberschuss kann es Kalzium- und Phosphataufällung mit Hypokalziämie und der Gefahr von Osteoporose kommen; die Zufuhr sollte daher zugunsten von Kalzium eher gesenkt werden und pro Tag 700 mg betragen
Selen	→ ein Mangel kann zu Kardiomyopathien führen; die Tagesdosis sollte bei 30–70 µg liegen
Zink	→ ein Mangel kann zu Infektanfälligkeit, Hautveränderungen, Diarrhoe, verzögerter Wundheilung, Knochenveränderungen, Minderung von Geschmacks- und Geruchsempfinden bis hin zu neuropsychiatrischen Störungen führen und wird in der Pathogenese von Alzheimer diskutiert; zur Verhinderung eines Mangels wird eine Tagesdosis von ca. 7 mg (Frauen) bzw. 10 mg (Männer) empfohlen

Zu einer den Bedarf deckenden Nahrungszufuhr gehört auch ein ausgeglichener Flüssigkeitshaushalt. Ein Flüssigkeitsmangel (Dehydratation) führt zu Störungen des Wasser- und Elektrolythaushalts und verursacht bereits nach kurzer Zeit gravierende Beeinträchtigungen des Gesundheitszustands. Es zeigen sich Müdigkeit und Kopfschmerzen bis hin zu Bewusstseinsstörungen, der Blutdruck sinkt und es kann zu Oligurie oder Krämpfen kommen.

Flüssigkeitsmangel

Beeinträchtigung der Lebensqualität	Die aufgeführten körperlichen Konsequenzen, aber auch der langfristig daraus resultierende Verlust an Selbstständigkeit können insgesamt die selbst wahrgenommene gesundheitsbezogene Lebensqualität schwächen.
Verlängerung der Liegedauer	Insbesondere die körperlichen Folgen führen dazu, dass sich die Genesungszeiten (und damit Liegedauern) verlängern (Norman 2008), es zu höheren Komplikationsraten (Sorensen 2008) oder häufigeren Wiedereinweisungsraten ins Krankenhaus kommt. In einer europaweiten Studie zum Ernährungszustand von Patienten (NutritionDay) und den daraus resultierenden Langzeitfolgen konnte außerdem gezeigt werden, wie sich eine Mangelernährung auf die Überlebensprognose von Pflegeheimbewohnern auswirken kann.
Erhöhte Mortalität	Ein BMI unter 20 kg/m^2, reduzierte oder keine Nahrungsaufnahme am Untersuchungstag und vorliegende Demenz waren signifikante Faktoren für ein Versterben der Heimbewohner innerhalb der nächsten sechs Monate. Heimbewohner mit einem BMI über 22 kg/m^2 hatten eine Sterblichkeitsrate von 10 %. Bei Bewohnern mit einem BMI unter 20 kg/m^2 lag die Sterblichkeitsrate bei 22 % (Valentini 2009).
	Auch für Krankenhauspatienten konnte im Rahmen der jährlichen NutritionDay Studien ein eindeutiger Zusammenhang zwischen den Verzehrmengen am Erhebungstag und der Mortalität einen Monat nach der Entlassung beobachtet werden. So lag die Sterberate innerhalb von 30 Tagen nach der Entlassung bei 1 % bei den Patienten, die alle Mahlzeiten vollständig gegessen hatten und bei 9 % bei den Patienten, die am Erhebungstag nichts gegessen hatten (Hiesmayr 2009).
Folgen sind abhängig vom Ausgangsgewicht	Ausmaß und Verlauf der verschiedenen Folgen einer Mangelernährung, verursacht durch reduzierte Nahrungszufuhr und ungewollten Gewichtsverlust, können stark variieren und hängen unter anderem ab vom Ausgangsgewicht. So können übergewichtige Menschen eine reduzierte Nahrungszufuhr besser tolerieren als normalgewichtige, weil der relative Anteil der Muskelmasse am Gesamt-Gewichtsverlust geringer ist, je übergewichtiger eine Person ist. Um sicher zu gehen, empfiehlt sich jedoch bei allen Patienten mit einem Gewichtsverlust über 5 % des Körpergewichts eine Bioimpedanzanalyse (BIA) zur Bestimmung der Körperzusammensetzung. Insbesondere chronisch kranke Übergewichtige können trotz Übergewicht eine in Bezug auf Alter und Geschlecht zu niedrige Muskelmasse haben. Aufgrund der verringerten Nahrungszufuhr haben auch übergewichtige Menschen ein potenzielles Risiko für Mangelernährung und sie können ebenso wie normalgewichtige Menschen krankheitsbedingt unter einem schnellen und starken unbeabsichtigten Gewichtsverlust leiden. So muss auch ein übergewichtiger Patient ernährungstherapeutisch versorgt werden, wenn nötig auch mit künstlicher Ernährung. Insbesondere eine Kombination aus reduzierter Nahrungszufuhr und Krankheitsprozessen, welche katabole Hormone wie Adrenalin, Glukagon und Kortison stimulieren, verstärken die unerwünschten Komplikationen bis hin zu einer erhöhten Mortalität

aufgrund von Ernährungsdefiziten und können durch eine alleinige Steigerung der Nahrungszufuhr nicht aufgehalten werden.

Abbildung 10.1 zeigt den Gewichtsverlust in Prozent (Y-Achse) im Zeitverlauf in Tagen (X-Achse) für drei verschiedene Gruppen: gesunde Menschen, die nur 50 % des benötigten Energiebedarfs zu sich nehmen, zeigen den langsamsten Gewichtsverlust. Es folgen Menschen im vollständigen Hungerstreik. Der Gewichtsverlust erfolgt hier schneller, und es wurde eine 30 %ige Mortalität für diejenigen beschrieben, die mehr als die Hälfte an Gewicht verloren hatten. Die dritte Gruppe sind Patienten mit katabolen Krankheitsprozessen und einer zugleich auf 50 % reduzierten Nahrungszufuhr. Diese Gruppe zeigt den schnellsten Gewichtsverlust.

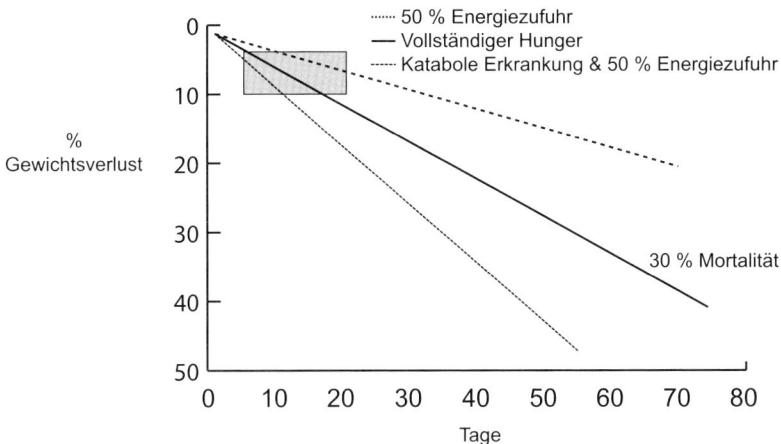

Abb. 10.1: Gewichtsverlust in Abhängigkeit von Nahrungskarenz und Erkrankung (Council of Europe 2002, S. 23)

Unterernährung bei Kindern hat kurzfristige und gravierende Folgen, wie z. B. verzögertes Wachstum, erhöhte Infektanfälligkeit, Störungen der neurologischen Entwicklung. Aufgrund ihrer geringen Energiespeicher können Kinder Ernährungsmängel nicht so gut kompensieren wie Erwachsene (s. Kapitel 13).

Literatur

Council of Europe (2002). *Food and Nutrition Care in Hospitals: how to prevent undernutrition. Report and recommendations of the Committee of Experts on Nutrition, Food Safety and Consumer Protection*. Strasbourg: Council of Europe Publishing.

Council of Europe (2009). *Nutrition in care homes and home care*. Strasbourg: Council of Europe Publishing.

Deutsche Gesellschaft für Ernährung (DGE), Österreichische Gesellschaft für Ernährung (ÖGE), Schweizerische Gesellschaft für Ernährungsforschung (SGE), Schweizerische Vereinigung für Ernährung (2008). Referenzwerte für die Nährstoffzufuhr. Neustadt: Umschau Verlag.

Hiesmayr M., Schindler K., Pernicka E., Schuh C., Schoeniger-Hekele A., Bauer P., Laviano A., Lovell A.D., Mouhieddine M., Schuetz T., Schneider S.M., Singer P., Pichard C., Howard P., Jonkers C., Grecu I., Ljungqvist O; NutritionDay Audit Team. (2009). Decreased food intake is a rsik factor for mortality in hospitalised patients: The NutritionDay survey 2006. *Clinical Nutrition* 28: 484–491.

Müller M., Üdelhofen K., Wiedemann U. C. H. (2007). *Mangelernährung in Deutschland*. Berlin, München, Paris, New York: Cepton.

Norman K., Pichard C., Lochs H. Pirlich M. (2008). Prognostic impact of disease-related malnutrition. *Clinical Nutrition* 27: 5–15.

Schreier M. M. & Bartholomeyczik S. (2004). *Mangelernährung bei alten und pflegebedürftigen Menschen*. Wittener Schriften. Hannover: Schlütersche Verlagsgesellschaft.

Sorensen J., Kondrup J., Prokopowicz J., Schiesser M., Krähenbühl L., Meier R., Liberda M., EuroOOPS study group (2008). EuroOOPS: An international, multicentre study to implement nutritional risk screening and evaluate clinical outcome. *Clinical Nutrition* 27: 340–349.

Valentini L., Schindler K., Schlaffer R., Bucher H., Mouhieddine M., Steininger K., Tripamer J., Handschuh M., Schuh C., Volkert D., Lochs H., Sieber C.C., Hiesmayr M. (2009). The first nutritionDay in nursing homes: Participation may improve malnutrition awareness. *Clinical Nursing* 28: 109–116.

11 Folgen der Mangelernährung: Chronische Wunden

Kathrin Raeder

Einleitung

Eine Folge von Mangelernährung ist eine gestörte Wundheilung/ chronische Wunde – eine Folge einer chronischen Wunde ist eine Mangelernährung. Beide Probleme bedingen sich gegenseitig und können jeweils die Folge des anderen sein (s. **Abb. 11.1**). Eine chronische Wunde kann direkte oder indirekte Folge einer Mangelernährung sein: eine direkte Folge ist das Absinken der Gewebetoleranz (begrenzte Widerstandsfähigkeit) der Hautschichten gegenüber Einflüssen von außen, wodurch Wunden leichter entstehen können; eine indirekte Folge ist, wenn es durch die Mangelernährung zu Immobilität und zu Bewegungseinschränkungen kommt und dadurch eine Wunde entsteht.

Teufelskreis – Mangelernährung/chronische Wunde

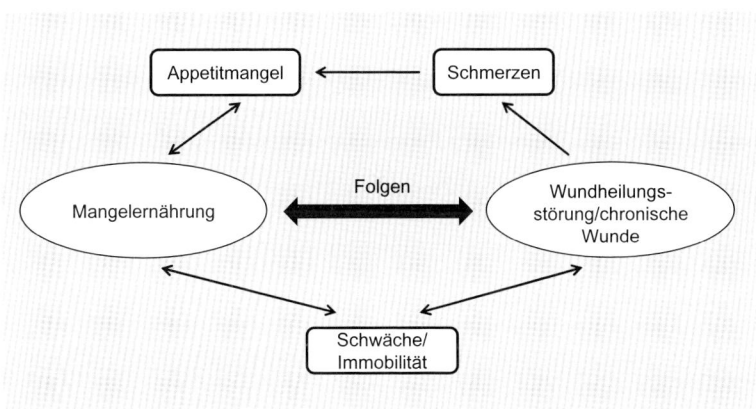

Abb. 11.1: Mangelernährung und Störungen der Wundheilung bedingen sich gegenseitig

Ist eine chronische Wunde entstanden, werden im Wundheilungsprozess zusätzlich Nährstoffe und Energie benötigt. Dieser Mehrbedarf kann häufig durch eine normale Ernährung nicht abgedeckt werden – als direkte Folge kann eine Mangelernährung entstehen. Der durch die Schmerzen verursachte Appetitmangel und die daraus resultierende Mangelernährung sind eine indirekte Folge.

Um den Teufelskreis zu durchbrechen, ist es wichtig, die direkten und indirekten Ursachen zu erkennen und zu beseitigen oder zu minimieren. Wird einer Mangelernährung vorgebeugt, dann werden sowohl die direkten Ursachen beseitigt, die zur Entstehung einer chronischen Wunde beitragen, als auch der indirekte Weg über Verminderung von Schwäche und Immobilität beeinflusst. Wird die

Entstehung einer chronischen Wunde durch prophylaktische Maßnahmen (z. B. Kompressionstherapie, Druckentlastung) abgewendet, werden dadurch sowohl eine direkte Ursache zur Entstehung einer Mangelernährung als auch der indirekte Weg über Schmerzen und Appetitmangel verhindert.

11.1 Grundlagen der Wundheilung

Phasen der Wundheilung

Die Wundheilung läuft immer in drei Phasen ab. Die erste Phase ist die Exsudations-, Entzündungs- oder Reinigungsphase. Dabei werden Fremdkörper und Zelltrümmer entfernt, u. a. wird die Wunde durch eine vermehrte Exsudation (Flüssigkeitsaustritt aus Blut- und Lymphgefäßen) „ausgespült". Desweiteren steht die Bekämpfung von Infektionen im Vordergrund. Im Wundexsudat sind vermehrt Leukozyten (Granulozyten, Lymphozyten, Makrophagen) zur Immunabwehr und Phagozytose enthalten. Auch Protein verdauende Enzyme und Wachstumsfaktoren sind im Exsudat enthalten. Proteine sind die Grundbausteine jeder Zelle, u. a. verleihen sie den Zellen ihre Struktur. Durch Protein verdauende Enzyme verlieren die Zellen ihren Zusammenhalt und werden aufgelöst. Die erste Phase der Wundheilung kennzeichnen katabole (abbauende) Prozesse.

Exsudationsphase

Granulationsphase

Die zweite Phase der Wundheilung ist die Granulations- oder Proliferationsphase. In dieser Phase werden die Gefäße neu ausgebildet (Angiogenese) und das defekte Gewebe wird ersetzt durch die Proliferation (Zellwachstum) von Granulationszellen. Diese Phase ist durch anabole (aufbauende) Prozesse gekennzeichnet.

Epithelisierungsphase

Die dritte Phase ist die Epithelisierungs- oder Regenerationsphase. Hier steht das Einwandern der Epithelzellen vom Wundrand aus im Vordergrund. Durch Mitose entstehen neue Epithelzellen, die sich auf feuchtem Untergrund immer mehr zur Wundmitte hin bewegen, bis der Defekt geschlossen ist.

Definition
Als chronische Wunden werden alle Wunden bezeichnet, die „innerhalb von vier bis zwölf Wochen nach Wundentstehung – [...] – unter fachgerechter Therapie keine Heilungstendenzen zeigen" (DNQP 2009, S. 26).

Durch bestimmte Faktoren kann der Ablauf der Wundheilung gestört werden und sie stagniert in einer der Phasen. Die Wunde wird chronisch. Diese Stagnation kann in besonderen Fällen über Jahre andauern. Zu den chronischen Wunden zählen unter anderem Dekubitus, Ulcus cruris (alle Formen), Diabetisches Fußsyndrom und infizierte Wunden.

11.2 Grundlagen der Wundbehandlung

Zur Wundbehandlung zählen kausale und lokale Maßnahmen. Unter den kausalen Maßnahmen versteht man die Beseitigung der Ursachen, die zur Entstehung einer chronischen Wunde beitragen: bei einem Dekubitus die Druckentlastung, bei einem Ulcus cruris venosum die Kompressionstherapie.

> **Merke**
> Wichtig ist es, die Ursachen einer chronischen Wunde zu erkennen und sie zu beseitigen oder zu minimieren.

Neben dem Erkennen, Beseitigen bzw. Minimieren der Ursachen chronischer Wunden, müssen zusätzlich alle beeinflussenden Faktoren diagnostiziert werden. Dazu zählen Ernährungsstatus, Mobilität, psychische Situation, Medikamente, Schmerzen, Grunderkrankungen und Immunstatus. Besteht in einem oder in mehreren Bereichen ein Problem, so werden entsprechende Behandlungen geplant und durchgeführt.

Erkennen und beseitigen der Ursachen

Zur lokalen Therapie zählen alle Verbandsarten, also alles, was auf die Wunde appliziert wird. Moderne Wundtherapeutika, die eine feuchte Wundbehandlung ermöglichen, sind für chronische Wunden am besten. Ziel des Verbands in der ersten Wundheilungsphase ist es, die Wundreinigung zu unterstützen und das Eindringen von Keimen von außen zu verhindern. In der zweiten Phase hat die Wundversorgung zum Ziel, das Wachstum von neuem Gewebe zu unterstützen, die Wunde warm und feucht zu halten und weiterhin das Eindringen von Keimen zu verhindern. In der dritten Phase hat der Verband im Wesentlichen eine Schutzfunktion, damit die neu gebildete und empfindliche Haut nicht verletzt wird.

Lokale Wundtherapie

Werden die ursächlichen Faktoren, die zu einer chronischen Wunde geführt haben oder die Wundheilung negativ beeinflussen, nicht behoben, heilt die Wunde trotz optimal ausgeführter lokaler Therapie nicht ab. Die kausalen Maßnahmen und die lokalen Maßnahmen haben den gleichen Stellenwert bei einer optimalen Wundbehandlung.

Systemische Behandlung chronischer Wunden

11.3 Einfluss der Ernährung auf die Entstehung von Wunden

Die verschiedensten Folgen einer Mangel- oder Fehlernährung können maßgeblich zur Entstehung von Wunden beitragen. Jeder Körper benötigt bestimmte Nährstoffe, Flüssigkeit und Energie, um zu funktionieren. Sind der Energiehaushalt und der Stoffwechsel gestört, so wird der Mensch schwächer und antriebsärmer: er bewegt

Einfluss der Ernährung auf die Entstehung chronischer Wunden

sich weniger, die Muskeln werden nicht trainiert, es kommt zum Muskelabbau; er wird immobiler, die Gefahr eines Ulcus cruris venosum steigt, sowie auch das Dekubitusrisiko.

Kachexie und Adipositas sind zwei weitere Folgen einer Mangel- oder Fehlernährung, die zur Entstehung von Wunden beitragen können. Bei kachektischen Personen fehlt die „Polsterschicht" des Unterhautfettgewebes. Die Haut liegt direkt über den Knochen, sodass es sehr leicht zu einem Abdrücken der Kapillaren kommen kann, die die Haut mit Nährstoffen versorgen. Bei adipösen Personen ist die „Polsterfunktion" zwar vorhanden, hier kann es aber durch das Gewicht des Körpers dazu kommen, dass die versorgenden Kapillaren abgedrückt werden.

Eine gesunde, belastbare Haut beugt der Entstehung von Wunden vor. Durch Flüssigkeits- und Nährstoffmangel kann die Haut ihre Belastbarkeit verlieren. Sie wird trocken, schuppig, rissig und kann Einflüsse von außen nicht mehr abwehren oder kompensieren.

11.4 Einfluss von Mangelernährung auf die Wundheilung

Mangelernährung hat einen negativen Einfluss auf die Wundheilung, da sie in den einzelnen Phasen zu einer Stagnation führen kann.

Proteine

Proteine sind für den Aufbau von Zellen, Geweben, Enzymen, zur Produktion von Immunzellen, Antikörpern und Hormonen notwendig. Wird dem Körper nicht genügend Eiweiß zugeführt, findet ein Abbau des benötigten Eiweißes in den Muskeln statt. Dieses führt zu einer Abnahme an Muskelmasse und Muskelkraft. Eine ausreichende Eiweißzufuhr ist notwendig, um die anfänglichen katabolen Prozesse in anabole Prozesse umzuwandeln. Der empfohlene Eiweißbedarf liegt zwischen 0,8 g Eiweiß pro Kilogramm Körpergewicht pro Tag bei intakter Haut zur Prophylaxe und bei bis zu 2,0 g Eiweiß pro Kilogramm Körpergewicht pro Tag, wenn ein Dekubitus Grad 4 vorliegt (Veitl 2007, S. 46). Diese Empfehlungen gelten nur für „gesunde" Menschen ohne eine Grunderkrankung, bei der die Eiweißzufuhr reduziert werden muss.

Flüssigkeit

Liegt ein *Flüssigkeitsmangel* vor, kann nicht ausreichend Exsudat gebildet werden. Dies führt dazu, dass die mechanische Reinigung (Spülung) der Wunde nicht erfolgt. Gleichzeitig werden die Leukozyten zur Immunabwehr und die Protein verdauenden Enzyme nicht in die Wunde transportiert. Zelltrümmer, Nekrosen und Krankheitserreger werden nicht beseitigt. Empfohlen werden 30–35 ml Flüssigkeit pro Kilogramm Körpergewicht pro Tag bei „gesunden" Menschen.

Zink

Zink ist für den Körper ein lebenswichtiges Spurenelement. Durch einen Mangel kann es zu Hautproblemen (trockene, schuppige Haut, Ekzeme, Hautpilz u. a.), einer Immunabwehrschwäche, Antriebsmangel, chronischen Erschöpfungszuständen und Appetitmangel kommen. Die Proliferation von Fibroblasten und die Bildung neuer Epithelzellen sind verzögert. Zink ist das einzige Spurenelement, das als Nahrungsergänzung bei vorhandenem niedrigem Zinkspiegel in einem sehr engen Indikationsrahmen bei mangelernährten Patienten empfohlen wird (DNQP 2009, S. 128).

Vitamin A und C sind wichtig für die Infektionsabwehr. Außerdem unterstützen sie die Kollagenbildung und die Epithelisierung. *Vitamin B_6 und B_{12}* sind wichtig für die Zellteilung und das Zellwachstum.

Vitamine

Kohlenhydrate sind die wichtigsten Energielieferanten. Werden dem Körper zu wenige Kohlenhydrate zugeführt, wird Muskeleiweiß zur Energiegewinnung herangezogen. Wie oben erwähnt, kommt es dadurch zu einer Abnahme der Muskelkraft. Zur Aufrechterhaltung des Wundstoffwechsels in allen Phasen bedarf es einer ausreichenden Energiezufuhr. Im Expertenstandard „Pflege von Menschen mit chronischen Wunden" wird eine Zufuhr von 25–35 kcal pro Kilogramm Körpergewicht pro Tag empfohlen (DNQP 2009).

Kohlenhydrate

Fette sind Energielieferanten und daher ebenfalls essenziell für den Wundstoffwechsel. Auch für die Zellproliferation sind Fette wichtig, da sie Bestandteil der Zellmembran sind. Bestimmte Fettsäuren (Omega 3- und Omega 6-Fettsäuren) haben eine große Bedeutung bei der Immunabwehr und Infektionsbekämpfung. Für die Resorption der fettlöslichen Vitamine A, D, E und K werden ebenso Fette benötigt.

Fette

11.5 Einfluss von Wunden auf den Ernährungsstatus des Menschen

Betrachtet man die einzelnen Phasen der Wundheilung, so erkennt man, wie viel zusätzliche Energie und Nährstoffe der Körper benötigt. Bei einem Menschen ohne Wunde kann die Ernährung adäquat sein, wohingegen es bei der gleichen Ernährung zu einem Mangel an bestimmten Nährstoffen kommen kann, wenn eine Wunde vorliegt. Ein Patient mit einer chronischen Wunde hat einen höheren Energiebedarf als ein gesunder Mensch. „Der Mehrbedarf an Energie für Dekubituspatienten wird je nach Größe des Druckgeschwürs auf 30 bis 90 Prozent geschätzt" (Heer 2000, S. 421).

Einfluss von Wunden auf den Ernährungsstatus

Der Ernährungsstatus kann sich auch durch die Nebenwirkungen der Wunde verschlechtern. Schmerzen können die Nahrungsaufnahme negativ beeinflussen, den Appetit verringern, aber auch den Bewegungsradius verkleinern und somit das Einkaufsverhalten beeinflussen. Auch ein übermäßiger Geruch der Wunde hält einige Patienten davor zurück, ihre Wohnung zu verlassen.

Der psychische Status der Patienten spielt eine wesentliche Rolle. Wunden, die teilweise über Jahre bestehen, können Hoffnungslosigkeit und Demotivierung verursachen. Auch hier kann sich eine Veränderung des Essverhaltens einstellen und sich daraus eine Mangel- oder Fehlernährung entwickeln.

Literatur

DNQP-Deutsches Netzwerk für Qualitätsentwicklung in der Pflege (Hrsg.) (2009). *Expertenstandard Pflege von Menschen mit chronischen Wunden, Entwicklung – Konsentierung – Implementierung*. Osnabrück: FH Osnabrück.

Heer M. (2000). Ernährung und Dekubitus. *Die Schwester Der Pfleger* 5: 418–422.

Protz K. & Timm J. H. (2009). *Moderne Wundversorgung*. 5. Aufl. München: Elsevier.

Veitl V. (2007). *Prophylaxe und Therapie der Wundheilungsstörungen – Bedeutung der Ernährung* (41–51). In: Wild T. & Auböck J. (Hrsg.). Manual der Wundheilung. Wien: Springer.

12 Folgen der Mangelernährung: Frailty, Stürze, Immobilität

Matthias J. Kaiser und Cornel C. Sieber

Einleitung

Mangelernährung hat bei alten Menschen zahlreiche ungünstige Konsequenzen, wie erhöhte Krankheitsanfälligkeit, verlängerte Krankenhausliegedauer, erhöhte Sterblichkeit, Wundheilungsstörungen bzw. Neigung zur Entwicklung chronischer Wunden (z. B. Dekubitalulcera) sowie allgemein erhöhter Ressourcenverbrauch des Gesundheitssystems durch zusätzlichen Behandlungs- und Pflegebedarf. Welche körperlichen Veränderungen ruft aber die Mangelernährung hervor, was muss passieren, damit eine der o. g. Folgen von Mangelernährung eintritt? Welchen Einfluss auf die Funktionalität und Selbstständigkeit eines alten Menschen hat die Mangelernährung eigentlich? Gibt es Möglichkeiten, ungünstige, durch Mangelernährung hervorgerufene Veränderungen zu erkennen bevor „das Kind in den Brunnen gefallen" ist, also bevor ein alter Mensch mit einer Schenkelhalsfraktur oder einer Lungenentzündung in ein Krankenhaus aufgenommen werden muss? Gibt es Möglichkeiten, diese Einschränkungen positiv zu beeinflussen oder rückgängig zu machen? Mangelernährung, also die unzureichende Aufnahme von Energieträgern – und insbesondere Proteinen – verursacht zahlreiche körperliche Veränderungen, welche letztlich zu den oben beschriebenen Konsequenzen führen. Ein wesentlicher Mechanismus läuft grob gesagt über folgende Sequenz ab: unzureichende Nahrungsaufnahme – unbeabsichtigter Gewichtsverlust – Verlust von Muskelmasse und Muskelkraft – Verschlechterung der Muskelfunktion – Gangunsicherheit und Stürze, letztlich chronische Erkrankung, Immobilität und Behinderung.

Mangelernährung begünstigt Morbidität und Mortalität

Die Wissenschaft hat hier mehrere Fachbegriffe geprägt. Den „Verlust von Muskelmasse und Muskelkraft" nennt sie „Sarkopenie" und die Folgen daraus, also verminderte Muskelfunktion, verminderte Selbstständigkeit, allgemeine Erschöpfung, Gangunsicherheit, Gangstörung, Sturzneigung und Immobilität „Frailty". Sarkopenie und Frailty sind untrennbar miteinander verbunden („ohne Sarkopenie keine Frailty") und nur in Kenntnis beider Begriffe lassen sich die Folgen der Mangelernährung vollständig verstehen.

Frailty und Sarkopenie

12.1 Frailty (Adj. frail) bedeutet Gebrechlichkeit – oder doch nicht?

Ursprung und Definition des Begriffs Frailty

Wenn man einen alten Menschen auf der Straße sieht, der mit langsamem Schritt und vielleicht über einen Gehstock oder einen Gehwagen gebeugt geht, dann kommt man aus der Beobachtung heraus sicher leicht zu dem Schluss, dass es sich hier um einen gebrechlichen Menschen handeln muss. Man liegt mit dieser Einschätzung oft nicht falsch, jedoch ist nicht jeder ältere Mensch, den man für gebrechlich hält, unbedingt „frail". Wie kann das sein? Lange wurden Multimorbidität, Behinderung oder generell hohes Lebensalter mit Frailty (im englischen Sprachraum) bzw. Gebrechlichkeit oder Hinfälligkeit (im deutschen Sprachraum) gleichgesetzt. Diese Einschätzung hat sich in den letzten Jahren gewandelt. Frailty hat sich zu einem Fachbegriff gewandelt und wird nun als ein physischer und psychischer Zustand eingeschränkter Mobilität und Selbstständigkeit betrachtet, welcher von Mangelernährung, Multimorbidität und zahlreichen anderen Faktoren begünstigt wird und im Verlauf zu Behinderung und Immobilität führt. Der Zustand der Frailty beinhaltet eine herabgesetzte Belastungsfähigkeit des älteren Menschen gegenüber externen Stressoren. „Externer Stressor" kann z. B. ein belastendes Ereignis sein, wie der Tod des Lebenspartners oder der Umzug in eine Pflegeeinrichtung, aber auch eine akute Erkrankung. Ein grippaler Infekt oder eine Gastroenteritis kann manchmal schon „zu viel" sein und das empfindliche System „alter Mensch" zum Kippen bringen. Frailty ist somit ein relativ neues Konzept aus der geriatrischen Forschung, das erst seit einigen Jahren Zulauf erhält und allmählich bekannt wird. Selbstverständlich kann Frailty weiterhin sinnvoll mit Gebrechlichkeit übersetzt werden, jedoch sollte man dabei im Hinterkopf behalten, dass der Begriff Gebrechlichkeit nicht die gleiche wissenschaftliche Bedeutung trägt.

Diagnostik von Frailty

Um die Diagnose des Frailty Syndroms zu erleichtern, wurden bestimmte Kriterien definiert, die vorhanden sein müssen, damit man im wissenschaftlichen Sinne von einer gebrechlichen Person als „frail" sprechen darf. Längst nicht alle älteren Menschen sind „frail", diejenigen aber, die betroffen sind, tragen ein deutlich erhöhtes Risiko für eingeschränkte Gesundheit, Mobilität und Selbstständigkeit. **Tabelle 12.1** gibt Aufschluss über die derzeit gebräuchlichsten Kriterien nach Fried et al. (2001) zur Definition von Frailty. Es muss jedoch kritisch angemerkt werden, dass zum jetzigen Zeitpunkt nicht alle Einflussfaktoren, die für das Entstehen eines komplexen Zustands wie der Frailty Bedeutung haben (s. auch **Tab. 12.2**), bekannt sind und auch nicht alle Symptome in einem einfachen Test erfasst werden können. Somit ist auf diesem Gebiet mit weiteren Modifikationen zu rechnen.

Tab. 12.1: Die Frailty-Kriterien nach Fried et al. (2001)

	Kriterium	Beschreibung	Punktvergabe
1	Gewichtsverlust	Unbeabsichtigter Gewichtsverlust. Frage: „Haben Sie im vergangenen Jahr ungewollt Gewicht abgenommen. Falls ja, waren es mehr als 5 kg?"	Gewichtsverlust = 5 kg im letzten Jahr = 1 Punkt
2	Erschöpfung	Frage: „An wie vielen Tagen trafen in der letzten Woche folgende Aussagen auf Sie zu? 1. Alles, was ich tue, strengt mich an. 2. Ich komme einfach nicht in Schwung."	Zustimmung zu mind. einer Frage an = 3 Tagen in der letzten Woche = 1 Punkt
3	Körperliche Aktivität	Errechnung der kcal pro Woche, die für körperliche Aktivität aufgewendet werden (z. B. Schwimmen, Gartenarbeit, Tennis).	< 383 kcal/Woche (♂), < 270 kcal/Woche (♀) = 1 Punkt
4	Ganggeschwindigkeit	Messung der benötigten Zeit für eine Gehstrecke von 15 Fuß (ca. 4,6 Meter).	= 6–7 s (abh. von Körpergröße) = 1 Punkt
5	Handkraft	Messung der Handkraft in kg (z. B. mittels Dynamometer) der dominanten Hand. Mittelwert aus drei Messungen.	= 17–32 kg (abh. von Geschlecht und BMI-Wert) = 1 Punkt

Vier der fünf Kriterien der Frailty nach Fried et al. (2001) beziehen sich auf die körperlichen Auswirkungen von Frailty. Das Kriterium „Gewichtsverlust" ist dabei auch ein Kardinalzeichen der Mangelernährung. Die Kriterien „reduzierte körperliche Aktivität", „verlangsamte Ganggeschwindigkeit" und „verminderte Handkraft" kann man als direkte Auswirkungen der Sarkopenie ansehen. Ein Kriterium jedoch, die „Erschöpfung", zielt auf das subjektive Erleben des älteren Menschen ab und trägt psychosozialen Einflussfaktoren Rechnung. Die Diagnose Frailty erfolgt, wenn drei oder mehr der Kriterien gleichzeitig vorliegen. Bei Vorhandensein von nur einem oder zwei Kriterien spricht man von Pre-Frailty („Vor-Gebrechlichkeit"), die als eine Art Vorstadium bei der Entwicklung hin zur Frailty angesehen werden kann. Ca. 7 % der selbstständig lebenden älteren Menschen erfüllen drei oder mehr Kriterien. Wie erwartet, nimmt die Häufigkeit von Frailty mit dem Alter zu, von 3 % bei den 65- bis 70-Jährigen bis auf 25 % bei über 85-Jährigen. Man kann davon ausgehen, dass die Häufigkeit von Frailty bei älteren Menschen mit erhöhter Hilfsbedürftigkeit weiter ansteigt, wie z. B. in Altenpflegeheimen.

Frailty-Kriterien nach Fried, Prävalenz

Tab. 12.2: Einflussfaktoren für die Entwicklung von Frailty

Einflussfaktor	Beschreibung
Alter	Höheres Alter = höheres Risiko für Frailty
Ernährung	Appetitverlust, Gewichtsverlust, Sarkopenie; Niedrige Werte der B-, C-, D-, E-Vitamine, Folsäure, Betacarotin, Selen und Zink
Multimorbidität	Gleichzeitiges Vorhandensein mehrerer, meist chronischer Erkrankungen (z. B. Atherosklerose, Herzinsuffizienz, Arthrose, Osteoporose) und damit verbundene Polypharmakotherapie
Hormone	Niedrige Werte für Testosteron, Wachstumshormon, DHEA und IGF-I; Anti-Androgen Behandlung; Insulinresistenz, metabolisches Syndrom
Zytokine (entzündungsmodulierende Botenstoffe)	Erhöhte Werte für CRP, Interleukin 6, TNF-α und Leukozyten; Aktivierung des Gerinnungssystems
Körperzusammensetzung	Zunahme der Fettmasse, Abnahme der fettfreien Masse und Knochendichte; Adipositas
Psychische/Neurologische Faktoren	Demenz, M. Alzheimer, M. Parkinson; Depression und andere psychische Erkrankungen
Soziale Faktoren	Wenig Sozialkontakte (Verwandte, Freunde, Vereine, Kirche), Armut, niedriger Bildungsstand

12.2 Frailty und Sarkopenie

Ursachen von Frailty, das „Frailty Puzzle"

Die Ursachen der Frailty sind zahlreich und unterschiedlich, also multifaktoriell. Nicht umsonst wird auch vom „Frailty Puzzle" (Kinney 2004) gesprochen. Eine Übersicht über die Ursachen gibt **Tabelle 12.2**. Hormonelle Veränderungen – im Sinne eines Ungleichgewichts zwischen aufbauenden (anabolen) und abbauenden (katabolen) Hormonen – scheinen eine Rolle zu spielen, wie auch chronisch erhöhte Entzündungsparameter. Die entzündungsfördernden Botenstoffe Interleukin 6 und C-reaktives Protein (CRP) sind zunehmend in den Blickpunkt des Interesses gerückt, nachdem gezeigt werden konnte, dass erhöhte Blutspiegel dieser Werte mit einem bis zu vierfach höherem Risiko für Frailty einhergehen. Chronische, oft deutlich altersassoziierte Erkrankungen wie Osteoporose, Atherosklerose und Demenz können die Entwicklung hin zur Frailty beschleunigen. Wie bereits erwähnt, sind Mangelernährung und die damit verbundene Sarkopenie weitere, wenn nicht sogar die entscheidenden Schlüsselfaktoren. Im klinischen Alltag sind Sarkopenie und Frailty ohnehin kaum trennbar.

Unterschiede zwischen normalem Altern und Sarkopenie

Der Begriff Sarkopenie leitet sich von den griechischen Begriffen „sarx" (Fleisch) und „penia" (Verlust) ab. Somit handelt es sich bei der Sarkopenie um einen Verlust von Muskelmasse, im weiteren Sinne aber auch um den Verlust von Muskelkraft. Der Verlust von Muskelmasse und Muskelkraft im Alter ist physiologisch, ein 90-

Jähriger besitzt beispielsweise nur noch etwa 50 % der Muskelkraft eines 20-Jährigen. Dieser Verlust ist jedoch nur bis zu einer bestimmten Grenze normal. Üblicherweise ist diese mit dem Unterschreiten der zweiten Standardabweichung im Vergleich zu einer jungen Vergleichspopulation erreicht (Definition nach Baumgartner (1998) bzw. „Sarkopenie Grad II" nach Janssen (2002)). Männer scheinen nach neueren Daten häufiger von Sarkopenie betroffen zu sein als Frauen. Die Berechnung des Body Mass Index (BMI) ist bei älteren Menschen oft nur von eingeschränkter Aussagekraft, da sich die Körperzusammensetzung häufig zugunsten der Fettmasse verschiebt und somit das Körpergewicht konstant bleibt, obwohl Muskelmasse verloren gegangen ist. Eine genaue Diagnose der Sarkopenie bleibt daher Methoden zur Messung der Körperzusammensetzung vorbehalten, die jedoch nur in wenigen Einrichtungen routinemäßig verfügbar sind. Auf der anderen Seite ist aus der Kenntnis der Muskelmasse eines Menschen nicht automatisch eine Aussage über die Funktionalität möglich, also über Gangsicherheit, Reaktionsfähigkeit und Autonomie. Viele Menschen – auch junge – haben schon einmal die Erfahrung gemacht, wie es ist, mit reduzierter Muskelmasse und Muskelkraft zu leben. Diejenigen nämlich, die einen Arm oder ein Bein gebrochen hatten und einen Gips tragen mussten. Nach der Entfernung des Gipses waren die Muskeln des betroffenen Körperteils dünn und kraftlos wie bei einem alten Menschen, der aufgrund von Immobilisierung oder unzureichender Proteinzufuhr Muskeln abgebaut hat. Bei alten Menschen ist jedoch die Muskulatur am ganzen Körper betroffen und nicht nur ein einzelner Körperteil, vielleicht vergleichbar mit einem Astronauten, der lange Zeit in der Schwerelosigkeit des Weltalls gelebt hat und sich zurück auf der Erde aufgrund des Muskelschwunds kaum mehr auf den Beinen halten kann. Es leuchtet ein, dass dieser Muskelschwund eine Erhöhung des Sturzrisikos bedeutet, mit der Gefahr von Knochenbrüchen und einer damit einhergehenden weiteren Immobilisierung. Beeinträchtigt sind jedoch auch Selbstständigkeit und Selbstversorgungsfähigkeit, wobei besonders ins Gewicht fällt, dass z. B. auch das Einkaufen gehen erschwert ist. In der Folge sind häufig weniger Lebensmittel verfügbar und es wird deswegen auch weniger gegessen, was die Energie- und Eiweißversorgung weiter verschlechtert und damit wiederum auf die Muskelmasse rückwirkt. Das Syndrom des „leeren Kühlschranks" (Boumendjel et al. 2000) gilt als Zeichen eines bevorstehenden Krankenhausaufenthalts z. B. aufgrund von Sturz, Infektion oder einer anderen akuten Erkrankung. Es sind sog. „Teufelskreise der Geriatrie" formuliert worden, die o. g. Beziehungen bildlich darstellen und regelhaft bei älteren Patienten vor allem in geriatrischen Kliniken vorzufinden sind (s. **Abb. 12.1**). Es ist kein Zufall, dass die Sarkopenie als Folge von Mangelernährung und wohl wichtigster Ursache des Frailty-Syndroms dabei im Zentrum steht. Wie bei Teufelskreisen üblich, ist eine Durchbrechung schwierig.

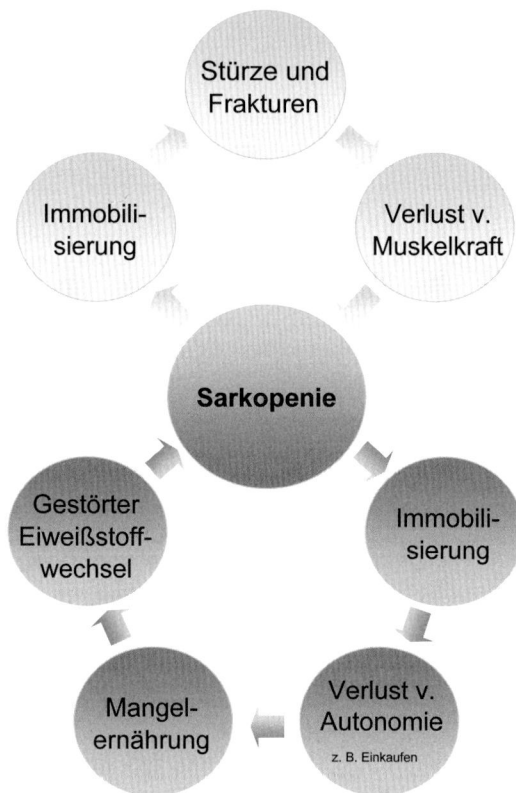

Abb. 12.1: Die geriatrischen Teufelskreise (nach Mühlberg & Sieber 2004)

12.3 Stürze und Immobilität

Stürze sind ein großes gesundheitliches Risiko für ältere Menschen. Ungefähr jeder dritte ältere Mensch über 65 Jahre stürzt mindestens einmal im Jahr. Die Sturzwahrscheinlichkeit steigt mit fortschreitendem Alter auf gut 50 % pro Jahr an. Ein Großteil schwerwiegender Verletzungen (z. B. Schenkelhalsfraktur, Kopfverletzung) bei älteren Menschen steht im Zusammenhang mit vorangegangenen Stürzen. Selbst Stürze ohne Verletzungsfolge können bei älteren Menschen zu weiterer Einschränkung der Mobilität führen, da sie fürchten, erneut zu stürzen („fear of falling"). Hier droht ein weiterer Teufelskreis zu entstehen. Es gibt zahlreiche Ursachen für Stürze, häufig liegen ihnen verminderte Muskelmasse und -kraft, also Sarkopenie zugrunde, und damit die wichtigste Ursache für Frailty. Studien haben gezeigt, dass sich das Risiko zu stürzen ungefähr verdoppelt, falls Frailty vorliegt. Daneben spielen auch zusätzliche neurologische Beeinträchtigungen (M. Parkinson, Polyneuropathie z. B. bei Zuckerkrankheit), Umgebungsfaktoren (schlechte Beleuchtung, Türschwellen) und insbesondere die Einnahme mehrerer Medikamente eine Rolle.

Vollständige Immobilität und Bettlägerigkeit müssen als das Endstadium der Frailty angesehen werden. Um im Bild der Gebrechlichkeit zu bleiben, sind bettlägerige Menschen wohl bereits „zerbrochen". Die meisten bettlägerigen alten Menschen nehmen deutlich zu wenig Energie und Eiweiß zu sich. Daneben bestehen in aller Regel fortgeschrittene chronische Erkrankungen, insbesondere Demenzen. Diese Einschränkungen bedingen meist einen hohen Grad an Pflegebedürftigkeit. Eine ausreichende Ernährung und Flüssigkeitsversorgung sollte auch weiterhin angestrebt werden, jedoch wird damit nur noch in Ausnahmefällen eine Besserung der funktionellen Fähigkeiten zu erreichen sein. Aufgrund der oft schweren kognitiven Defizite sind auch krankengymnastischen Bemühungen Grenzen gesetzt.

12.4 Therapiemöglichkeiten bei Sarkopenie und Frailty: „bed is bad"

Bereits vor 15 Jahren hat eine Studie gezeigt, dass die Kombination von Krafttraining und ausreichender Ernährung auch bei sehr alten Menschen Muskelmasse, Muskelkraft und Spontanbewegung steigern kann. Zusätzliche Ernährung ohne Krafttraining blieb dagegen ohne Nutzen. Seitdem hat sich an dem Credo „bed is bad" nicht viel geändert, d. h. eine Verbesserung der funktionellen Möglichkeiten ist nur durch Mobilisierung und Training unter ausreichender Zufuhr von Energie und Eiweiß (ggf. Zusatzernährung, Trinknahrung) möglich. Bettlägerigkeit, Krankenhauseinweisungen und Pflegeheimaufenthalte sollen dabei so lange wie möglich vermieden werden. Ausdauer- und Krafttraining haben positive Auswirkungen auf die Mobilität, die Aktivitäten des täglichen Lebens, die Gangsicherheit und die Vermeidung von Stürzen. Eine zu späte Intervention kann jedoch ohne Erfolg bleiben, wenn funktionelle Einschränkungen bereits zu weit fortgeschritten sind (Behinderung, Bettlägerigkeit). Generell ist ein Ausdauer- und Krafttraining jedem älteren Menschen nach seinen Möglichkeiten zu empfehlen, ggf. unter krankengymnastischer oder ergotherapeutischer Anleitung. Grundsätzlich gilt auch, dass jede Bewegung besser ist als keine Bewegung. Ältere Menschen sollten die Möglichkeit haben, aus verschiedenen Bewegungs- und Kraftsportarten zu wählen. Besonders gut wird nach Erfahrung der Autoren auch Tai Chi angenommen (s. **Abb. 12.2**), das insbesondere Balance und Koordination trainiert und damit auf vielversprechende Weise der Prävention von Stürzen dient. Nebenbei ist auch der positive Einfluss sozialer Kontakte nicht zu unterschätzen.

Ernährungstherapie, Bewegungstraining, Krafttraining, Tai Chi

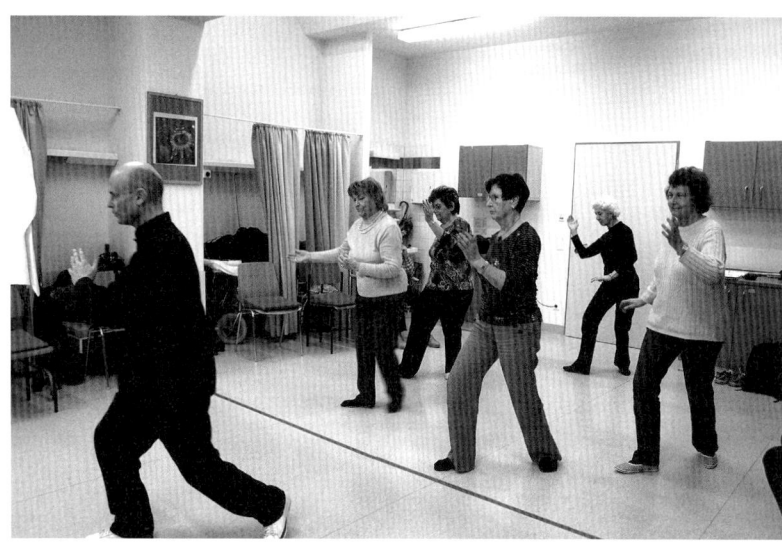

Abb. 12.2: Tai Chi Kurs am Zentrum für Altersmedizin Nürnberg (Foto: J. Myllymäki-Neuhoff)

Weitere Therapieansätze

Eine hormonelle Ersatztherapie bei nachgewiesenem Mangel bestimmter Hormone (z. B. Androgene, Wachstumshormon) ist sinnvoll im Rahmen der Behandlung der zugrunde liegenden Störung, wird aber aufgrund möglicher Nebenwirkungen nicht zum generellen Einsatz empfohlen. Außerdem fehlen zufriedenstellende Studienergebnisse im Hinblick auf eine Verbesserung von Muskelkraft und Funktionalität. Nachgewiesener Vitamin D-Mangel sollte in jedem Fall korrigiert werden, da dem Vitamin D eine herausragende Bedeutung für den Muskelstoffwechsel und die Muskelkraft zukommt und außerdem ein Vitamin D-Mangel weit verbreitet ist. Eine Reduktion des Sturzrisikos älterer Menschen ist unter Vitamin D-Ergänzungstherapie bereits nachgewiesen. Medikamentöse Therapieansätze mit Cannabinoiden, anderen, den Appetit steigernden Substanzen oder ACE-Hemmern scheinen noch nicht ausgereift zu sein und werden derzeit nicht empfohlen.

Zusammenfassung

Altern ist ein individueller Prozess, der hinsichtlich Ablauf und Komplikationen schwer vorhersagbar ist. Das Wissen um die Ursachen, Zusammenhänge und Folgen von Frailty hat in den letzten Jahren stark zugenommen, allerdings beginnt man erst jetzt zu verstehen, warum der eine ältere Mensch „frail" wird und ein anderer nicht. Mangelernährung, Sarkopenie sowie hormonelle und chronisch entzündliche Faktoren scheinen jedoch eine wichtige Rolle zu spielen. Frailty führt im weiteren Fortschreiten häufig zu gravierenden Einschränkungen von Gesundheitszustand, Mobilität und Autonomie. Eine Diagnose von Frailty ist mithilfe relativ einfacher klinischer Tests wie z. B. den fünf Kriterien nach Fried möglich.

Behandlungsansätze ergeben sich aus dem Versuch, die beobachteten Veränderungen wie z. B. Gewichtsverlust und Kraftverlust zu verlangsamen oder umzukehren. Neben einer ausreichenden, proteinreichen Ernährung und der Behandlung von Begleiterkrankungen scheinen, dabei Kraft- und Ausdauertraining entscheidend zu sein.

Literatur

Bales C. W. & Ritchie C. S. (2002). Sarcopenia, weight loss, and nutritional frailty in the elderly. *Annual Review of Nutrition* 22: 309–323.

Bartali B., Frongillo E. A., Bandinelli S., Lauretani F., Semba R. D., Fried L. P., Ferrucci L. (2006). Low nutrient intake is an essential component of frailty in older persons. *Journals of Gerontology Series A: Biological Sciences and Medical Sciences* 61(6): 589–593.

Bauer J. M. & Sieber C. C. (2007). Geriatrie 2007. *Deutsche Medizinische Wochenschrift* 132(25–26): 1414–1416.

Bauer J. M. & Sieber C. C. (2008). Sarcopenia and frailty – a clinician's controversial point of view. *Experimental Gerontology* 43(7): 674–678.

Baumgartner R., Koehler K.M., Gallagher D. Romero L., Heymsfield S.B., Ross R.R., Garry P.J., Lindemann R.D. (1998). Epidemiology of sarcopenia among the elderly in New Mexico. *Am J Epidemiol* 147: 755–763.

Boumendjel N., Herrmann F., Girod V., Sieber C., Rapin C. H. (2000). Refrigerator content and hospital admission in old people. *Lancet* 356(9229): 563.

Fiatarone M. A., O'Neil E. F., Ryan N. D., Clements K. M., Solares G. R., Nelson M. E., Roberts S. B., Kehayias J. J., Lipsitz L. A., Evans W. J. (1994). Exercise training and nutritional supplementation for physical frailty in very elderly people. *New England Journal of Medicine* 330(25): 1769–1775.

Fried L., Tangen C. M., Walston J., Newman A. B., Hirsch C., Gottdiener J., Seeman T., Tracy R., Kop W. J., Burke G., McBurnie M. A. (2001). Cardiovascular Health Study Collaborative Group. Frailty in older adults: evidence for a phenotype. *Journal of Gerontology* 56(3):146–156.

Janssen I., Heymsfield S.B., Ross Robert (2002). Low relative skeletal muscle mass (sarcopenia) in older persons is associated with functional impairment and physical disability. *J Am Geriatr Soc* 50: 889–896.

Kinney J. M. (2004). Nutritional frailty, sarcopenia and falls in the elderly. *Current Opinion in Clinical Nutrition and Metabolic Care* 7(1): 15–20.

Mühlberg W. & Sieber C. C. (2004). Sarcopenia and frailty in geriatric patients: implications for training and prevention. *Zeitschrift für Gerontologie und Geriatrie* 37(1): 2–8.

13 Mangelernährung im Säuglings- und Kindesalter

Arite Raebel und Sabine Ohlrich

Einleitung

In diesem Kapitel wird auf das Problem der Ernährungsstörungen im Kindesalter eingegangen. Falsche oder einseitige Ernährung und nicht erkannte Nahrungsmittelunverträglichkeiten können im Kindesalter verheerende Folgen haben. Umso wichtiger ist es, auftretende Symptome rechtzeitig zu erkennen, richtig zu interpretieren und zu behandeln.
Exemplarisch werden einige Krankheitsbilder vorgestellt, welche in den meisten Fällen eine Mangelernährung nach sich ziehen. Grundsätzlich gilt, dass jede chronische Erkrankung und häufige Klinikaufenthalte ebenfalls Indikatoren für Ernährungsstörungen sein können.

Definition Ernährungsstörung
Bei einer Mangelernährung oder Ernährungsstörung handelt es sich um eine unzureichende Aufnahme von Nährstoffen, woraus im Kindesalter immer Gedeihstörungen resultieren. Es können Grundnährstoffe (Fette, Eiweiße, Kohlenhydrate) und/oder Mikronährstoffe wie Vitamine oder bestimmte Mineralstoffe fehlen.

Mangelernährung im Kindesalter kann verschiedene Ursachen haben und sich auch zu unterschiedlichen Zeitpunkten äußern und manifestieren. Die Einteilung von Ernährungsstörungen erfolgt in akute und chronische Ernährungsstörungen.
Bei chronischen Ernährungsstörungen geht die Ausprägung von der leichten Form, der Dystrophie, bis hin zur schweren Form, der Atrophie. Die Dystrophie ist eine leichte Gedeihstörung, welche mit oder ohne Dyspepsie einhergeht. Die Atrophie ist eine schwere Gedeihstörung, bei der das Unterhautfettgewebe der Kinder stark zurückgebildet ist. Die schwerste Form der Atrophie ist die Kachexie. Alle drei Formen können fließend ineinander übergehen.

13.1 Ursachen

Ursachen für akute Ernährungsstörungen

Akute Ernährungsstörungen treten meist infektionsbedingt in Form von Erbrechen und/oder Durchfall auf. Typische Erreger sind u. a. Rotaviren, Adenoviren, Bakterien (E. coli), Salmonellen, Pilze etc.

Die Schwere der Erkrankung kann von einer leichten Enteritis über eine mittelschwere Dyspepsie bis hin zu einer schweren Dehydratation und Intoxikation reichen. Dabei kommt es zu einer massiven Entgleisung des Wasser- und Elektrolythaushalts. Gefährlich ist dieser Zustand vor allem für Säuglinge und Kleinkinder, da der rasante Flüssigkeitsverlust in kurzer Zeit oft nicht adäquat ausgeglichen werden kann.

Chronische Ernährungsstörungen haben multifaktorielle Ursachen. Dazu zählen:

Ursachen für chronische Ernährungsstörungen

- angeborene Stoffwechselkrankheiten: Phenylketonurie, Mukoviszidose u. a.
- angeborene (chirurgische) Fehlbildungen: angeborene Herzfehler, Atresien und/oder Stenosen im Magen-Darm-Trakt
- chronisch entzündliche Darmerkrankungen: Morbus Crohn
- Tumorleiden
- Allergien und Lebensmittelunverträglichkeiten
- Zöliakie
- Ernährungsfehler: die Nahrung ist in ihrer Menge und Zusammensetzung falsch zubereitet, bei vollgestillten Kindern sind Menge und Zusammensetzung der Muttermilch nicht ausreichend, Verabreichung von Heilnahrung zu lange – daraus können Avitaminosen oder ein Eiweißmangel resultieren
- soziale Indikationen: Vernachlässigung, Alkoholismus und Drogenmissbrauch der Eltern, mangelhafte Sauberkeit
- Essstörungen: frühkindliche Essstörungen, Anorexie, Bulimie, Adipositas

13.2 Assessment

Um eine Ernährungsstörung festzustellen, bedient man sich der Perzentilenkurven für Länge, Gewicht und Kopfumfang sowie des Body Mass Index (s. **Abb. 13.1**). Da die Variationsbreite bei gesunden Kindern sehr groß ist, verwendet man statistische Methoden zur Berechnung des Normwerts und der dazugehörigen Standardabweichung vom Mittelwert. Die Perzentile bezeichnet die Rangposition eines Werts in einer Verteilung bezogen auf 100. Als obere und untere Normalwerte werden die 3. und die 97. Perzentile angenommen. Die 50. Perzentile gilt als der durchschnittliche Normwert. Dabei werden Alter, Gewicht und Länge bzw. Alter und Kopfumfang des Kindes in Relation gesetzt und in einem Somatogramm vermerkt. Die Perzentilenkurve ermöglicht eine Beurteilung des Entwicklungsverlaufs des Kindes. Es wird zwischen Jungen und Mädchen unterschieden.

Ernährungsstörungen erfassen

Der Body Mass Index (BMI) oder Körpermasseindex berechnet sich aus dem Körpergewicht in kg geteilt durch die Körperlänge in Metern zum Quadrat. Das Verhältnis von Größe zu Gewicht kann beurteilt werden und es sind Rückschlüsse auf den Ernährungszustand möglich.

13 Mangelernährung im Säuglings- und Kindesalter

Perzentilkurven für den Body Mass Index (Mädchen 0–18)

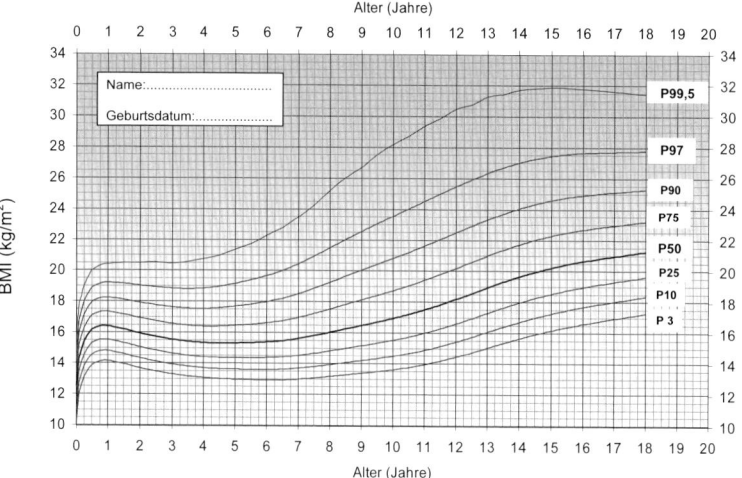

Perzentilkurven für den Body Mass Index (Jungen 0–18 Jahre)

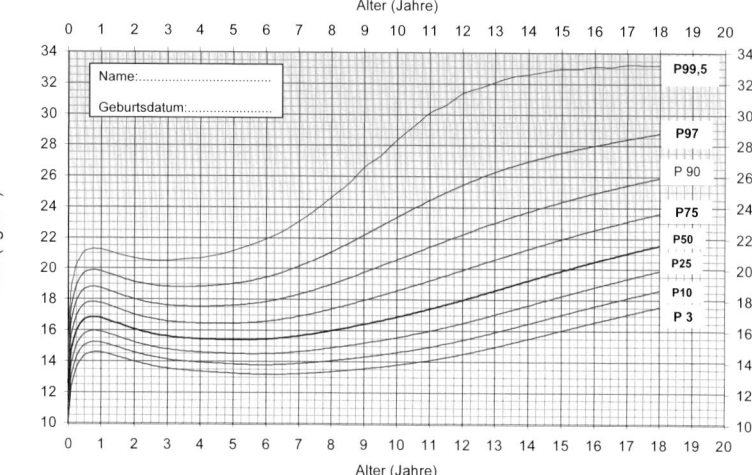

Abb. 13.1: Perzentilenkurven (Kromeyer-Hauschild et al. 2001; http://www.a-g-a.de/Leitlinie.pdf)

13.3 Mangelernährung durch akute infektionsbedingte Erkrankungen

Pathogenese

Akute Infektionen des Gastrointestinaltrakts gehen in der Regel mit Diarrhoe und Erbrechen bei gleichzeitiger Verweigerung der Nahrung einher. Häufig kommt es zu Fieber. In der Folge kann es zu akuten Störungen des Wasser-, Elektrolyt- und Säure-Basen-Haushalts kommen.

Mangelernährung durch Infektionserkrankungen

Symptome: Dehydratation

Bei der Dehydratation kommt es zu einer übermäßigen Flüssigkeitsabgabe und/oder einer ungenügenden Flüssigkeitsaufnahme, die meist mit einer akuten Störung des Wasser-, Elektrolyt- und Säure-Basen-Haushalts einhergeht.

Der Schweregrad der Dehydratation ist über den aktuellen Gewichtsverlust bestimmbar. Wenn dieser nicht ermittelt werden kann, kann die Dehydratation über die nachfolgend beschriebenen Symptome erfasst werden (s. **Tab. 13.1**).

Exsikkose	Kreislauf/Atmung	Zentrales Nervensystem
• eingesunkene Fontanelle • halonierte Augen • verminderter Hautturgor • stehende Hautfalte bzw. langsames Verstreichen einer angehobenen Hautfalte • trockene Mundschleimhaut	• Tachykardie • Hypotonie • marmorierte Haut • kühle Extremitäten • beschleunigte und vertiefte Atmung bei schwerer metabolischer Azidose	• Unruhe • schrilles Schreien • Apathie • Koma • Krämpfe

Tab. 13.1: Symptome der Dehydratation

Merke
Aufgrund des Volumenmangels besteht bei einer schweren Dehydratation die Gefahr eines hypovolämischen Schocks. Besonders bei Säuglingen und Kleinkindern ist eine frühe Erfassung und Behandlung erforderlich, da sich sonst innerhalb kürzester Zeit ein lebensgefährlicher Zustand entwickeln kann.

Therapie und Pflege

- sofortiger Ausgleich des Elektrolyt- und Volumenmangels durch Dauerinfusion
- bei Fieber fiebersenkende Maßnahmen (Wadenwickel, Medikamente)
- sorgfältige Beobachtung der Bewusstseinslage, Krämpfe, Erbrechen, Atemstörungen

- Pflege der Augen mit Augensalbe, da durch den verminderten Lidschlag die Augen zur Austrocknung neigen
- bei stabilem Allgemeinzustand kann mit dem schrittweise oralen Nahrungsaufbau begonnen werden
- bei Trinkschwäche oder Übelkeit muss die Nahrung anfänglich über eine Sonde verabreicht werden
- bei gestillten Kindern weiter Muttermilch verabreichen
- Ernährung mit einer Heilnahrung: Reisschleim (Elektrolyt-, Glukose-Elektrolyt-Lösungen)
- kleine Mahlzeiten
- tägliche Gewichtskontrolle
- Bilanzierung durch Ein- und Ausfuhrkontrolle

13.4 Mangelernährung durch Nahrungsmittelunverträglichkeiten

Eine weitere schwere Erkrankung im Kindesalter stellt die Nahrungsmittelunverträglichkeit dar. Pro Jahr entwickeln ca. 2–8 % der Kinder eine allergische Reaktion auf bestimmte Nahrungsmittel. Die Symptome können sehr unterschiedlich sein. Am häufigsten betroffen sind Haut (Neurodermitis, Urtikaria), Atemwege (allergische Rhinitis, Asthma bronchiale) und der Gastrointestinaltrakt (Durchfall, Blähungen).

> **Merke**
> Die häufigste Form der Nahrungsmittelallergie ist die Kuhmilcheiweißunverträglichkeit. Sie betrifft ca. 1–3 % aller Säuglinge.

Pathogenese

Ausgehend vom Pathomechanismus kann man zwei Verläufe unterscheiden. Einerseits die Akutreaktion, diese tritt in der Regel innerhalb von 30 bis maximal 120 Minuten nach Aufnahme des Nahrungsmittels auf, und andererseits die Spätreaktionen, die das Maximum erst ein bis zwei Tage nach dem Allergenkontakt erreichen.

Symptome

Die klinischen Symptome können sehr vielfältig und unspezifisch sein. Abhängig vom betroffenen Magen-Darm-Abschnitt kommt es zu:

- Übelkeit
- Erbrechen
- Durchfall mit schleimigen, massigen oder blutigen Stühlen
- Obstipation
- Bauchschmerzen
- Schreien, Unruhe
- Nahrungsverweigerung und Gedeihstörungen

Diagnostik

- fachgerechte Allergiediagnostik in einer Spezialambulanz, z. B. durch Pricktest
- Führen eines Ernährungstagebuchs
- Vitalzeichenkontrolle bei Gefahr einer anaphylaktischen Reaktion
- Eliminationsdiät, dabei werden besonders häufig auslösende Allergene (Eier, Kuhmilch, Erdnüsse) weggelassen

> **Merke**
> Eliminationsdiät nur nach ärztlicher Aufforderung und unter Anleitung einer Diätassistentin durchführen.

Empfehlung für die Eltern, um die Identifikation des Allergens zu erleichtern

- Fertigbreie mit wenigen Komponenten (z. B. nur eine Obstsorte) verwenden
- Sich auf einen Anbieter und ein enges Produktsortiment (vier bis fünf Sorten) beschränken

Therapie und Pflege

Die Therapie besteht aus einer absoluten Allergenkarenz, d. h. die Nahrung muss so zusammengesetzt sein, dass keine Allergene enthalten sind. Die Zusammenstellung der Nahrung sollte eine Diätassistentin vornehmen. Säuglinge mit einer Kuhmilcheiweißunverträglichkeit werden auf eine Diätnahrung umgestellt. Die Kinder sollten regelmäßig ärztlich überwacht und alle 6 Monate einer Allergentestung unterzogen werden, da sich eine Allergie bei 90 % der Kinder innerhalb der ersten drei Lebensjahre wieder verliert.
Allergien gegen andere Nahrungsmittel wie Erdnüsse, Soja, Fisch und Schalentiere bestehen meist ein Leben lang. Eine gute Aufklärung und Beratung von Kindern und Eltern durch die Pflege- oder Ernährungsfachkraft kann die Notwendigkeit der Diät untermauern und Komplikationen weitestgehend minimieren. Beobachtungskriterien wie Gewichtsverlauf, Aussehen, Geruch, Häufigkeit und Konsistenz des Stuhls können unterstützende Hinweise geben. Eltern und Kinder sollten durch Ernährungsberatungen und Schulungen einen sicheren Umgang bei der richtigen Auswahl der Nahrungsmittel und den Diätvorgaben bekommen.

> **Merke**
> Ein versehentlicher Kontakt mit dem Allergen kann bei Atopikern zu lebensbedrohlichen Situationen führen.
> Das allergene Potenzial von Soja ist z. T. höher als das von Kuhmilch. Deshalb keine Säuglingsnahrung auf Sojabasis einsetzen.

Zöliakie

Zöliakie

Eine besondere Form der Lebensmittelunverträglichkeit ist die Zöliakie. Sie nimmt als Autoimmunerkrankung eine Sonderstellung ein und zählt laut Definition zu den durch Nahrungsmittel ausgelösten, immunologisch bedingten Erkrankungen.

Pathogenese

Bei der Zöliakie handelt es sich um eine permanente Glutenintoleranz. Gluten ist das Klebereiweiß in Getreide. Es kommt in Weizen, Roggen, Gerste, Dinkel und Grünkern vor. Nach neuesten Erkenntnissen ist es im Hafer nicht enthalten, gelangt jedoch bei dessen Verarbeitung zumeist durch Kontamination in die Produkte. Deshalb gilt auch Hafer als ungeeignet. Verantwortlich für den pathologischen Umbau der Dünndarmschleimhaut ist ein Eiweißbestandteil der oben genannten Getreidesorten. Die pathogenen Mechanismen sind noch nicht vollständig geklärt, man geht aber von einem genetischen Defekt der Glykoproteinstruktur der Enterozytenmembran aus. Pathologische Veränderungen der Dünndarmmukosa sind die Folge: vollständiger Zottenschwund, Verlust des Bürstensaumes, Zunahme von Lymphozyten im Stroma und Kryptenhyperplasie (Schleimhautkrypten sind im Vergleich zur Zottenlänge kompensatorisch verlängert; s. **Abb. 13.2**).

13.4 Mangelernährung durch Nahrungsmittelunverträglichkeiten

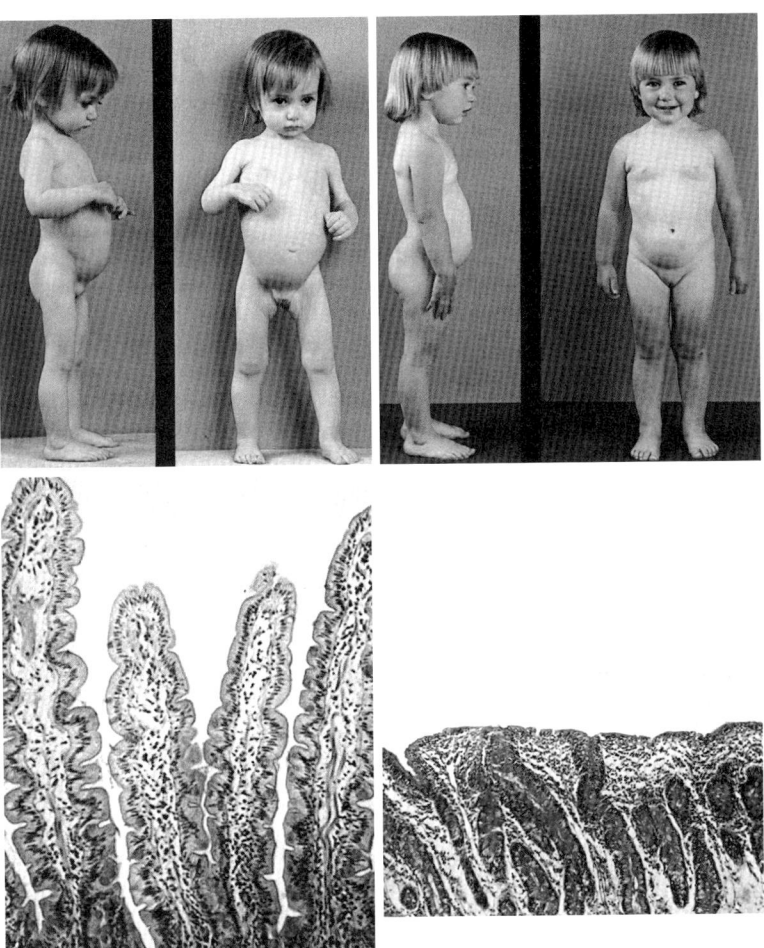

Abb. 13.2: Zöliakie (Quelle: Fachjournal DZG Medizin, Zöliakie/Sprue Februar 2005; http://www.dzg-online.de/pressebilder.268.0.html)
1. Zöliakiekrankes Kind
2. Kind nach glutenfreier Ernährung
3. Gewebeschnitt normale Dünndarmschleimhaut
4. Gewebeschnitt flache Dünndarmschleimhaut

Symptome

Der Zeitpunkt des ersten Auftretens ist abhängig von der Gabe getreidehaltiger Nahrung und liegt zwischen dem 8. und 18. Lebensmonat. Die klassischen Symptome sind:

- *Durchfall*: erst intermittierend und im Zusammenhang mit Infekten, später chronisch
- Stuhl: hell, locker, schaumig und übel riechend
- Obstipation (10 %), erweitertes Kolon, ähnlich Morbus Hirschsprung
- *Dystrophie*: Gedeihstörung als Folge der Malabsorption
- Starker Gewichtsverlust, Abnahme des Unterhautfettgewebes an Gesäß und Extremitäten, Minderwuchs

- *Großes Abdomen*: bei Diätfehlern tritt sofort ein gebläthes Abdomen auf
- *Psychische Alteration*: Kinder mit Zöliakie sind oft übellaunig, mürrisch verdrießlich

Es gibt verschiedene Verlaufsformen, welche mit anderen Mangelerscheinungen einhergehen und sekundäre Komplikationen z. B. Eisenmangel, Folsäuremangel u. a. hervorrufen können. Eine Disposition für Zöliakie besteht bei Diabetes mellitus Typ 1 und dem Down-Syndrom.

Diagnose

Die Diagnose wird durch die Bestimmung der IgA-Antikörper gegen Endomysium – die Gewebstransglutaminase – im Serum und eine Dünndarmbiopsie gesichert.

Therapie und Pflege

Die Therapie besteht aus einem lebenslangen, vollständigen Verzicht auf glutenhaltige Nahrungsmittel. Produkte aus Weizen, Roggen, Gerste, Dinkel, Grünkern und Hafer sind verboten. Grundlage der Ernährung sollten Mais, Kartoffeln und Reis bzw. spezielle glutenfreie Lebensmittel sein. Glutenfreie Lebensmittel gibt es im Reformhaus, in gut sortierten Supermärkten oder von Firmen und Spezialanbietern über den Internetversand. Wichtig ist es auch, auf die Nahrungsmittel mit verstecktem Getreidegehalt zu achten. Gluten ist deklarationspflichtig, es gilt also, die Zutatenliste immer genau zu lesen. Zu Behandlungsbeginn werden bestehende Kalorien-, Protein- und Vitamindefizite ausgeglichen. Bei einem Gewicht/Längenverhältnis unter 75 % der Norm sollte mit einer parenteralen Ernährung begonnen werden. Die Umstellung der Nahrung sollte auf jeden Fall unter Anleitung einer Diätassistentin erfolgen. Eine entscheidende Rolle kommt der Aufklärung und Beratung der Eltern zu. Kinder, die mit einer strengen glutenfreien Ernährung aufwachsen, haben in der Regel keine Schwierigkeiten, da der Umbau der Darmmukosa reversibel ist. Bei Nicht-Einhalten der Diät kommt es häufig zu Folgeerkrankungen wie Minderwuchs, Osteoporose, malignen Darmlymphomen und psychischen Auffälligkeiten z. B. Anorexia nervosa.

Um die oben genannten Symptome rechtzeitig zu identifizieren, ist eine geschulte Krankenbeobachtung wichtig. Bei Verhaltensveränderungen ist es wichtig, die Kinder aufzumuntern, abzulenken und die Stimmung etwas aufzuhellen. Auch den Eltern muss eingehend erklärt werden, dass diese Auffälligkeiten krankheitsbedingt auftreten und nach Therapiebeginn wieder verschwinden.

> **Tipp:** Selbsthilfegruppe: Deutsche Zöliakiegesellschaft www.dzg-online.de

13.5 Mangelernährung aufgrund psychischer Störungen

Pathogenese

Die Ursachen von Essstörungen sind bis heute nicht eindeutig geklärt. Man versucht, der Problematik anhand einiger Erklärungsmodelle näher zu kommen. Mögliche Ursachen sind:

- kognitive Fehleinstellung zur Figur, zur körperlichen Attraktivität und zum Essen;
- ein gesellschaftlich geprägtes Schlankheitsideal für Mädchen und Frauen, mit der Suggestion, „Schlank sein sei ein Maßstab für Erfolg und Attraktivität" – vor allem in westlichen Industrieländern;
- schwierige familiäre Beziehungen, in denen Aussehen und Attraktivität sehr hoch bewertet werden;
- innerpsychische Konflikte, bei denen die Autonomieentwicklung maßgeblich abhängt vom Essen und der Attraktivität;
- traumatische Ereignisse wie Vernachlässigung, Misshandlungen körperlicher, psychischer oder sexueller Natur, welche eine massiv gestörte Körperwahrnehmung und Körperakzeptanz nach sich ziehen;
- maligne Erkrankungen.

Symptome

- *massives Diätverhalten* bis hin zur Nahrungsverweigerung oder extreme Essanfälle, bei denen ungewöhnlich große Mengen hastig verzehrt werden
- *Vermeidung kalorienreicher Nahrungsmittel*, Kalorien zählen
- Gewichtskontrolle durch Fastentage, selbst ausgelöstes Erbrechen, exzessive körperliche Anstrengung, Einnahme von Appetitzügler, Diuretika oder Abführmittel
- *Gewichtsüberwachung* durch häufiges Wiegen, intensive Auseinandersetzung mit Kochrezepten
- *zunehmende soziale Isolierung*, vor allem außerhalb der Familie
- *starke Identitätsprobleme*
- *Amenorrhoe*, Hypotonie, Hypothermie, Bradykardie, Haarausfall

Zu den häufigsten Essstörungen im Kindes- und Jugendalter gehören die Anorexia nervosa und die Adipositas. Das Krankheitsbild der Anorexia nervosa wird hier etwas näher ausgeführt, da die Therapie dieser Erkrankung sehr langwierig und schwierig ist und die Prognose sehr ungünstig.

Anorexia nervosa

Anorexia nervosa

Die Anorexia nervosa ist eine klassische psychosomatische Erkrankung des späten Kindes- und Jugendalters. Das Erkrankungsalter liegt zwischen 12 und 35 Jahren. Meist beginnt die Erkrankung in der Pubertät, sie tritt häufig in der sozialen Ober- und Mittelschicht der westlichen Industrieländer auf. Betroffen ist ein Mädchen von 150 bis 200 weiblichen Jugendlichen.

Pathogenese

Bei der Anorexia nervosa kommt es zu einem absichtlich herbeigeführten Gewichtsverlust durch Fastenkuren, Diäten, selbst ausgelöstem Erbrechen oder Abführen, übertriebene körperliche Aktivität, Medikamenteneinnahme (Diuretika, Abführmittel, Appetitzügler) etc.

Symptome

- starker Gewichtsverlust
- verzerrte Körperwahrnehmung
- Rückzug aus außerfamiliären Bereichen
- depressive Verstimmungen
- sehr leistungsorientiert (sehr gute Schulnoten)
- intensive Beschäftigung mit Kochrezepten; anorektische Jugendliche versorgen sehr aufmerksam die eigene Familie mit Essen
- endokrine Störungen: Amenorrhoe, Libido/Potenzverlust
- pathologische Vitalfunktionen: Hypotonie, Hypothermie, Bradykardie
- Veränderungen des Zahnschmelzes
- Elektrolytstörungen
- Hautveränderungen: Lanugobehaarung, Haarausfall

Diagnostik

- Anamnese und körperliche Untersuchung
- Blutbild auf hormonelle Parameter (Wachstumshormone u. a.) und andere Organstörungen (Nierenfunktionsstörungen, Elektrolytstörungen)
- Untersuchung der Vitalfunktionen
- Psychiatrische Diagnostik

Therapie und Pflege

Akutphase: Während der akuten lebensbedrohlichen Phase gilt es, den bestehenden Energie- und Nährstoffmangel auszugleichen. Dies kann über eine Zwangsernährung durch eine Infusion oder Magensonde erfolgen.

Sekundärphase: Ist die Akutphase überwunden, kann mit der Nahrungsaufnahme begonnen werden. Bei der Essensauswahl und Zubereitung sollten die Kinder und Jugendlichen mit einbezogen werden. Der Nahrungsaufbau erfolgt über einen festgelegten Ernährungsplan, welcher im Rahmen einer Ernährungsberatung der Arzt und die Diätassistenten erstellen. Die Patienten und/oder das Pflegepersonal dokumentieren die Ernährung in einem Protokoll oder Ernährungstagebuch.

Von besonderer Bedeutung in dieser Phase ist die Beobachtung des Ernährungs- und Allgemeinzustandes der Betroffenen. Dazu gehört die regelmäßige Gewichtskontrolle. Die Gewichtsgrenzen werden zusammen mit den Kindern und Jugendlichen erstellt und mit positiven oder negativen Auswirkungen belegt. In dieser lange Phase erfolgen begleitend immer wieder Gespräche mit einem interprofessionellen Team (Psychologen, Kinderärzte, Pflegepersonal, Diätassistenten u. a.). Zwischen den Therapeuten und dem Patienten muss sich ein Vertrauensverhältnis entwickeln, um einen bestmöglichen Therapieverlauf zu ermöglichen. Die Akzeptanz des eigenen Körpers und eine Steigerung des Wohlbefindens in Verbindung mit einer normalen Nahrungsaufnahme sind Ziele der Behandlung.

Körperliches Wohlbefinden kann durch entspannende Massagen mit rückfettenden Lotionen oder Bädern gefördert werden. Warme, gemütliche Kleidung mindert die Kälteempfindlichkeit. Zahlreiche Therapieangebote z. B. Maltherapie, Musiktherapie geben den Patienten die Möglichkeit, ihre Gefühle auszudrücken.

Familiäres Umfeld

Zu Beginn der Therapie wird der Kontakt zu Eltern und Geschwistern in den meisten Fällen unterbrochen. Folgt eine Familientherapie, dann ist die Einbeziehung der Familie notwendig, da der Umgang der Eltern mit der Situation, mit ihrem Kind, der Erkrankung und der Ursache sehr wichtig sind. Hat ein Familienmitglied eine Essstörung, betrifft dies die ganze Familie. Eltern und Geschwister leiden unter dieser Situation und stehen ihr oft hilflos gegenüber.

Prognose

Die Prognose bei Anorexia nervosa ist ungünstig. Bei vielen Patienten besteht trotz langwieriger Behandlung weiterhin ein gestörtes Essverhalten. Rezidive und Suizidgefahr durch manifestierte Persönlichkeitsstörungen, aber auch körperliche Krankheiten wie Nierenversagen oder plötzlicher Herztod können aufgrund der permanenten Unterversorgung primäre und sekundäre Todesfolgen sein. Eine vollständige Heilung gelingt meist nur nach langer Behandlung.

Literatur

Arbeitsgemeinschaft Adipositas im Kindes- und Jugendalter (AGA) (2006). Leitlinien. Deutsche Adipositas-Gesellschaft.
Böhles H. (1991). *Ernährungsstörungen im Kindesalter*. Stuttgart: Wissenschaftliche Verlagsgesellschaft.

de Gruyter W. & Gahr M. (Hrsg.) (1993). *Pädiatrie*. Berlin, New York: de Gruyter.

Hertl M. (1996). *Kinderheilkunde und Pflege*. Stuttgart, New York: Thieme.

Hoehl M. & Kullick P. (2002). *Kinderkrankenpflege und Gesundheitsförderung*. Stuttgart, New York: Thieme.

Koletzko B. (2008). *Kinder und Jugendmedizin*. Heidelberg: Springer.

Koula-Jenik H., Kraft M., Miko M., Schulz R.-J. (2005). *Leitfaden Ernährungsmedizin*. München, Jena: Urban & Fischer.

Kromeyer-Hauschild K., Wabitsch M., Geller F., Ziegler A., Geiß H. C., Hesse V., v. Hippel, Jaeger U., Johnsen D., Kiess W., Korte W., Kunze D., Menner K., Müller M., Niemann-Pilatus A., Remer Th., Schaefer F., Wittchen H. U., Zabransky S., Zellner K., Hebebrand J. (2001). Perzentile für den Body Mass Index für das Kindes- und Jugendalter unter Heranziehung verschiedener deutscher Stichproben. Monatsschrift Kinderheilkunde 149: 807–818.

Simon C. (1995). *Pädiatrie, Lehrbuch der Kinderheilkunde und Jugendmedizin*. Stuttgart, New York: Schattauer.

Wachtel U. & Hilgarth R. (1994). *Ernährung und Diätetik in Pädiatrie und Jugendmedizin*, Band 1 und Band 2. Stuttgart, New York: Thieme.

14 Mangelernährung bei älteren Menschen

Bianka Machowetz

Einleitung

Mit zunehmendem Alter nehmen die Körperfunktionen ab. Alle Organe sind vom Alterungsprozess betroffen. Nicht alle Veränderungen wirken sich direkt auf die Ernährung aus, können aber ein verändertes Ernährungsverhalten bedingen.
Die Weltgesundheitsorganisation (WHO) definiert Ältere als Menschen im 60. bis 80. Lebensjahr und Hochbetagte als Menschen im 80. Lebensjahr und älter (Schreier & Bartholomeyczik 2004). „Das Alter selbst wirkt sich zum einem auf die Nahrungszufuhr und somit sekundär auf den Ernährungszustand aus, daraus können ernährungsbedingte Fehlfunktionen und Erkrankungen folgen. Zudem können körperliche Veränderungen im Alter, soziale und psychosoziale Faktoren sowie häufige Hospitalisierung zu einer Fehlernährung führen" (Hackl et al. 2006, S. 13–20).
Eine Malnutrition des älteren Menschen ist in der Regel multifaktoriell bedingt. Das Alter sowie der eingeschränkte Gesundheitszustand mit den daraus resultierenden Problemen und Folgen können als ursächlich in Betracht gezogen werden (Bauer et al. 2008). Sie stehen in Wechselwirkung miteinander und verursachen somit einen „Teufelskreis".

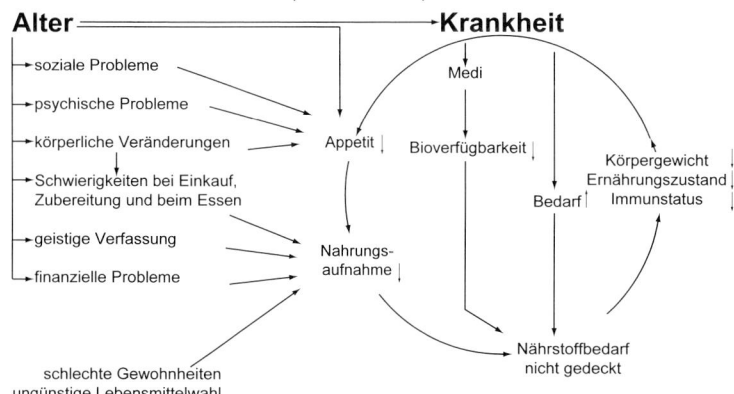

Abb. 14.1: Teufelskreis der Mangelernährung im Alter (nach Volkert 2004) (Medi = Medikamenteneinnahme)

14.1 Altersbedingte physiologische Veränderungen

Altersbedingte physiologische Veränderungen sind bei der Ernährung des älteren Menschen wichtige Einflussgrößen auf Lebensqualität und Lebenserwartung (Hackl 2006). Im Alter machen sich häufig Veränderungen von Körpergewicht und Körperzusammensetzung bemerkbar. Als Standard zur Beurteilung des Körpergewichts wird die Berechnungsformel des Body Mass Index (BMI) genutzt. Hierbei wird das Körpergewicht ins Verhältnis zur Körpergröße gesetzt und das Gewicht in Kilogramm durch die quadrierte Körpergröße in Metern geteilt (Füeßl 2001).

$$\text{BMI} = \text{Gewicht}/(\text{Körpergröße})^2$$

Der BMI hat sich aufgrund seiner engen Korrelation zum Körperfettanteil in den letzten Jahren weltweit durchgesetzt (Volkert 2006). „Die Gewichtsklassifikation bei Erwachsenen laut Weltgesundheitsorganisation (WHO) ist definiert in Untergewicht bei einem BMI $< 18{,}5$ kg/m^2, Normalgewicht bei einem BMI von $18{,}5–24{,}9$ kg/m^2 und Übergewicht bei einem BMI $> 25{,}0$ kg/m^2" (Gehart et al 2007, S. 679; Bauer et al. 2006). Andere Grenzen sind nach Volkert (2006) für *ältere Menschen* definiert: Wenn der BMI < 22 kg/m^2 ist, besteht die Gefahr der Mangelernährung.

Geringe Veränderungen von Körpergewicht und Körperzusammensetzung hängen meist mit dem physiologischen Alterungsprozess zusammen oder sind die Folge von Krankheiten sowie ungünstigen Lebensstilfaktoren. Drei verschiedene Syndrome können unterschieden werden: Malnutrition, Sarkopenie und Kachexie (s. Kapitel 2) gehen mit Gewichtsverlust und einer Veränderung der Körperzusammensetzung einher und überlagern sich zum Teil, sodass keine klare Abgrenzung vorgenommen werden kann (Bauer 2008).

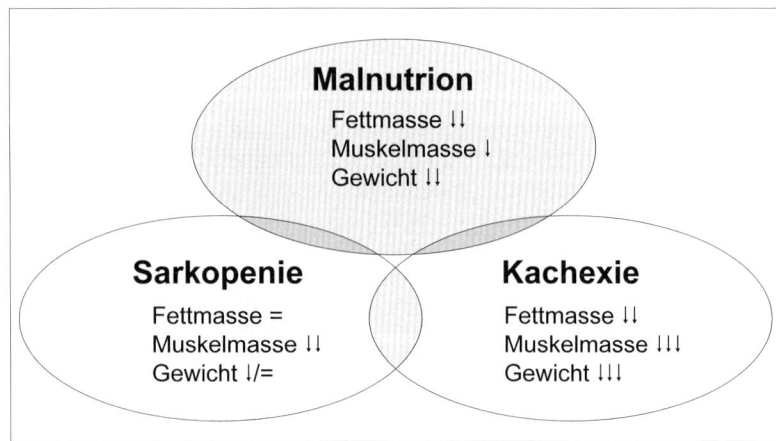

Abb. 14.2: Überlappung von Malnutrition, Kachexie und Sarkopenie und deren Auswirkung auf Körpergewicht und Körperzusammensetzung (nach Bauer et al. 2008)

14.2 Veränderung des Stoffwechsels im Alter

Unter ernährungswissenschaftlichen Aspekten sind eine veränderte Körperzusammensetzung und die veränderte Stoffwechselfunktion im Alter von entscheidender Bedeutung für Veränderungen des Energie- und Nährstoffbedarfs.

Körperzusammensetzung

Im Hinblick auf die Körperzusammensetzung erfolgt mit zunehmendem Alter eine Umverteilung der peripheren Fettspeicher in zentrale Fettspeicher, sodass die Körperfettmasse abnimmt und eine niedrigere Energiespeicherfunktion sowie Wärmeisolation vorliegen. Über 40 % der Muskelmasse gehen im Alter durch Um- und Abbauprozesse verloren, Nährstoffverwertung und Energiegewinnung können daher nicht mehr zu 100 % erfüllt werden. Die Abnahme von Körperwasser wird im Alter häufig beobachtet und meist mit pathologischen Veränderungen in Zusammenhang gebracht. Als direkte Folge kann es zu einer Störung des Wasser- und Elektrolythaushalts kommen, einer erschwerten Temperaturregulation sowie zur Veränderung der Wirksamkeit von Medikamenten. An Knochenmasse verliert ein alternder Mensch ca. 12–25 %. Direkte Folge kann ein erhöhtes Risiko für Knochenbrüche sein, was wiederum zu Bewegungseinschränkungen führt. Der dadurch reduzierte Energiebedarf wirkt sich negativ auf den Appetit aus und kann einen Risikofaktor für das Entstehen einer Mangelernährung darstellen (Schreier & Bartholomeyczik 2004).

Eine veränderte Stoffwechselfunktion steht in engem Zusammenhang mit der Veränderung der Körperzusammensetzung und dem Energiestoffwechsel. Der Grundumsatz wird im Alter um ca. 20 % herabgesetzt, meist bedingt durch die Verringerung der körperlichen Aktivität in den höheren Lebensjahren (Schreier & Bartholomeyczik 2004).

Energiestoffwechsel

Obwohl der Energieumsatz im Alter sinkt, so kann er auch rapide ansteigen, wenn sich eine Veränderung der Mobilität einstellt oder Erkrankungen auftreten. Um einer Energie-Mangelernährung mit weitreichenden, negativen Konsequenzen für den Gesamtorganismus vorzubeugen, empfiehlt es sich, ab dem 65. Lebensjahr durchschnittlich 1.700 bis 1.900 kcal pro Tag als Berechnungsgrundlage zu erheben. Im Erkrankungsfall oder wenn sich Veränderungen der Mobilität ergeben, ist die Energiezufuhr entsprechend anzuheben. So können z. B. demente Patienten, die ständig in Bewegung sind, an einem Tag bis zu 3.800 kcal verbrauchen (Wojnar 2004).

Eine Steigerung des Angebots an Nahrungsproteinen führt im Alter nicht zu einer höheren Proteinstoffwechselfunktion. Etwa 0,8 g hochwertiges Protein pro Kilogramm Körpergewicht am Tag gilt nach Empfehlung der Deutschen Gesellschaft für Ernährung (DGE) als altersgerecht für gesunde Menschen. Es sollte darauf geachtet werden, dass ein Defizit rechtzeitig ausgeglichen wird. Situationen, welche einen höheren Bedarf mit sich bringen, sind: Stress, Krankheit, katabole Stoffwechselsituationen oder Mangeler-

Proteinstoffwechsel

nährung. Hier kann der Bedarf durchaus auf das Doppelte steigen (Volkert 2004).

Kohlenhydratstoffwechsel

Im Hinblick auf den Kohlenhydratstoffwechsel kommt es im Alter zu einer eingeschränkten Glukosetoleranz. Um einer Energie-Mangelernährung vorzubeugen, ist eine Mindestmenge an Kohlenhydraten von circa 100 g/Tag empfehlenswert. Der gealterte Organismus hat jedoch Schwierigkeiten, Kohlenhydrate zu verwerten und den Blutzuckerspiegel aufgrund abnehmender endogener Insulinproduktion zu normalisieren. Es ist daher besonders wichtig, mit Mono- und Disacchariden (Traubenzucker, Kristallzucker) eher sparsam umzugehen und dafür mehr Polysaccharide (Vollkornprodukte) zu konsumieren. Zur Unterstützung der Verdauung muss auf eine ausreichende Menge an Ballaststoffen geachtet werden. Mit 30 g pro Tag kann man den Folgeerscheinungen eines Ballaststoffmangels wirksam vorbeugen und zudem Komplikationen verhindern, wie zum Beispiel Obstipationen oder Divertikulose (Volkert 2004).

Fettstoffwechsel

Der Fettstoffwechsel im Alter ist charakterisiert durch eine erhöhte Verfügbarkeit des Körperfettgehalts sowie der Cholesterinkonzentration, aber einer verringerten Fähigkeit zur Fettoxidation. Die Akkumulation von zentralem Körperfett wird im Alter zudem durch hormonelle Veränderungen und Inaktivität gefördert. Sie ist der Hauptrisikofaktor für kardiovaskuläre Erkrankungen, Insulinresistenz und Diabetes mellitus. Ein Verzicht auf Nahrungsfette ist demnach nicht indiziert. Eine Zufuhr von überwiegend pflanzlichen, ungesättigten Fetten steht im Vordergrund – diese sollten pro Tag ca. 10 g Linolsäure und 1 g Alpha-Linolensäure enthalten. Es ist ferner daran zu denken, dass Fette für die Resorption fettlöslicher Vitamine essenziell sind (Volkert 2004).

Flüssigkeitszufuhr

Die Zufuhr von Flüssigkeit im Alter ist außerordentlich wichtig aufgrund des verminderten Durstempfindens, der eingeschränkten Nierenfunktion sowie einer eventuellen Diuretikatherapie. Daraus kann sehr schnell eine Dehydratation resultieren. Der medizinische Fachterminus Dehydratation bezeichnet den Zustand einer Hypovolämie und Verminderung des Kreislaufvolumens, welches sichtbare Zeichen der Austrocknung mit sich bringen. Wenn bei den älteren Menschen Verwirrtheitszustände auftreten, ist bereits ein beträchtlicher Dehydrierungsgrad erreicht. Diesen Zuständen vorzubeugen kommt demnach eine besondere Bedeutung zu. Die tägliche Gabe von 1,5 bis 2 Liter Flüssigkeit wird in der Fachliteratur empfohlen. Dies ist jedoch als grobe Orientierung zu sehen und individuell an die Bedürfnisse anzupassen. So kann sich zum Beispiel bei einer hohen Umgebungstemperatur ein höherer Flüssigkeitsbedarf ergeben (Heseker 2007; Bauer et. al. 2008).

Vitaminzufuhr

Ein Vitaminmangelzustand tritt meist gleichzeitig mit einem Zustand der Mangelernährung auf. Grund hierfür ist eine verminderte Nahrungszufuhr. Insgesamt ist zu bemerken, dass im Alter Veränderungen des Vitaminbedarfs eher minimal sind. Daher richten sich Ernährungsempfehlungen zur Bedarfsdeckung nach den allgemeinen Empfehlungen der Deutschen Gesellschaft für Ernährung (Schreier

& Bartholomeyczik 2004, Deutsche Gesellschaft (DGE) 2008a; s. Kapitel 10, S. 111).

Als Hauptursache für die Unterernährung im Alter zählt die Appetitlosigkeit, welche durch altersbedingte Veränderungen der Sinneswahrnehmung – Sehen, Schmecken und Riechen – hervorgerufen wird. Die nachlassenden Sinneswahrnehmungen, Mundtrockenheit und Kauprobleme, frühzeitige Sättigungssignale, Bewegungsmangel und die Polymorbidität verbunden mit der Medikamenteneinnahme führen oft zu ungewolltem Gewichtsverlust.

Appetitlosigkeit

Die Anzahl der Geschmacksknospen ist im Alter reduziert, viele Geschmackspapillen für süß und salzig gehen verloren. Normal gewürzte Speisen werden daher als fad empfunden (Heseker 2007; Bauer et al. 2008).

14.3 Funktionelle Einbußen im Alter

Im Alter können der Zahnverlust und Kaubeschwerden aufgrund schlecht sitzender Prothesen Ursache für Appetitlosigkeit und verminderte Nahrungsaufnahme sein. Der Verlust der natürlichen Zähne kann die Kaufunktion beeinträchtigen. Der Zahnstatus, d. h. Anzahl, Wertigkeit und Verteilung der Zähne sowie Karies, Parodontalerkrankungen und Zahnlockerungen haben negativen Einfluss auf die Nahrungsaufnahme. Zudem wirkt sich die Qualität der prothetischen Versorgung direkt auf die Kaueffizienz aus und kann nachhaltig die Lebensmittelauswahl beeinflussen. Die Wechselwirkung zwischen Ernährung, Zahnstatus und Kaufunktion kann den Circulus vitiosus begünstigen. Ein schlechter Zahnstatus aufgrund kariöser Zähne und der Zahnverlust wirken sich nachhaltig auf die Kaueffizienz aus. Die gestörte Kaufunktion zieht eine veränderte Lebensmittelwahl und Umstellung der Ernährung nach sich. Es werden weniger Kalorien, Proteine, Fette sowie Vitamine aufgenommen und vermehrt durch Zuckeraufnahme ersetzt. Diese Veränderungen bei der Lebensmittelauswahl und die vermehrte Aufnahme zuckerhaltiger Nahrungsmittel wirken sich nachhaltig auf den Zahnstatus aus, begünstigen die Entstehung von Karies und den nachfolgenden Zahnverlust (Müller et al. 2005; s. Kapitel 9).

Zahnverlust

Für die meisten Menschen ist das Schlucken eine Selbstverständlichkeit, Ältere leiden jedoch oftmals unter Schluckstörungen. „Vor allem bei Schlaganfallpatienten öffnet sich nach dem reflexgesteuerten Schlucken des Speisebreies der obere Speiseneingang nur verzögert. Die Betroffenen haben das Gefühl zu ersticken und Angst vor dem Schlucken" (Heseker 2007, S. 174). Schluckstörungen werden sehr häufig nicht wahrgenommen oder unterschätzt, dabei haben sie weitreichende Konsequenzen für die Nahrungsaufnahme. Die Betroffenen verlieren die Freude am Essen und lehnen demzufolge die Nahrungsaufnahme, besonders die Aufnahme von Flüssigkeiten ab. Zudem klagt jeder zweite Senior über mangelhafte Speichelbildung

Mundtrockenheit und Schluckprobleme

und Mundtrockenheit (Heseker 2007). Hauptgründe hierfür sind die Medikamenteneinnahme und eine zu geringe Flüssigkeitszufuhr. Unweigerlich kann hieraus eine Mangelernährung und Austrocknungsgefahr resultieren. Abgesehen von diesen ernst zu nehmenden Problemen kann eine Dysphagie auch zu einer Aspirationspneumonie führen (s. Kapitel 8).

Magen-Darm-Trakt — Weitere altersassoziierte Veränderungen, die sich nachhaltig auf den Ernährungsstatus auswirken können, betreffen den Gastrointestinaltrakt: Eine chronische Gastritis senkt die Magensäureproduktion; der Intrinsic Faktor, welcher in der Magenschleimhaut gebildet wird und sich mit Vitamin B_{12} verbindet, fehlt teilweise, was eine behandlungsbedürftige perniziöse Anämie nach sich ziehen kann; der Vitamin B_{12}-Mangel, eine der häufigsten Vitaminmangelkrankheiten, wird oft übersehen oder erst spät erkannt. Zudem führen eine erhöhte Ausschüttung von Sättigungshormonen, eine verlangsamte Magendehnung sowie eine Störung der Absorption dazu, dass oft nur kleine Mahlzeiten aufgenommen werden (Heseker 2007).

Immobilität — Ein weiteres Problem ist die geringe körperliche Aktivität. Nur ein Drittel der älteren Menschen bewegt sich zwei Stunden oder mehr pro Woche. Ungefähr 30 % sind vollkommen inaktiv und 35 % verlassen das Haus nur einmal im Monat. Gerade nach dem Eintritt ins Altenheim kommt es in der ersten Zeit oft zu Depressionen, der Appetit lässt nach, ebenso die Bewegung. Ein Circulus vitiosus kann die Folge sein: Die körperliche Inaktivität führt zu einer abnehmenden Muskelmasse und senkt den Appetit. Dagegen steigert eine große Muskelmasse den Energiebedarf, den Appetit und die Nahrungszufuhr und reduziert somit das Risiko einer Nährstoffunterversorgung (Heseker 2007).

14.4 Gesundheitszustand

Akute und chronische Erkrankungen, Arzneimittel, Demenz, Polymorbidität — Unter ernährungsmedizinischen Aspekten nehmen sowohl akute als auch chronische Erkrankungen sowie unerwünschte Arzneimittelnebenwirkungen oder auch depressive und demenzielle Syndrome Einfluss auf die Veränderung des Ernährungszustandes im Alter (Bauer et al. 2008; Schreier & Bartholomeyczik 2004). Somatische Erkrankungen können als Folge eine Mangelernährung nach sich ziehen. Meist sind Menschen mit multimorbiden Zuständen betroffen, die an malignen Tumoren, akuten und chronischen Infektionen, Malabsorptionssyndrom oder auch diabetischer Gastroparese leiden (Schreier & Bartholomeyczik 2004; Bauer et al. 2006). Bei Demenzkranken tritt vor allem das Problem der Ernährung in den Vordergrund. „Jeder Vierte ist untergewichtig, und mangelnde Nahrungsaufnahme gilt als einer der wichtigsten Prädiktoren der Mortalität der Bewohner von Pflegeheimen" (4. Altenbericht 2002, S. 144f.). Ein weiterer wichtiger Aspekt für den Appetitverlust ist die Multi-

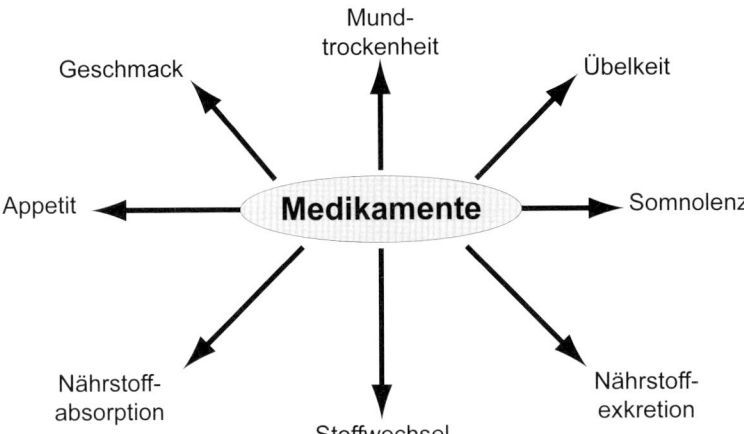

Abb. 14.3: Einnahme von Medikamenten und deren Auswirkungen (nach Heseker 2007)

medikation vieler älterer Menschen. Sie nehmen zum Teil viele Medikamente ein, die den Geschmack verändern sowie zu Mundtrockenheit oder Übelkeit führen können. Je mehr Medikamente eingenommen werden, desto schlechter ist der Appetit (Heseker 2007). Nahrungsbeschaffung, -zubereitung und -aufnahme können durch Behinderungen oder Krankheit stark eingeschränkt sein (Bauer et al. 2008). Körperliche Behinderungen, die mit Funktionseinschränkungen an Händen und Fingern einhergehen, können die Zubereitung der Nahrung einschränken. Geistige Beeinträchtigungen, wie Verwirrtheit und Demenz, oder auch psychische Probleme, wie Depressionen, sind häufige Begleiterkrankungen im Alter. Auch Unfälle und Infektionserkrankungen können die bedarfsgerechte Ernährung erschweren.

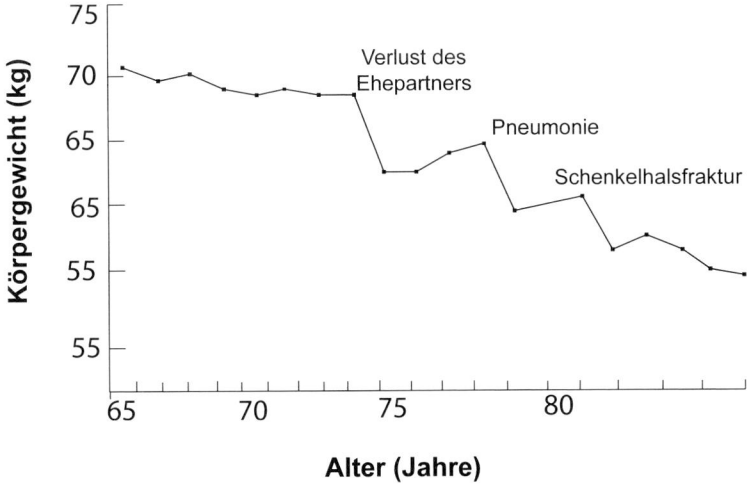

Abb. 14.4: Typischer Gewichtsverlust eines > 65-Jährigen mit sich entwickelnder Malnutrition (nach Bauer et al. 2008)

14.5 Soziale und finanzielle Situation

Nicht zu vergessen sind die sozioökonomischen Faktoren und soziologischen Aspekte, die sich ungünstig auf die Ernährung älterer Menschen auswirken. Geringe finanzielle Mittel oder auch mangelnde Kenntnis über eine angemessene Ernährung im Alter sowie Einsamkeit und Isolation können sich negativ auf das Ernährungsverhalten auswirken. Ferner kann eine ungünstige Versorgungssituation, z. B. eine schlechte Infrastruktur, ein großes Problem bei der Beschaffung von Nahrungsmitteln darstellen und zu einer Unterversorgung führen (Volkert 2004; Schreier & Bartholomeyczik 2004).

Es finden sich viele Dokumentationen zum Zusammenhang von sozialer Lage und Ernährungsverhalten. Unter anderem geht es auch darum festzustellen, welche Auswirkungen der zunehmenden Armut in den Wohlstandsländern auf die Ernährung dieser Menschen zu verzeichnen sind. Besonders die Angehörigen der oberen Schichten sind in ihrem Ernährungsverhalten dadurch gekennzeichnet, dass sie auf gesunde Ernährung achten. Im Gegensatz zu den Ärmeren können sich die Reicheren auf die große Vielfalt gesunder Lebensmittel zurückgreifen. Ärmere, und in dieser Schicht sind vor allem alte Menschen anzusiedeln, nutzen eher die ungesünderen Produkte, wie Weißbrot, Zucker, Butter und Kartoffeln. Diese Nahrungsmittel entsprechen in den Augen älterer Menschen besonders wertvollen Nahrungsmitteln, da sie es in Kindheit und Jugend so gelernt haben. Es scheint sich hier eine Art Teufelskreis auszubilden – Armut zum einen und Gewohnheit zum anderen machen ältere Menschen zu einer ernährungsbezogenen Risikogruppe.

Es zeichnet sich bereits jetzt ab, dass die Probleme der Ernährung älterer Menschen weitaus komplizierter sind, als dass man sie auf ernährungswissenschaftliche Erkenntnisse reduzieren könnte. Viel zu verflochten sind die Zusammenhänge der bisherigen Lebensgewohnheiten und kulturell begründeter Lebensweisen. Im Kontext der Schichtzugehörigkeit scheinen sich viele Problematiken noch dadurch zu verschärfen, dass selbst dann, wenn die alten Menschen etwas ändern wollten, sie dies aufgrund mangelnder Ressourcen gar nicht können. Also wird sich die Ernährung lediglich an der physiologischen Notwendigkeit orientieren. Aus der soziologischen Perspektive ist an folgende Verknüpfung zu denken: Ein armer Mensch verliert erheblich an sozialem Status, wenn er nicht mehr imstande ist, andere Menschen – Freunde zu sich einzuladen und zu bewirten. Es zerbrechen soziale Netzwerke und der Betroffene vereinsamt. Auch der Umstand, dass Einsamkeit den Appetit verdirbt und das Leben weniger lebenswert macht, ist leider unter alten Menschen ein großes Problem (Prahl & Setzwein 1999).

14.6 Ernährungsversorgung und -zustand älterer Menschen in stationären Einrichtungen

In der heutigen Industriegesellschaft besteht aufgrund der Massenherstellung ein Überangebot an Nahrungsmitteln. Demzufolge sollte es keine Mangelernährung geben (Menche et al. 2001). Mangel- und Unterernährung waren bisher nur Begriffe der Entwicklungsländer. Das Thema tritt aber vermehrt im Pflegeheim oder Krankenhaus in Erscheinung. Todesfälle könnten vermieden werden, wenn Mangel- und Unterernährung rechtzeitig erkannt und behandelt würden (Richter-Kuhlmann 2004).

In der Literatur finden sich verschiedene Angaben zur Prävalenz der Mangelernährung im Alter. Nach Bauer et al. (2006) beträgt diese bei unabhängig lebenden, gesunden Senioren 0–10 % und bei Senioren im Krankenhaus oder in Altenheimen 40–60 %. Dieses Ergebnis belegt zudem der Ernährungsbericht 2008 der Deutschen Gesellschaft für Ernährung (DGE). Die Ernährungssituation von selbstständig in Privathaushalten lebenden Senioren unterschied sich nicht wesentlich von der jüngerer Erwachsener. Im Gegensatz dazu bestehen bei Senioren im Krankenhaus oder Altenheim erhebliche Ernährungsdefizite. Daten einiger weniger Pilotstudien und der ErnSTES-Studie in Deutschland erfassen den schlechten Gesundheitszustand von Bewohnern ab dem 65. Lebensjahr in stationären Einrichtungen der Altenpflege (DGE Ernährungsbericht 2008).

Prävalenz von Mangelernährung im Alter

Weitere Untersuchungen zeigten, dass 20–60 % der Patienten bei der Aufnahme im Krankenhaus mangelernährt sind (Rüfenacht et al. 2006). Der Europarat hat aufgrund dieser Ergebnisse europäische Richtlinien zum Screening der Mangelernährung für die tägliche Routine veröffentlicht. Die Deutsche Gesellschaft für Ernährungsmedizin (DGEM) – Leitlinie Enterale Ernährung – fordert, dass die Erfassung des Ernährungszustandes in die ärztliche Eingangsuntersuchung integriert werden soll. Dies liefert wichtige Informationen über Energie- und Nährstoffdefizite und sollte bei Risikopatienten u. a. mithilfe von Essprotokollen durchgeführt werden (Hackl et al. 2006; Norman et al. 2004; Löser 2001; Bauer et al. 2006). Ein leicht anwendbares Instrument, um eine ungenügende Nahrungszufuhr zu erfassen, ist das Tellerdiagramm, ein Instrument zur quantitativen Messung der Nahrungsmenge nach jeder Hauptmalzeit (Rüfenacht et al. 2006).

Die Epidemiologie der Mangelernährung wurde in einer ersten multizentrischen Studie in Deutschland von 2000 bis 2003 an 13 Krankenhäusern erfasst. Das Ergebnis zeigte, dass von 1.886 untersuchten Patienten im Durchschnitt 27,4 % mangelernährt waren. Die über 70- Jährigen waren mit 43 % am stärksten betroffen. Der höchste Anteil mangelernährter Patienten war mit 56,2 % in der geriatrischen Abteilung zu finden. Des Weiteren wiesen die Onkologie mit 37,6 % und die Gastroenterologie mit 32,6 % eine ebenfalls hohe Anzahl von mangelernährten Patienten auf. Als Ursachen der Mangelernährung wurden die Risikofaktoren hohes Lebensalter, die Mehrfachmedikation und maligne Erkrankungen genannt und mit einem 43 %igen Anstieg der Verweildauer im Krankenhaus in Verbindung gebracht (Pirlich 2006). Die Ergebnisse zeigten, dass von neu aufgenommenen Krankenhauspatienten die über 70-jährigen Patienten zu 35 % und die über 80-jährigen sogar zu 55 % unterernährt waren. Die Schlussfolgerung daraus ist, dass Mangelernährung im Krankenhaus ein ernst zu nehmendes Problem ist (Pirlich 2006). Anderen internationalen Studien zufolge sind 35–85 % der alten Menschen in stationären Langzeitpflegeeinrichtungen mangelernährt. Der Medizinische Dienst der Krankenkassen (MDK) hat im Jahr 2004 bei einer Qualitätsprüfung bei 41 % der Menschen in geriatrischen Abteilungen gravierende Mängel bei Ernährung und Flüssigkeitsversorgung festgestellt (Schreier 2007). Diese Defizite in der Pflegequalität stellen eine potenzielle Gesundheitsgefährdung dar. Es muss zusätzlich mit einer hohen Dunkelziffer der tatsächlich Betroffenen und der gefährdeten Menschen gerechnet werden (Thöne 2008).

Vor allem in geriatrischen Einrichtungen ist die Mangelernährung ein häufiges und schwerwiegendes Problem, welches zu wenig Beachtung findet. Die Deutsche Gesellschaft für Ernährung kam in einer aktuellen Multicenterstudie zu ähnlich erschreckenden Ergebnissen (Volkert 2008). So sind anhand klinischer Kriterien 43 % der über 70-Jährigen und 56 % der in geriatrische Abteilungen aufgenommenen Patienten mangelernährt und darüber hinaus ist mit einer Verschlechterung des Ernährungszustandes zu rechnen. Ein Drittel der Patienten wurde als mangelernährt eingestuft, nur bei 6 % wurde dies in der Akte vermerkt und nur bei 8 % Interventionsmaßnahmen durchgeführt (Volkert 2008). Die Folgen der Mangelernährung für die Patienten sind vielfältig. Sie reichen von gestörter Wundheilung, erhöhter Komplikationsrate, längerer Liegezeit und häufiger stationärer Wiederaufnahme bis hin zu einer erhöhten Morbidität und Mortalität. Als direkte Folge kommt es zu höheren Kosten für die Krankenversorgung, die das Gesundheitssystem nachhaltig belasten (Schütz & Plauth 2005).

Seit dem Jahr 2004 werden bei der Aufnahme und Behandlung von Patienten im Krankenhaus die Haupt- und Nebendiagnosen über einen ICD-10-Code (Internationale Classification of Diseases), die Stammdaten (Name, Geschlecht und Alter) und der Operationsschlüssel (OPS-Prozeduren) in einem pauschalisierten Entgeltsystem, dem German-Diagnosis Related Groups (G-DRG) dokumentiert. Die G-DRG sind nach Breitkreuz et al. (2004) nicht der ernährungsmedizinischen Versorgung angepasst und für eine adäquate Erfassung des Ernährungszustandes eher ungeeignet. Die Deutsche Gesellschaft für Ernährungsmedizin hat diese Problematik aufgenommen und fordert eine Änderung der DRG-Logik. Vorschläge zur Verbesserung wurden für das Jahr 2005 beim INEK (Institut für das Entgeltsystem im Krankenhaus) eingereicht. Diese zielen auf eine Verbesserung der Diagnostik und Erfassung der Mangelernährung durch bessere Definitionen der ICD-10-Codes sowie das Einführen

neuer OPS-Prozeduren, die der Diagnostik und Therapie der Mangelernährung dienen (Breitkreuz et al. 2004).
Zur Identifizierung von Patienten mit Mangelernährung gewinnen Screening-Untersuchungen immer mehr an medizinökonomischer Bedeutung (s. Kapitel 3). Es fehlen jedoch noch verbindliche Standards für Screening- und Assessment-Methoden zur Bestimmung des Ernährungszustandes. Die Standards sollten hinsichtlich ihrer Validität (Gültigkeit) und Reliabilität (Verlässlichkeit) geprüft werden, damit die Instrumente gut begründet eingesetzt werden können. Verschiedene Instrumente wie MUST (Malnutrition Universal Screening Tool), NRS-2002 (Nutritional Risk Screening), SGA (Subjective Global Assessment) und MNA® (Mini Nutritional Assessment) stehen für den ambulanten, stationären und auch geriatrischen Bereich zur Verfügung. Durch gezielte Anwendung der Instrumente kann dem Problem der Mangelernährung frühzeitig entgegengewirkt werden (Schütz et al. 2005; Schreier 2007).
Die Sicherstellung einer adäquaten Ernährung bei pflegebedürftigen Menschen gehört zu den zentralen Verantwortungsbereichen in der professionellen Krankenpflege und sollte daher mehr Aufmerksamkeit bekommen. Sie ist eine der ältesten Aufgaben der Pflege, obwohl es in jüngerer Zeit ernährungsbezogene Berufe, wie etwa die Diätassistenten gibt, die zu einem Wandel der Aufgaben und des Verantwortungsbereichs in der Pflege beitragen. Die Ernährung und die Unterstützung bei der Nahrungsaufnahme haben oft nicht den Stellenwert bei den Pflegefachkräften, den sie haben müssten. Gründe hierfür sind die fehlenden notwendigen Voraussetzungen, wie z. B. das Bezugspflegesystem und angemessene Personalstrukturen. Zudem werden vermehrt pflegerische Tätigkeiten an Servicekräfte delegiert (Schreier & Bartholomeyczik 2008).

Literatur

Bauer J. M., Volkert D., Wirth R., Vellas B., Thomas D., Kondrup J., Pirlich M., Werner H., Sieber C. C. (2006), Diagnostik der Mangelernährung des älteren Menschen. *Dtsch Med Wochenschr* 131: 223–227.
Bauer J. M., Wirth R., Volkert D., Werner, H., Sieber C. C. (2008). Malnutrition, Sarkopenie und Kachexie im Alter – Von der Pathophysiologie zur Therapie. *Dtsch Med Wochenschr* 133: 305–310.
Breitkreutz R. & Ockenga J. (2004). Weiterentwicklung der G-DRG für die Ernährungsmedizin. *Aktuelle Ernährungsmedizin* 29: 84–86.
Deutsche Gesellschaft für Ernährung (DGE), Österreichische Gesellschaft für Ernährung (ÖGE), Schweizerische Gesellschaft für Ernährungsforschung (SGE), Schweizerische Vereinigung für Ernährung (2008a). Referenzwerte für die Nährstoffzufuhr. Neustadt: Umschau Verlag.
Deutsche Gesellschaft für Ernährung e. V. (DGE) (2008b). Ernährungsbericht – 2008; 3. Ernährung älterer Menschen in stationären Einrichtungen (ErnSTES-Studie). Bonn. (http://www.dge-medienservice.de/Leseproben/PDF/Ernaehrungsbericht-2008-Kapitel-3-Ernaehrung-aelterer-Menschen-in-stationaeren-Einrichtungen-(ErnSTES-Studie).pdf; Zugriff am 10.05.2009)
Füeßl S. (2001). *Innere Medizin in Frage und Antwort*. 7. Aufl. Stuttgart, New York: Thieme.
Gehart R., Haase B., Simon-Jödicke A. (2007). *Gesundheits- und Krankheitslehre – Altenpflege Konkret*. 3. Aufl. München, Jena: Urban & Fischer.

Hackl J. M., Jeske M., Galvan O., Strauhal I., Matteucci Grothe R. (2006). Prävalenz der Mangelernährung bei alten Menschen. *Journal für Ernährungsmedizin* 8 (1): 13–20.

Heseker H. (2007). Ich habe aber keinen Appetit: Fehl- und Mangelernährung bei älteren Menschen und die gesundheitlichen Folgen. *Aktuelle Ernährungsmedizin* 32: 173–176.

Löser C. (2001). Mangelernährung im Krankenhaus – Prävalenz, klinische Folgen, Budgetrelevanz. *Dtsch Med Wochenschr* 126: 729–734.

Menche N., Bazlen U., Kommerell T. (2001). *Pflege Heute*. 2. Aufl. München, Jena: Urban & Fischer.

Müller F. & Nitschke I. (2005). Mundgesundheit, Zahnstatus und Ernährung im Alter. *Z Gerontol Geriat* 38: 334–341.

Normann K., Lochs H., Pirlich M. (2004). Malnutrition als prognostischer Faktor. *Chir Gastroenterol* 20: 175–180.

Panknin H. T. (2008). Malnutrition im Krankenhaus: Alter und Medikamente sind Risikofaktoren für Unterernährung. *Die Schwester Der Pfleger* 47: 240–241.

Pirlich M. (2006). Epidemiologie der Mangelernährung. In: Tannen A., Schütz T., Kuhlmey A. (Hrsg.). Mangelernährung und ungenügende Nahrungszufuhr in der stationären Pflege: Das Problem rechtzeitig erkennen. *Pflegezeitschrift* 10: 546–551.

Prahl H. W. & Setzwein M. (1999). *Soziologie der Ernährung*. Opladen: Leske + Budrich.

Richter-Kuhlmann E. A. (2004). Mangelernährung: Unterschätzte Gefahr. *Dtsch Ärzteblatt* 101 (10): A-623 / B-515 / C-507.

Rüfenacht U., Rühlin M., Imoberdorf R., Ballmer P. E. (2006). Das Tellerdiagramm: Ein sinnvolles Erfassungsinstrument für ungenügende Nahrungszufuhr bei Patienten im Krankenhaus. *Aktuelle Ernährungsmedizin* 31: 66–72.

Schreier M. M. (2007). Erfassung der Ernährungssituation bei alten Menschen in stationären Pflegeeinrichtungen. *PrInterNet Community* 1: 14–20.

Schreier M. M. & Bartholomeyczik S. (2004). *Mangelernährung bei alten und pflegebedürftigen Menschen*. Hannover: Schlütersche Verlagsgesellschaft.

Schreier M. M. & Bartholomeyczik S. (2008). Die Rolle der Pflege bei der Ernährung im Krankenhaus. *Aktuelle Ernährungsmedizin* 33: 70–74.

Schütz T. (2006). NutritionDay 2006 in europäischen Krankenhäusern – erste Ergebnisse für Deutschland. *Berlin Medical* 20–21.

Schütz T. & Plauth M. (2005). Subjective Global Assessment – eine Methode zur Erfassung des Ernährungszustandes. *Aktuelle Ernährungsmedizin* 30: 43–48.

Schütz T., Valentini L., Plauth M. (2005). Screening auf Mangelernährung nach den ESPEN-Leitlinien 2002. *Aktuelle Ernährungsmedizin* 30: 99–103.

Schwerdt, R. (2005). Probleme der Ernährung älterer Menschen mit Demenz. *Pflege und Gesellschaft* 10(2): 75–82.

Tannen A., Schütz T., Kuhlmey A. (2007). Erfassung von Mangelernährung und ungenügender Nahrungszufuhr in der stationären Pflege. *Pflegezeitschrift* 10: 546–549.

Thöne A. (2008). Pflegedefizite: Ernährungs- und Flüssigkeitsversorgung müssen optimiert werden. *Die Schwester Der Pfleger* 47: 86–87.

Volkert D. (2004). Ernährungszustand, Energie- und Substratstoffwechsel im Alter. *Aktuelle Ernährungsmedizin* 29: 190–197.

Volkert D. (2006). Der Body-Mass-Index (BMI) – ein wichtiger Parameter zur Beurteilung des Ernährungszustandes. *Aktuelle Ernährungsmedizin* 31: 126–132.

Volkert D. (2008). Leitfaden zur Qualitätssicherung der Ernährungsversorgung in geriatrischen Einrichtungen. *Z Gerontol Geriat* 42: 77–87.

Wojnar J. (2004). Ernährung in der häuslichen Krankenpflege. Berlin: DED Tagung, 10/05.

15 Mangelernährung bei onkologischen Patienten

Patrick Jermann

Einleitung

In der Betreuung von Krebsbetroffenen (Patienten und Angehörige) nimmt das Thema Ernährung viel Raum ein. Grundsätzlich gilt Folgendes:

> „Die Nahrungsaufnahme ist ein grundlegendes Element in der menschlichen Beziehung und in der Kultur. In der Versorgung von onkologischen Patienten müssen medizinische Fachkräfte erhöhte Achtsamkeit für Themen wie Verhungern, Therapieabbruch und den Wunsch der Angehörigen Liebe und Sorgfalt zu geben entwickeln" (Dy 2006).

Um die Thematik anhand der Praxis ein wenig zu verdeutlichen, schließt sich an die theoretischen Erläuterungen hier je ein Fallbeispiel an.

Krebserkrankte äußern immer wieder, es schmecke alles gleich oder nach nichts. Sobald der Teller vor ihnen steht, ist der Appetit wieder verschwunden oder das Schlucken ist schmerzhaft. Appetit haben, Lust auf das Essen entwickeln, essen können und mögen stellt für den an Krebs Erkrankten daher eine große Herausforderung dar. Zu den Ursachen dieser Problematik zählen antineoplastische Therapien, die Nebenwirkungen von Bestrahlungen, Schmerzen und Tumoren, welche Einfluss auf die Physiologie der Nahrungsaufnahme und -verstoffwechselung haben.

Des Weiteren führt die oft intuitive Annahme von Angehörigen, wenn jemand nicht isst, werde er sterben, zwangsläufig früher oder später zu Spannungen in der Beziehung (Hopkinson 2007). Um diesen Problemen und Missverständnissen entgegenzuwirken, sind Schulungen aller Betroffenen zum Thema Ernährung notwendig (Strasser 2003). Es ist wichtig, dass die medizinischen Fachkräfte die Sicht des Krebserkrankten, seiner Angehörigen, des Partners oder der Freunde in alle Entscheidungen während der Erkrankung einbeziehen (Eberhardie 2002).

15.1 Verringerte Nahrungsaufnahme und verringerter Appetit

Argilés (2005), Kearney und Richardson (2006) sowie Davies (2005) berichten, dass zwischen 30–90 % aller Krebspatienten Zeichen von Mangelernährung aufweisen. Gleichzeitig versuchen die Betroffenen häufig – auch wegen ihrer Angehörigen – viel zu essen, in der Meinung, dadurch kräftiger zu werden.

> Es zeigt sich jedoch, dass die Patienten trotz normaler Nahrungsaufnahme Gewicht verlieren, da aufgrund der Erkrankung der Bedarf steigt (Skipworth & Fearon 2007). Oft ist es den Patienten auch unmöglich, ihre Nahrungsaufnahme zu steigern.

Zur Mangelernährung aufgrund einer Tumorerkrankung kommt es infolge eines Ungleichgewichts zwischen dem Nahrungsbedarf des Patienten, Stoffwechselveränderungen durch den Tumor und Nährstoffreserven im Körper (Lochs et al. 2006; Argilés 2005). Eine verminderte Nahrungszufuhr führt häufig zu einer Unterversorgung mit einem oder mehreren Nährstoffen (Barker 2002).

Patienten in einem weit fortgeschrittenen unheilbaren Tumorstadium drücken häufig aus, dass sie als Reaktion auf die Appetitlosigkeit nicht genügend essen können und daraus der Gewichtsverlust resultiert (Strasser 2003). Diätetische Empfehlungen bei Ernährungsproblemen wie Anorexie, Geschmacksveränderungen, Nahrungsmittelabneigungen u. a. zeigt **Tabelle 15.1**.

Tab. 15.1: Diätetische Empfehlungen für ausgewählte Ernährungsprobleme (nach Kearney & Richardson 2006)

Anorexie
• Kleine, häufige Mahlzeiten/Snacks mit hohem Energie- und Eiweißgehalt (5–6/Tag) anbieten
• Wurde eine Hauptmahlzeit nicht gegessen, können stattdessen ein Snack (z. B. Sandwich, Joghurt, Kekse, Kräcker und Käse, Früchte) oder ein nahrhaftes Getränk (z. B. Milch, Cremesuppe) angeboten werden.
• Das Essen dann reichen, wenn der Appetit am größten ist (viele Personen haben am Morgen den besten Appetit).
• Vor und während dem Essen nichts trinken. Wenn alkoholhaltige Getränke erwünscht sind, sollten diese mindestens eine halbe Stunde vor oder nach dem Essen getrunken werden.
• Es sollte eine angenehme Mahlzeitenatmosphäre geschaffen werden (z. B. Steigerung des Aromas, verschiedene Farben und Beschaffenheit der Nahrung, sanfte Musik, Vermeidung von schlechtem Geschmack und unangenehmen Gerüchen).
• Entspannungstechniken und leichte Übungen vor den Mahlzeiten können helfen, den Appetit zu steigern.
• Sofern erlaubt, kann ein Glas Wein als Appetitanreger dienen.
• Gebrauch von Substanzen, die den Appetit steigern.
• Steigerung von Kalorien- und Eiweißgehalt der Mahlzeiten.
• Ernährungszusätze anbieten, die dem Patienten zusagt.
• Weiche, kalte oder tiefgefrorene Nahrung kann mehr zusagen.
• Bereithalten gesunder Snacks.

Geschmacksveränderungen	**Tab. 15.1:** Fortsetzung
• Aufspüren von Geschmacksveränderung und entsprechend Nahrung anbieten, die dem Patienten zusagt. • Kontakt mit Essensgerüchen verringern. • Erhaltung einer guten Mundhygiene, speziell vor und nach den Mahlzeiten. • Zur Flüssigkeitseinnahme motivieren. • Verwendung von Zitronenbonbons und Kaugummi, um die Speichelsekretion anzuregen und die Geschmacksempfindung vor den Mahlzeiten zu fördern. • Kräuter, Gewürze, Aromen und Marinaden können den Geschmack fördern. • Anbieten von Geflügel, Fisch, Eier und Molkereiprodukte (speziell bei „metallischem Geschmack"). • Kalte Nahrung wird besser akzeptiert. • Anbieten von stark gewürzter Nahrung. • Variieren von Farbe und Beschaffenheit der Nahrung. • Anbieten von Getränken mit Fruchtaroma. • Vermeidung von Tabak und Alkohol. • Vermeidung von handelsüblichen Mundspüllösungen.	
Nahrungsmittelabneigung	
• Verhindern, das bevorzugte Nahrungsmittel vor der Therapie gegessen werden. • Vor der Therapie eher Mahlzeiten auf der Basis von Kohlenhydraten anbieten, als auf Eiweißbasis.	
Dicker, zähflüssiger Speichel	
• Zum Trinken motivieren. • Auswahl klarer Flüssigkeiten (z. B. Tee, Eis am Stiel). • Erhaltung einer guten Mundhygiene.	
Schluckstörung	
• Anbieten von flüssiger, pürierter, weicher Nahrung.	

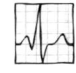

Beispiel
Im Folgenden wird die Situation von Herr Braun (Pseudonym) vorgestellt. Herr Braun ist ein 66-jähriger Mann mit einem metastasierten, nicht kleinzelligen Bronchialkarzinom (NSCLC). Er lebt mit seiner Frau in einer Dreizimmerwohnung in einem Mehrfamilienhaus. Seine größten Probleme sind seine Kurzatmigkeit und sein Husten.
Herr Braun ist sehr schwach und liegt meistens im Bett. Seine Erkrankung wurde als Stadium IV diagnostiziert. Dieses Stadium wird palliativ behandelt mit dem Ziel einer Lebensverlängerung und der Steigerung der Lebensqualität während dieser Zeit (Pless 2006; Brighton & Wood 2005).
Herr Braun äußert Geschmacksveränderungen und sagt, alles sei scharf. Aufgrund der Geschmacksveränderung und der Tatsache, dass er über die Hälfte des Tages im Bett verbringt, zeigt sich eine generelle Schwäche, welche mit dem Verlust von Muskelmasse einhergeht. Weiter zeigt sich ein fortschreitender Gewichtsverlust. Bei Herrn Braun sind typische Anzeichen einer Tumorkachexie zu beobachten.

15.2 Tumorkachexie

Das Krebs-Kachexie-Syndrom ist ein pathophysiologischer Prozess, der mit fortschreitendem Gewichtsverlust, Anorexie, früher Sattheit, Fatigue, allgemeiner Schwäche, fortschreitendem Kräftezerfall und letztendlich dem Tod einhergeht (Lochs et al. 2006; Huhmann & Cunningham 2005).

Nach Schätzungen sind bei Diagnosestellung mehr als 40 % der Krebspatienten anorektisch. In einem weit fortgeschrittenen Tumorstadium zeigen bis zu 70 % der Patienten Anzeichen von Anorexie. Die Patienten berichten einen Verlust von Muskelmasse bei gleichzeitig zu geringer Proteinzufuhr. Wie bereits erwähnt, sind Veränderungen von Geschmack und Geruch, der Verlust des Appetits oder Nebenwirkungen wie Übelkeit, Erbrechen und Schleimhautentzündungen durch eine Chemo- oder Strahlentherapie die Ursachen (Kearney & Richardson 2006). Allgemein wird ebenso über frühe Sattheit berichtet (Strasser 2006; Davis et al. 2006).

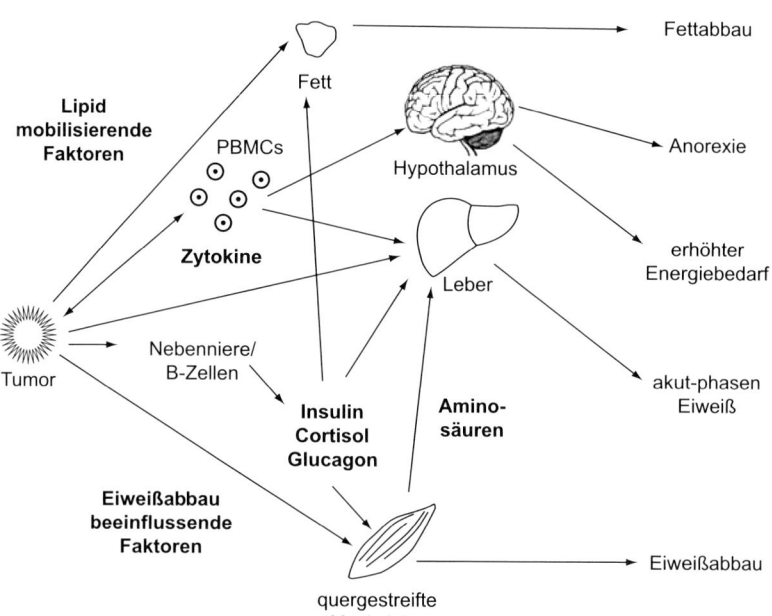

Abb. 15.1: Pathophysiologie der Tumorkachexie (nach Barber et al. 2000)

Häufig ist es schwierig, Anorexie und Kachexie zu unterscheiden. Die Anorexie wird als Symptom beschrieben, die Kachexie als das Erscheinungsbild (Kearney & Richardson 2006) – dies zeigt sich durch den erhöhten Verlust von Muskeln und Fett (s. Kapitel 2). Ursache ist eine metabolische Stoffwechselveränderung aufgrund der Wirkung inflammatorischer Zytokine, welche von den Immunzellen als Antwort auf die Krebserkrankung freigesetzt werden (Skipworth & Fearon 2007), und einer abnormalen Produktion von hormonähnlichen Substanzen (Baracos 2004). Meistens sind die Zytokine Interleukin 1 und 6 (IL-1, IL-6) und der Tumornekrosefaktor (TNF) daran beteiligt. Als Folge werden der Kohlenhydrat- und Eiweißabbau sowie der Fettmetabolismus gesteigert, es kommt zu einer Glukoseintoleranz, einem erhöhten Zuckerverbrauch, zu Insulinresistenz, gesteigerter Fettspaltung und Muskelabbau (Holder 2003; Skipworth & Fearon 2007; s. **Abb. 15.1**).

15.3 Erfassung des Ernährungszustands

> Die Pflege spielt in der Ernährungsversorgung von Krebspatienten eine wichtige Rolle. Die Patienten treffen nach der Aufnahme in eine Institution häufig sehr schnell auf Pflegefachpersonen, die sich ihrer Aufgabe im Ernährungsmanagement bewusst sein müssen, obgleich dies eine interdisziplinäre Aufgabe ist (s. Kapitel 17). Eine wichtige pflegerische Aufgabe im Rahmen des Ernährungsmanagements ist es, den Ernährungszustand zu erfassen.

Werden bei einem ersten Screening Risikopatienten identifiziert, sollte bei ihnen ein vertieftes Assessment erfolgen (s. Kapitel 3 und Kapitel 4). Dieses beinhaltet zusätzlich die Prüfung der medizinischen, diätetischen, psychologischen und Sozialgeschichte, der körperlichen Untersuchung, der Ermittlung der Maße des menschlichen Körpers und der biochemischen Untersuchung (Davies 2005). Findet sich kein Risiko, dann sollte das Screening regelmäßig je nach Instrument wiederholt werden, z. B. nach zwei Wochen beim NRS (Nutritional Risk Screening).

Instrumente

Die Europäische Gesellschaft für Klinische Ernährung und Stoffwechsel (ESPEN) empfiehlt das Nutritional Risk Screening (NRS 2002) (Kondrup et al. 2003b), welches von den Pflegenden im Krankenhaus durchgeführt werden kann und für Erwachsene jeden Alters anwendbar ist (s. **Abb. 3.2**).

Um eine Mangelernährung festzustellen, werden häufig auch Laborwerte herangezogen, wie z. B. Albumin und Transferrin. Diese häufig verwendeten Indikatoren sind jedoch umstritten (Capra 2007). Auch Kearney und Richardson (2006) kritisieren, dass diese Laborwerte nicht spezifisch für eine Mangelernährung sind, da einige von ihnen dynamisch reagieren und sich die Resultate stoffwechselbedingt oder durch den Einfluss der Erkrankung täglich ändern können.

Ein weiterer, sehr häufig gebrauchter Parameter ist der Body Mass Index (BMI), der bei Menschen in normalem Hydratationszustand die Einteilung in die WHO-Gewichtskategorien Untergewicht, Normalgewicht, Übergewicht und Adipositas erlaubt. Den BMI, wie auch das Gewicht, gilt es kritisch zu interpretieren. Für ältere Menschen gibt es andere BMI-Grenzwerte (siehe Kapitel 14) und für Kinder (geringe Körpergröße) sowie für Menschen mit gestörtem Flüssigkeitshaushalt, großer Muskelmasse und eingeschränkte Mobilität ist der BMI ungeeignet, denn er macht keinen Unterschied zwischen dem Gewicht von Fett, Wasser oder Muskeln. Das Gewicht kann auch aufgrund von Ödemen oder dem Gewicht des Tumors erhöht sein.

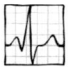

> **Beispiel**
> Der BMI von Herrn Braun wurde anhand seiner Größe (176 cm) und seines Gewichts (58 kg) mit 19 kg/m^2 berechnet. Dieses Resultat sollte vorsichtig interpretiert werden, da Herr Braun mehr als die Hälfte des Tages im Bett verbringt. Der BMI ist nur ein Teil des Ernährungs-Screenings nach dem NRS, deshalb sollten auch die anderen Parameter erfasst werden.
> Herr Braun zeigt eine reduzierte Nahrungsaufnahme und immer weniger Appetit. Die beeinträchtigte Nahrungsaufnahme führt zu zwei Punkten, die Schwere der Erkrankung zu einem Punkt. Mit der Gesamtsumme von drei Punkten hat Herr Braun ein erhöhtes Mangelernährungsrisiko. Deshalb sind bei ihm ein tiefergehendes Assessment und die Erstellung eines Ernährungsplans angezeigt.

Als validiertes und bevorzugtes Instrument für die vertiefte Erfassung einer Mangelernährung bei Krebspatienten gilt das Patient Generated Subjective Global Assessment (PG-SGA; Isenring et al. 2006; s. **Abb. 15.2**).

Green und Watson (2005) beschreiben in ihrer Übersichtsarbeit über Screening-Instrumente die Bedeutung von Gütekriterien. Das PG-SGA wurde speziell für Krebspatienten aus dem Subjective Global Assessment (SGA) entwickelt. Es umfasst zusätzliche Fragen bezüglich des Vorhandenseins von Symptomen, die die Nahrungszufuhr beeinträchtigen und kurzfristigem Gewichtsverlust (Bauer et al. 2002). Die ersten vier Punkte werden von den Patienten selbst eingeschätzt. Die restlichen Aspekte ergänzen die in der Praxis tätigen Fachpersonen z. B. der Arzt, die Pflegefachkraft oder die Ernährungsfachkraft (Ottery 1996). Dazu zählt das Erfassen von krankheitsspezifischen Aspekten wie metabolischem Stress und Körperzusammensetzung, die mit der Ernährung in Verbindung stehen.

Baracos (2004) beschreibt, dass stressbezogene katabole Faktoren wie z. B. Cortisol oder durch die Erkrankung bedingte Entzündungsreaktionen einen Muskelverlust mit sich bringen. Tumor- wie auch neutropenisches Fieber, Steroide oder biologische Antworten auf eine Interferontherapie können ebenso metabolischen Stress verursachen (Ottery 1996).

Die körperliche Untersuchung beinhaltet die Evaluation von drei Aspekten der Körperzusammensetzung: Fett, Muskeln und Flüssigkeit. Da dies subjektiv ist, wird jeder Aspekt bezüglich der Abweichung von der Norm beurteilt. Muskelverlust wiegt bei der Beurteilung schwerer als Fettverlust.

Universitätsspital Basel — Onkologie

Pat. Idenfikation

Selbsteinschätzung des allgemeinen Zustandes durch den Patienten (PG-SGA)

Felder 1–4 sind vom Patienten selber auszufüllen

1. Gewicht (s. Tab.1 Arbeitsblatt):
Zusammenfassung meines aktuellen und früheren Gewichtes

Momentanes Gewicht: ____ kg
Grösse: ____ cm

Vor 1 Monat wog ich ca.: ____ kg
Vor 6 Monaten wog ich ca.: ____ kg

In den letzten 2 Wochen habe ich Gewicht:
☐ Verloren$_{(1)}$ ☐ halten können$_{(0)}$ ☐ zugenommen$_{(0)}$

Feld 1 ☐

2. Nahrungsaufnahme:
Im Vergleich zu früher, hat sich meine Essmenge im letzten Monat:
☐ nicht verändert$_{(0)}$
☐ Ich esse mehr als üblich$_{(0)}$
☐ weniger als üblich$_{(1)}$

Ich esse momentan:
☐ das übliche Essen, aber weniger$_{(1)}$
☐ wenig feste Nahrung$_{(2)}$
☐ nur flüssige Nahrung$_{(3)}$
☐ nur Ergänzungsnahrung$_{(3)}$
☐ sehr wenig von irgendwas$_{(4)}$
☐ nur künstliche Ernährung (Sonde oder Vene)$_{(0)}$

Feld 2 ☐

3. Symptome:
Ich hatte in den letzten 2 Wochen folgende Probleme, welche mich hinderten ausreichend zu essen (alle zutreffenden ankreuzen)

☐ keine Essprobleme$_{(0)}$
☐ kein Appetit, keine Lust aufs Essen$_{(3)}$
☐ Übelkeit$_{(1)}$ ☐ Erbrechen$_{(3)}$
☐ Verstopfung$_{(1)}$ ☐ Durchfall$_{(3)}$
☐ Entzündung im Mund$_{(2)}$ ☐ Mundtrockenheit$_{(1)}$
☐ Geschmacksveränd.$_{(1)}$ ☐ Geruchsempfindlichkeit$_{(1)}$
☐ Schluckbeschwerden$_{(2)}$ ☐ rasches Völlegefühl$_{(1)}$
☐ Schmerzen; wo?$_{(3)}$ ☐ Müdigkeit (Fatigue)$_{(1)}$
☐ Andere: $_{(1)}$ ____
(Bsp. Depression, Geldsorgen, Zahnprobleme)

Feld 3 ☐

4. Aktivitäten und Leistungsfähigkeit:
Meine Aktivitäten würde ich allgemein einschätzen als:
☐ normal ohne Einschränkungen$_{(0)}$
☐ nicht wie gewohnt, aber stehe auf und bin ziemlich normal aktiv$_{(1)}$
☐ für die meisten Dinge nicht in der Lage, aber weniger als den halben Tag im Bett oder Lehnstuhl$_{(2)}$
☐ nur wenig aktiv und verbringe tagsüber die meiste Zeit im Bett oder Lehnstuhl$_{(3)}$
☐ meist bettlägerig, selten aus dem Bett$_{(3)}$

Feld 4 ☐

Gesamtpunktzahl der Felder 1–4: ____ **A**

Der Rest des Formulars wird von Ihrem Arzt, Pflegefachperson, Ernährungsberaterin oder Therapeuten ausgefüllt. Danke

©FD Ottery, 2005 email: fdottery@savientpharma.com or noatpres1@aol.com

Abb. 15.2: PG-SGA

15 Mangelernährung bei onkologischen Patienten

Universitätsspital Basel

Tabelle 1 – Punkte für Gewichtsverlust

Um die Punktzahl zu bestimmen gilt das Gewicht des letzten Monats (falls vorhanden). 6 Monatsdaten nur verwenden, wenn kein 1 Monats-Gewichtsverlust vorhanden ist. Verwende die Punktetabelle, um die Gewichtsveränderung zu ermitteln. 1 Extrapunkt falls in den letzten 2 Wochen Gewichtsverlust.

Gew. Verlust in 1 Monat	Punkte	Gew. Verlust in 6 Monaten
10% oder mehr	4	20% oder mehr
5-9.9%	3	10-19.9%
3-4.9%	2	6-9.9%
2-2.9%	1	2-5.9%
0-1.9%	0	0-1.9%

Punkte aus Tabelle 1: _____ A

Gesamtsumme der Felder 1-4 (s. Seite 1) _____

5. Tabelle 2 – Krankheiten und ihr Bezug zum Ernährungsbedarf

Alle relevanten Diagnosen (präzisiere)
Primäres Krankheitsstadium, (Einkreisen falls bekannt oder anwendbar) I II III IV Anderes
Einen Punkt je für:
☐ Krebs ☐ AIDS ☐ Pulmonale oder kardiale Kachexie ☐ Vorhandener Dekubitus, offene Wunde oder Fistel
☐ Vorhand. Trauma ☐ Alter über 65 Jahren ☐ chronische Niereninsuffizienz

Punkte aus Tabelle 2: _____ B

6. Tabelle 3 – Punkte für metabolischen Bedarf

Punkte für metabolischen Stress werden auf Grund verschiedener Faktoren welche den Protein- und Kalorienbedarf erhöhen vergeben. Die Punkte werden addiert, d.h. dass ein Patient mit z.B. welcher > als 38.8 C hat (3 Punkte) und wer 10mg Prednison regelmässig nimmt (2 Punkte) einen Gesamtwert von 5 Punkten erreicht.

Stress	Keinen (0)	Niedrig (1)	Mässig (2)	Hoch (3)
Fieber	Keines	Zw. 37,2 und 38,3	Zw. 38,3 und 38,8	> 38.8
Fieber Dauer	Keine	< 72 Std.	72 Std.	> 72 Std
Steroide	Keine	Niedrig dosiert (< 10mg Prednison Aequivalenz/Tag)	Mässig dosiert (Zw. 10 und 30mg Prednison Aequivalenz/Tag)	Hoch dosiert (> 30mg Prednison Aequivalenz/Tag)

Punkte aus Tabelle 3: _____ C

7. Tabelle 4 – Körperuntersuchung

Die Körperuntersuchung beinhaltet eine subjektive Einschätzung von 3 Komponenten der Körperzusammensetzung Fett, Muskulatur und Flüssigkeitsstatus. Da dies subjektiv ist, wird jeder Aspekt bzgl. Ausmass des Defizits beurteilt. Muskelverlust wird stärker als Fettverlust auf die Punkte als Fettverlust. Definitionen der Kategorien: 0 = kein Defizit; 1+ = geringes Defizit; 2+ = mässiges Defizit; 3+ = schweres Defizit.

Muskelmasse

Schläfen (M.temporalis)	0	1+	2+	3+
Schlüsselbein (M.pect. & M.deltoideus.)	0	1+	2+	3+
Schultern (M.deltoideus.)	0	1+	2+	3+
Muskulatur zw. Daumen und Zeigefinger	0	1+	2+	3+
Schulterblatt (M.lat.dorsi, trapez., deltoideus.)	0	1+	2+	3+
Oberschenkel (M.quadriceps)	0	1+	2+	3+
Wade (M. gastrocnemius)	0	1+	2+	3+
Allg. Zustand der Muskelmasse	0	1+	2+	3+

Wasserhaushalt

Knöchelödeme	0	1+	2+	3+
Sakral-Ödeme (Anasarka)	0	1+	2+	3+
Aszites	0	1+	2+	3+
Allg. Flüssigkeitsstatus	0	1+	2+	3+

Fettreserve

Orbitale Fette	0	1+	2+	3+
Triceps Hautfa	0	1+	2+	3+
Fett unt. Rippen	0	1+	2+	3+
Allg. Fettdefi.	0	1+	2+	3+

Punktzahl aus Tabelle 4: _____ D

©FD Ottery, 2005 email: fdottery@savientpharma.com or noatpres1@aol.com

15.3 Erfassung des Ernährungszustands

Universitätsspital Basel

Unterschrift des Klinikers _____ (Berufsbezeichnung) _____

Gesamt PG-SGA Wert:
(Gesamtsumme aus A+B+C+D oben) _____
(Siehe Triage Empfehlungen unten)
Globale PG-SGA Bewertung (A, B oder C) = _____
Datum: _____

Tabelle 5 – PG-SGA Gesamt Assessment Kategorien

Kategorie	Stadium A	Stadium B	Stadium C
Gewicht	Gut genährt. Kein Gew.-Verlust ODER. kürzlich nicht flüssigkeitsbedingte Gew. Zunahme	Mässig mangelernährt <5% Gew. Verlust in 1 Mt. (od. 10% in 6 Mt.) ODER zunehmender Gewichtsverlust	Schwere Mangelernährung > 5% Gew. Verlust in 1 Mt. (od. 10% in 6 Mt.) ODER zunehmender Gewichtsverlust
Nahrungsaufnahme	Kein Defizit ODER kürzlich deutliche Verbesserung	Definitive Abnahme der Nahrungs-Zufuhr	Starke Defizite in der Zufuhr
Ernährungsbeeinflussende Symptome	Keine ODER kürzlich signifikante Verbesserung mit adäquater Nahrungsaufnahme	Vorliegen v. Ernährungs-beeinflussenden Symptomen (Feld 3 PG-SGA)	Vorliegen v. Nahrungs-beeinflussenden Symptomen (Feld 3 PG-SGA)
Leistungsfähigkeit	Kein Defizit ODER. kürzlich. Verbesserung	Mässiges Leistungs-Defizit o. kürzliche Verschlechterung	Starkes Leist. Defizit o. kürzlich signifikante Verschlechterung
Körperuntersuchung	Keine Defizite ODER. chronisches Defizit aber mit kürzlicher Verbesserung	Nachweis für geringen bis mässigen Verlust von Muskelmasse &/o.s/c Fettgewebe &/o. Muskeltonus bei Palpation	Offensichtliche Zeichen v. Mangelernährung (z.B. starker Verlust von s/c Gewebe, ev. Oedeme)

Empfehlung zur Ernährungseinstufung
Die Gesamtpunktzahl wird für spezifische Interventionen, inkl. Patient- und Angehörigenberatung, Symptom-Management und angemessene Ernährungstherapie (normales Essen, Zusatznahrung, Sondenernährung, parenterale Ernährung). In erster Linie beinhalten Interventionen ein optimales Symptom-Management.

Triage-Empfehlung für eine Intervention
0-1 Zur Zeit ist keine Intervention nötig. Routinemässige Re-Evaluation.
2-3 Patienten- und Angehörigenberatung durch Ernährungsberaterin, Pflegefachfrau, oder Arzt mit medikamentösen Massnahmen gemäss Symptomerhebung (Feld 3) und Laborwerten falls angebracht.
4-8 Erfordert Ernährungsberatung in Zusammenarbeit mit Pflegefachfrau oder Arzt, gemäss Symptomerhebung (Feld 3)
> 9 Dringender Bedarf für verbessertes Symptom-Management und/oder Ernährungstherapie

©FD Ottery, 2005 email: fdottery@savientpharma.com or noatpres1@aol.com

Definiert sind die Kategorien wie folgt:
0 = kein Defizit; 1+ = geringes Defizit; 2+ = mäßiges Defizit; 3+ = schweres Defizit. Die Punkte der Defizite werden nicht addiert, sondern dienen der klinischen Beurteilung des Ausmaßes eines Defizits (oder einem Zuviel an Flüssigkeit; Ottery 1996).

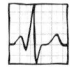

Beispiel
Herr Braun berichtet in der Selbsteinschätzung einen Gewichtsverlust von 5 kg in den letzten sechs Monaten von seinem üblichen Gewicht von 61 kg. Dies entspricht einem Gewichtsverlust von circa 8 %. Er berichtet weiter, dass er weniger häufig und nur kleinere Mengen essen kann, dass alles scharf schmecke und er nicht fähig sei, wieder etwas aktiver zu sein. All dies zusammen ergibt einen Score von neun.
Da Herr Braun zurzeit weder einer Chemo- noch eine Strahlentherapie erhält, hat er keinen metabolischen Stress. Er leidet weder unter Fieber noch nimmt er Steroide ein. Herr Brauns körperliche Untersuchung zeigt mäßige Fettpolster, ein Muskeldefizit und keine großen Flüssigkeitsansammlungen.
Seine generalisierte Schwäche und die Kurzatmigkeit haben natürlich einen Einfluss auf seine Mobilität und diese wiederum auf den Verlust seiner Muskelmasse. Des Weiteren leidet Herr Braun an einem hartnäckigen Husten und wiederkehrenden Infektionen der oberen Bronchien. Diese Symptome und die Kurzatmigkeit führen zu Unterbrechungen bei den Mahlzeiten, wodurch die Nahrungsaufnahme reduziert ist.

Pflegefachkräfte sind die richtige Berufsgruppe, um ein erstes Screening auf Mangelernährung vorzunehmen. Tiefergehende Assessments sollten jedoch von spezialisierten Pflegefachkräften oder Ernährungsfachkräften vorgenommen werden, da beispielsweise eine körperliche Untersuchung aufgrund von Subjektivität und zu geringem Wissen zu ungenauen Ergebnissen führen kann.

15.4 Ernährungsinterventionen für Krebspatienten

Das Ziel von Ernährungsinterventionen muss bei Krebspatienten differenziert betrachtet werden. Interventionen sollten den fortschreitenden Gewichtsverlust, welcher ungefähr 80 % der Patienten während ihrer Krankheit betrifft, verhindern oder rückgängig machen (Baracos 2004), vor Infektionen schützen, das Gewebe regenerieren und das Wohlbefinden wie auch die Lebensqualität fördern (Eberhardie 2002).
Eine randomisierte Studie mit ambulanten Patienten, bei denen gastrointestinale Tumoren und Hals-Nasen-Ohren-Tumoren diagnostiziert worden waren und eine Bestrahlung durchgeführt wurde, zeigt,

dass die Patienten, denen eine intensive Form der Ernährungsberatung geboten wurde eine größere Zufriedenheit äußerten als jene Patienten, die die übliche Behandlung bekamen (Isenring et al. 2004).

Bevor eine Intervention durchgeführt wird, ist es notwendig, das Therapieziel des Patienten zu definieren. Ob der Patient kurativ oder palliativ behandelt werden soll, ist eine entscheidende Frage. Fortschreitender Gewichtsverlust ist bei einigen Tumoren mit einer schlechteren Lebensqualität, schlechterem Ansprechen der Chemotherapie und daher auch mit einer kürzeren Überlebenszeit verbunden im Vergleich zu Patienten mit denselben Tumoren aber ohne Gewichtsverlust (Kearney & Richardson 2006). Dies zeigt, dass bei kurativ behandelten Patienten ein Assessment des Ernährungszustands und ggf. eine Ernährungsintervention absolut notwendig sind, um weitere Probleme zu vermeiden. Ebenso kann eine Intervention in einem frühen palliativen Stadium dem Patienten zu mehr Energie verhelfen, sein Infektionsrisiko senken und eine schlechte Wundheilung reduzieren. Zusammenfassend kann gesagt werden, dass in einem solchen Stadium die Ernährung Priorität hat (Eberhardie 2002).

Andererseits empfiehlt derselbe Autor, dass Kranke in der Terminalphase sich nicht schuldig fühlen sollten, wenn sie den Wunsch äußern, nicht mehr essen zu wollen. Das Anbieten flüssiger Ergänzungsnahrung sollte einer invasiven Ernährungstherapie zunächst vorgezogen werden (s. Kapitel 6).

> Wie der Einsatz einer Ernährungsintervention gehandhabt wird, sollte mit dem Ziel der Behandlung, der Erkrankung und dem Patientenwunsch übereinstimmen. Eberhardie (2002) empfiehlt dazu, dass der Vorteil und potenzielle unerwünschte Effekte oder Komplikationen der verschiedenen Methoden einer Ernährungsintervention evaluiert und mit dem Patienten diskutiert werden sollten.

Ist z. B. die Gewichtserhaltung ein realistisches oder erreichbares Ziel? Bauer et al. (2006) zeigen auf, dass eine Gewichtsstabilisierung für Patienten mit einer krebsbedingten Kachexie und einer Lebenserwartung von mindestens zwei Monaten ein angemessenes Ziel darstellt.

In einigen Untersuchungen von Patienten mit Krebs wird für eine Gewichtsstabilisierung eine Energieaufnahme von 120 kJ/kg/Tag empfohlen (Bauer et al. 2006). Insgesamt sind die Empfehlungen für die individuelle Energieaufnahme vom Alter, dem Geschlecht, der Größe, des Gewichts, der Aktivität u. a. abhängig (vgl. DGEM-Leitlinien zur enteralen Ernährung).

Bevor eine Intervention begonnen wird, sollte man sich bewusst machen, welchen Effekt diese auf das Wohlbefinden und die Autonomie des Patienten haben kann. Bauer et al. (2006) empfehlen in ihren Leitlinien, dass die Zufuhr von Energie und Eiweiß den ersten Schritt einer Ernährungsintervention zur Verbesserung des Gewichtsverlustes darstellt. Weitere Leitlinien siehe **Abbildung 15.3**.

- Enterale Ernährung sollte immer vor total parenteraler Ernährung (TPN) eingesetzt werden, solange die Ernährung über den Magen-Darm-Trakt nicht kontraindiziert ist.
- Eicosapentaensäure (EPA) (in Fischöl enthalten) zeigt positive Wirkung auf den Verlust von Gewicht und Muskelmasse sowie auf das Überleben und verbessert die Lebensqualität bei Tumorpatienten mit Gewichtsverlust.
- Routinemäßiger Einsatz von Nahrungssupplementen ist nicht indiziert bei gut ernährten Patienten, die sich einem chirurgischen Eingriff unterziehen müssen. Patienten mit mäßiger oder schwerer Mangelernährung profitieren von einer zusätzlichen präoperativen Gabe von Trinknahrung während 7–14 Tagen.
- Eine künstliche Ernährung sollte nicht routinemäßig bei gut ernährten Patienten eingesetzt werden, die eine Chemo- oder Strahlentherapie erhalten.
- Eine zusätzliche künstliche Ernährung ist angemessen bei Patienten unter antitumoraler Therapie, die mangelernährt sind und in den letzten fünf Tagen eine verminderte Nahrungsaufnahme zeigten.
- Eine zusätzliche künstliche Ernährung ist angemessen bei Patienten nach Stammzelltransplantation, die eine verminderte Nahrungszufuhr haben oder bei denen eine mäßige oder schwere Graft-versus-Host-Reaktion eine mangelhafte Nahrungsaufnahme bedingt.
- Patienten, die eine supplementierende Ernährung brauchen, sollten diese vor oder in Verbindung mit dem Therapiestart erhalten.
- Stammzelltransplantierte Patienten sollten eine Ernährungsberatung in Bezug auf Risikolebensmittel und den sicheren Umgang mit der Nahrung während der Immunsuppression erhalten.
- Bei Krebspatienten im Endstadium ist der Einsatz palliativer Nahrungsunterstützung selten indiziert.

Abb. 15.3: Leitlinien zur Ernährungsunterstützung bei Krebspatienten (nach Kearney & Richardson 2006)

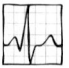

Beispiel

Herr Braun leidet an einer lebensbedrohlichen Krankheit mit kurzer Lebenserwartung. Ernährungsunterstützung kann den Hunger stillen, wenn dieser vorhanden ist. Generell kann aber gesagt werden, dass Patienten, die am Ende des Lebens Hunger empfinden, diesen einfach mit kleinen Mengen Nahrung stillen können. Oft empfinden diese Patienten auch gar keinen Hunger mehr (Dy 2006). Dies bestätigt die Aussage, dass terminale Patienten ihr Hunger- und Durstgefühl verlieren (Koretz 2007).

Herr Braun sollte versuchen, sein normales Essen mit energie- und proteinreichen Nahrungsmitteln anzureichern. Entweder sollte er selbst die Lebensmittelauswahl treffen oder seine Ehefrau sollte darin geschult werden. Das Ziel sollte Wohlbefinden und Autonomie sein.

Herr Braun könnte Brot, Teigwaren, Reis, Kartoffeln und Früchte essen. Zusätzlich sollte er flüssige Ergänzungsnahrung zu sich nehmen. Des Weiteren macht es Sinn, auch Getränke wie Kaffee oder Tee mit Zucker und Milch anzureichern. Mit diesen Interventionen kann er seinen Energielevel halten, da Kohlenhydrate die beste Energiequelle für den Menschen darstellen (Barker 2002) und die Schwäche reduzieren können.

Literatur

Argilés J. M. (2005). Cancer-associated malnutrition. *European Journal of Oncology Nursing* 9: 39–50.

Baracos V. E. (2004). New Approaches in Reversing Cancer-related Weight Loss. *Oncology Issues* 19: 5–10.

Barber M. D., Ross, J. A., Fearson K. C. (2000). Disordered metabolic response with cancer and its management. *World Journal of Surgery* 24: 681–689.

Barker H. M. (2002). *Nutrition and Dietetics for Health Care*. Edinburgh: Churchill Livingstone.

Bauer J., Capra S., Ferguson M. (2002). Use of the scored Patient-Generated Subjective Global Assessment (PG-SGA) as a nutrition assessment tool in patients with cancer. *European Journal of Clinical Nutrition* 56: 779–785.

Bauer J.D., Ash S., Davidson W. L., Hill, J. M., Brown T., Isenring E. A., Reeves M. (2006). Evidence based practice guidelines for the nutritional management of cancer cachexia. *Nutrition and Dietetics* 63: 5–32.

Brighton D. & Wood M. (2005). *The Royal Marsden Hospital Handbook of Cancer Chemotherapy*. Edinburgh: Churchill Livingstone.

Capra S. (2007). Nutrition assessment or nutrition screening-How much information is enough to make a diagnosis of malnutrition in acute care. *Nutrition* 23: 356–357.

Committee Of Experts On Nurtrition, F.S.A.C.H. (2002). Food and Nutritional Care in Hospitals: How to prevent undernutrition. *Ad Hoc Group-Nutrition Programmes in Hospitals*. Paris: Council of Europe.

Davies M. (2005). Nutritional screening and assessment in cancer-associated malnutrition. *European Journal of Oncology Nursing* 9: 64–73.

Davis M. P., Walsh D., Lagman R., Yavuzsen T. (2006). Early satiety in cancer patients: a common and important but underrecognized symptom. *Supportive care in cancer* 14: 693–698.

Dy S. M. (2006). Enteral and parenteral nutrition in terminally ill patients: a review of the literature. *The American Journal of Hospice and Palliative Medicine* 23: 369–377.

Eberhardie C. (2002). Nutrition support in palliative care. *Nursing standard* 17: 47–52.

Green S. M. & Watson R. (2005). Nutritional screening and assessment tools for use by nurses: literature review. *Journal of advanced nursing* 50: 69–83.

Holder H. (2003). Nursing management of nutrition in cancer and palliative care. *British Journal of Nursing* 12: 667–674.

Hopkinson J. B. (2007). How people with advanced cancer manage changing eating habits. *Journal of Advanced Nursing* 59: 454–462.

Huhmann M. B. & Cunningham R. S. (2005). Importance of nutritional screening in treatment of cancer-related weight loss. *Lancet Oncology* 6: 334–343.

Isenring E., Capra S., Bauer J. (2004). Patient satisfaction is rated higher by radiation oncology outpatients receiving nutrition interventions compared with usual care. *Journal of human nutrition and dietetics* 17: 145–152.

Isenring E., Cross G., Daniels L., Kellett E., Koczwara B. (2006). Validity of the malnutrition screening tool as an effective predictor of nutritional risk in oncology outpatients receiving chemotherapy. *Supportive care in cancer* 14: 1152–1156.

Kearney N. & Richardson A. (2006). *Nursing patients with care*. Edinburgh: Churchill Livingston.

Kondrup J., Allison S. P., Elia M., Vellas B., Plauth M. (2003a). ESPEN Guidelines for Nutrition Screening 2002. *Clinical Nutrition* 22: 415–421.

Kondrup J., Rasmussen H. H., Hamberg O., Stanga Z. (2003b). Nutritional risk screening (NRS 2002): a new method based on an analysis of controlled clinical trials. *Clinical Nutrition* 22: 321–336.

Koretz R. L. (2007). Should patients with cancer be offered nutritional support: does the benefit outweigh the burden? *European Journal of Gastroenterology & Hepatology* 19: 379–382.

Lochs H., Allison S. P., Meier R., Pirlich M., Kondrup J., Schneider S., Berghe G. van den, Pichard C. (2006). Introductory to the ESPEN Guidelines on Enteral Nutrition: Terminology, Definitions and General Topics. *Clinical Nutrition* 25: 180–186.

Ottery F. D. (1996). Definition of standardized nutritional assessment and interventional pathways in oncology. *Nutrition* 12 (suppl): 15–19.

Ottery F. D., Kasenic S. R., Cunningham R. S. (2004). Multimodality Approaches to Optimize Survivorship Outcomes: Body Composition, Exercise, and Nutrition. *Oncology Issues* 19: 11–14.

Pless M. (2006). Die Medikamentöse Behandlung beim NSCLC. *Schweizerische Zeitschrift für Onkologie* 2: 18–22.

Skipworth R. J. E. & Fearon K. C. H. (2007). The scientific rationale for optimizing nutritional support in cancer. *European Journal of Gastroenterology & Hepatology* 19: 371–377.

Strasser F. (2003). Eating-related disorders in patients with advanced cancer. *Supportive care in cancer* 11: 11–20.

Strasser F. (2006). The silent symptom early satiety: a forerunner of distinct phenotypes of anorexia/cachexia syndromes. *Supportive care in cancer* 14: 689–692.

16 Ernährung bei Menschen mit Demenz

Charlotte Boes

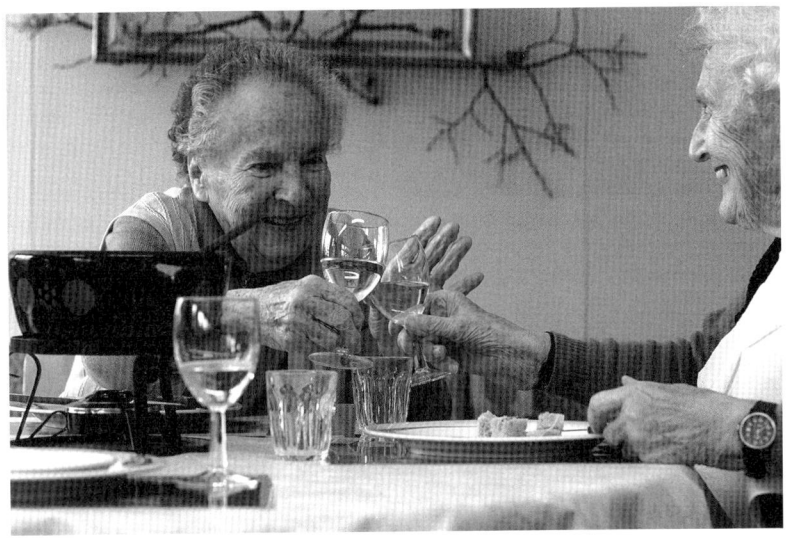

Abb. 16.1: Stärkt Leib und Seele gleichermaßen – eine gemeinsame Mahlzeit (© Martin Glauser)

Essen und Trinken ist mehr als nur die reine Versorgung des Körpers mit lebensnotwendigen Nährstoffen. Essen und Trinken stellen ein soziales Ereignis dar. Dabei können menschliche Beziehungen gepflegt und Gemeinschaft hergestellt werden. Die Nahrungsaufnahme trägt also in vielerlei Hinsicht zum Wohlbefinden und zur Lebensqualität von Menschen mit und ohne Demenz bei. Demgegenüber stehen Zahlen, die erschreckende Defizite in der Versorgung von Menschen mit Demenz in allen Bereichen der Altenpflege nahelegen. Die Datenlage ist derzeit zwar spärlich, aber die wenigen veröffentlichen Zahlen sprechen eine deutliche Sprache. Der Altenbericht der Bundesrepublik Deutschland von 2002 geht davon aus, dass etwa jeder vierte an Demenz erkrankte Mensch an Mangelernährung leidet (Radzey 2007, S. 8). Dies macht eine deutliche Mangelversorgung der Betroffenen deutlich. Die Gründe dafür sind vielfältig und komplex.
Dieses Kapitel widmet sich der besonderen Situation von Menschen mit Demenz. Es beginnt mit einer Beschreibung der Veränderungen aufgrund einer Demenzerkrankung, die auch die Nahrungsaufnahme beeinflussen können. Danach werden spezielle Problematiken im Rahmen der Nahrungsaufnahme bei Menschen mit Demenz aufgezeigt. Der letzte Teil des Kapitels widmet sich verschiedenen Interventionsmöglichkeiten, die bei einer Nahrungsverweigerung bzw. Fehl- und/oder Mangelernährung hilfreich sein können.

16.1 Auswirkungen der Demenzerkrankung auf die Nahrungsaufnahme

16.1.1 Veränderung der Sinneswahrnehmungen

Neben physiologischen Veränderungen (s. Kapitel 14) der Nahrungsaufnahme und -verarbeitung kommt es im Zuge des Alterungsprozesses auch zum Nachlassen der Sinneswahrnehmungen.

Sehvermögen — Bei Menschen mit Demenz sind vor allem das Farb- und Kontrastsehen, die Tiefenwahrnehmung und die Sehschärfe Verschlechterungen unterworfen. Die Folge ist, dass Nahrungsmittel von ähnlicher bzw. geringer Farbgebung erschwert erkannt werden können und nur als ein „Einheitsbrei" wahrgenommen wird.

Geschmackssinn — Beim Geschmackssinn lassen die Knospen, die süß und salzig wahrnehmen, nach. Das Schmecken von Bitterem und Saurem bleibt jedoch weitgehend erhalten. Dies kann dazu führen, dass das Essen als fad, eintönig oder als nicht genießbar empfunden wird.

Geruchssinn — Der Geruchssinn ist bei Menschen mit Demenz besonders betroffen. Wenn man den Geruch von Speisen riecht, führt dies dazu, dass die Speichelsekretion und damit der Appetit angeregt wird – bei einer Demenz ist dies stark reduziert.

Hören und Tastsinn — Das Hören lässt im Alter deutlich nach. In der Folge kann beispielsweise bei lauten Hintergrundgeräuschen oder undeutlichem Sprechen Gesprächen nicht mehr gefolgt werden. Einschränkungen des Tastsinns in Verbindung mit einer abnehmenden Fingerfertigkeit können die Feinmotorik im Alter deutlich einschränken, was es schließlich schwierig macht, beispielsweise mit Besteck umzugehen (Boes 2009, S. 9ff).

16.1.2 Einschränkung der kognitiven und körperlichen Fähigkeiten

Die Demenzerkrankung geht mit einem zunehmenden Verlust der kognitiven Leistungsfähigkeit einher. Dies betrifft in der Regel alle höheren kognitiven Funktionen und ist je nach Stadium der Demenz unterschiedlich schwer. Die Einbußen führen dazu, dass die Betroffenen immer mehr vergessen und komplexe Zusammenhänge nicht mehr erfassen können. Ihre Handlungsfähigkeit wird damit zunehmend eingeschränkt. In Bezug auf die Nahrungsaufnahme kann dies bedeuten, dass die Demenzkranken die Nahrungsaufnahme einfach vergessen, ihren Hunger verbal nicht ausdrücken oder sich auf das Essen gar nicht mehr konzentrieren können und leicht ablenkbar sind (Radzey 2007, S. 8; Rückert et al. 2007, S. 16). Neben dem Verlust der kognitiven Fähigkeiten schreitet auch der körperliche Verfall mit zunehmender Demenz voran. Die abnehmende Beweglichkeit, ein schlechter Mund- und Zahnstatus, Schluckstörungen (s.

Kapitel 9) und Schmerzzustände können die Nahrungsaufnahme zudem negativ beeinflussen (Rückert et al. 2007, S. 46ff).

Abhängigkeit von wertschätzenden Beziehungen

Wie die Betroffenen die Demenz erleben, ist sehr unterschiedlich und hängt auch von Persönlichkeitsfaktoren und der Biografie ab. Übergeordnet kann man feststellen, dass das Leben mit Demenz vielfach durch Verluste gekennzeichnet ist. Dies erhöht unter Umständen auch das Angsterleben der Betroffenen. Die Betroffenen können Situationen nicht mehr einschätzen, wissen nicht, was von ihnen erwartet wird und treffen auf Menschen, die sie nicht erkennen. Hinzu kommt, dass mit der Demenz die Fähigkeit, Gefühle zu reflektieren, nachlässt. Diese Gesamtsituation führt dazu, dass Menschen mit Demenz auf emotionaler Ebene reagieren – von Außenstehenden kann das als Über- oder Fehlreaktion wahrgenommen werden. Inzwischen ist jedoch anerkannt, dass solche Verhaltensweisen als Kommunikationsaufforderung gedeutet werden sollten. Die Aufgabe von Betreuenden ist es, die Gründe für dieses Verhalten zu erschließen. Für ihr Wohlbefinden benötigen die Betroffenen Menschen, die ihre Situation verstehen und respektieren, sie in dieser Situation wertschätzen und ihnen Halt geben. Die Arbeit mit Demenzerkrankten ist also im hohen Maße Beziehungsarbeit. So kann man Menschen mit Demenz Würde und Selbstbewusstsein vermitteln und Fähigkeiten hervorlocken – auch in Bezug auf das Essen – die manchmal schon verloren gegangen zu sein scheinen (Kitwood 2000, S. 107ff).

Wertschätzende Beziehungen

Nahrungsaufnahme als „soziales Ereignis"

Die Nahrungsaufnahme dient nicht allein der Versorgung des Körpers. Essen und Trinken ist auch ein soziales Ereignis. Gerade für Menschen mit Demenz bietet es eine gute Möglichkeit, um am Leben anderer Menschen teilzunehmen und so der Isolation entgegenzuwirken. Während der gemeinsamen Zubereitung des Essens und den Mahlzeiten kommt man in Kontakt mit anderen. Gerade bei der Essenzubereitung können vorhandene manuelle wie auch kognitive Fähigkeiten eingesetzt und gefördert werden. Bei den gemeinsamen Mahlzeiten und/oder beim Essenreichen können die Pflegenden den Menschen mit Demenz die notwendige Zuwendung geben. Das Essen bietet somit eine gute Möglichkeit für ein würdevolles Miteinander. So kann das Selbstbewusstsein der Betroffenen gestärkt werden (Bayerisches Staatsministerium für Arbeit und Sozialordnung, Familie, Frauen 2006, S. 43).

16.2 Probleme bei der Ernährung von Menschen mit Demenz

Essen und Trinken stellen komplexe Anforderungen an Menschen mit Demenz. Fragen wie „Wann soll gegessen werden?", „Was kann und wie sollte gegessen werden?", „Welches Besteck muss man benutzen?" oder „Wie kommt das Essen in den Mund und von da aus weiter in den Magen?", können im Verlauf der Erkrankung immer weniger in einen korrekten Zusammenhang gebracht werden. Die Nahrungsaufnahme und das Schlucken sind komplexe Handlungsabläufe, die die Betroffenen vor zunehmende Schwierigkeiten stellen. Hinzu kommen Gedächtnis- und Sprachverluste, die es den Betroffenen unmöglich machen, ihre Probleme verständlich zu formulieren. Das Ausmaß der Probleme und der Unterstützungsbedarf hängen vom Stadium der Erkrankung ab (Radzey 2007, S. 9; Deutsche Expertengruppe Dementenbetreuung e.V. 2005, S. 49ff).

Tab. 16.1: Mögliche Probleme bei der Nahrungsaufnahme (nach Radzey 2007)

Mangelnde Konzentration auf den Essvorgang
Ablenkbarkeit durch Lärm und Hektik
Überforderung durch die Esssituation – Überstimulation
Koordinationsschwierigkeiten
Gedächtnisverlust
Mangelnde Sicherheit beim Essen
„verlorene Tischmanieren"
Appetitminderung durch Schmerzen, Nebenwirkungen von Medikamenten, mangelnde Bewegung
Fader Geschmack des Essens durch veränderte Geschmackswahrnehmung
Essen von verdorbenen Speisen oder Gefährlichem
Wahnvorstellung, Vergiftungsängste
Schluckstörungen
Aggressionen und Rückzug bei Bevormundung
Irritationen durch verschiedene Konsistenzen (Mandelsplitter in der Quarkspeise)
Ruhelosigkeit und hoher Bewegungsdrang

Unterschiedliche Bedarfslagen

Die Bedarfslagen für die Kalorienzufuhr können bei an Demenz erkrankten alten Menschen sehr unterschiedlich sein. Daher ist es schwer, allgemeingültige Empfehlungen für die Deckung des Energiebedarfs aufzustellen. Bekannte Referenzwerte, wie beispielsweise die der Deutschen Gesellschaft für Ernährung, enden häufig mit ihren Empfehlungen bei der Gruppe der 65-Jährigen und Älteren und reflektieren deren Heterogenität nicht. Diese Referenzwerte sollten daher nur zur Orientierung herangezogen werden. Der Energiebedarf älterer Menschen ist abhängig von deren Bewegungsverhalten. Demenzerkrankte mit hohem Bewegungsdrang können den Energiebedarf eines Hochleistungssportlers erreichen – bis zu 3.000 kcal pro Tag und mehr (siehe dazu www.dge.de). Auch Infektionen erhöhen den Kalorienbedarf. Andererseits führen Bewegungsmangel und Immobilität zu einer Reduzierung des Grundumsatzes (Rückert et al. 2007, S. 30ff). Die Menge der zugeführten Nahrung hängt zudem von der emotionalen Situation und den Gewohnheiten der Betroffenen ab. Menschen können es gewohnt sein, ihre Mahlzeiten alleine einzunehmen. Große Speisesäle machen ihnen Angst und sie können dann nicht essen. Eine enorme emotionale Abhängigkeit kann bei manchen Menschen dazu führen, dass sie ohne Begleitung keine Mahlzeiten einnehmen können, obwohl sie eigentlich „technisch" dazu in der Lage wären.

Studien haben ergeben, dass das Problembewusstsein bei Pflegefachkräften hinsichtlich der Häufigkeit von Fehl- und Mangelernährung gering ist. Die Unterstützung beim Essenreichen ist eine Tätigkeit, die häufig an Auszubildende und Hilfskräfte delegiert wird. Ebenso kommt es vor, dass mit anderen Personen gesprochen wird, während das Essen gereicht wird. Die Pflegefachkräfte konnten teilweise nicht unterscheiden, ob ein Betroffener nicht essen will oder nicht essen kann. Zudem ist das Wissen um ernährungsphysiologische Erkenntnisse, um Sonden- und Ergänzungsnahrung bei den Pflegefachkräften nicht immer auf dem neusten Stand. Dieses Phänomen zeigt sich auch bei anderen Berufsgruppen. (Schreier & Bartholomeyczik 2004, S. 50ff; Rückert et al. 2007, S. 129ff; Rüsing 2008, S. 44).

Fehlendes Problembewusstsein und Wissen bei Pflegefachkräften

16.3 Interventionsmöglichkeiten

Wie das vorherige Kapitel gezeigt hat, sind die Problematiken der Nahrungsaufnahme von Menschen mit Demenz sehr komplex und weitreichend. Ein „Nicht Essen wollen" bedeutet nicht von vornherein eine bewusste Ablehnung von Nahrung oder Flüssigkeit (s. Kapitel 19). Der Umgang mit schwierigem Essverhalten setzt bei den Pflegefachkräften und Betreuenden ein hohes Maß an Empathie und Kreativität voraus. Die Einrichtungen sind angehalten, Versorgungskonzepte zu entwickeln, die sich an den individuellen Bedürfnislagen der Betroffenen orientieren. Neben der Qualität der Speisen sollen diese auch Konzepte zur Umgebungsgestaltung, des empathischen Umgangs mit den Betroffenen, der Einbeziehung der Mahlzeitenzubereitung und -einnahme in den Tagesablauf und der Integration von Lebensgewohnheiten der an Demenz Erkrankten enthalten (Rüsing 2008, S. 48ff).
Auf dieser Basis werden im Folgenden Interventionen vorgestellt, die helfen sollen, mit Ernährungsproblematiken angemessen umzugehen. Ihr Erfolg in der Praxis hängt zu einem Großteil vom Engagement und Willen der Pflegefachkräfte und der Managementebene einer Einrichtung ab, da institutionelle Umstellungen manchmal unumgänglich sind.

16.3.1 Anwendung von Assessment-Instrumenten zur Erfassung von Ernährungsproblemen

Voraussetzung im Umgang mit Fehl- und Mangelernährung bei Menschen mit Demenz ist, dass gefährdete Menschen überhaupt erfasst werden. Der Medizinische Dienst der Spitzenverbände der Krankenkassen e.V. (MDS) hat dazu eine Stellungnahme herausgebracht, in der regelmäßige Kontrollen des Körpergewichts, des Body Mass Index (BMI), Veränderungen der Nahrungsmenge und des Energiebedarfs gefordert werden. Auf der Grundlage dieser Daten ist dann eine tiefergehende Analyse notwendig, die den Gefährdungsgrad und die Problemsituation genauer analysiert (Rüsing 2008, S. 33). In Kapitel 3 werden unterschiedliche Verfahren vorgestellt. Wichtig ist, nicht nur den Status quo zu erfassen und regelmäßig zu kontrollieren, sondern auch die Ursachen für die Probleme zu analysieren. Hier hat die Blanford-Skala in Deutschland Aufmerksamkeit erregt. Sie versucht, problematisches Verhalten von Menschen mit Demenz zu erheben und verschiedenen Ursachen zuzuordnen. Hieraus können dann geeignete Maßnahmen abgeleitet werden.

Fallbesprechungen

Fallbesprechungen sind ein gutes Verfahren im Umgang mit schwierigen und herausfordernden Verhaltensweisen – dies gilt auch für Probleme im Rahmen der Nahrungsaufnahme. Im Team wird – in der Regel – von der Bezugspflegekraft das Problem geschildert sowie die bisher durchgeführten Maßnahmen und deren Wirkung vorgestellt. Auf dieser Basis werden weitere Interventionen entwickelt. In nachfolgenden Besprechungen werden diese evaluiert und bei Bedarf verändert. Fallbesprechungen haben den Vorteil, dass das gesamte Team in den Problemlösungsprozess einbezogen wird. So ist jeder über den aktuellen Stand informiert und kann sich aktiv an Lösungsstrategien beteiligen (s. Kapitel 17).

16.3.2 Milieutherapeutische Maßnahmen

Wohnküchenkonzepte

Wohnküchenkonzepte sind vor allem in stationären und teilstationären Altenpflegeeinrichtungen verbreitet, doch auch in Hausgemeinschaften findet man sie. Die Wohnküchen bilden meist den Mittelpunkt des gemeinsamen Lebens der Bewohner und werden als große und helle Räume beschrieben, in denen es eine Koch- und Backgelegenheit gibt. Ziel ist es, die Bewohner entsprechend ihrer Fähigkeiten in die Vor- und Nachbereitung der Mahlzeiten einzubeziehen. Damit soll schon vor der eigentlichen Mahlzeit die Möglichkeit bestehen, sich zu treffen und sinnvoll zu beschäftigen (Schreier & Bartholomeyczik 2004, S. 62; Deutsche Expertengruppe Dementenbetreuung e.V. 2005, S. 96ff). Die Gerüche und Geräusche sollen Wahrnehmungsreize setzen, die den Appetit und die Lust am Essen wecken. Daneben dienen diese Wohnküchen auch als allgemeiner

Treffpunkt für die Bewohner, wo man – unabhängig von den Mahlzeiten – zu unterschiedlichen sozialen Aktivitäten zusammenkommen kann.

Wichtig für diese Räumlichkeiten ist es, dass sie hell sind bzw. gut beleuchtet werden können (vor allem im Winter), man sie gut lüften kann und die Zimmertemperatur nicht zu warm oder zu kalt ist. All diese Faktoren können die Atmosphäre und Gemütlichkeit beeinflussen. Im Negativen bedeutet dies, dass sich die Menschen hier nicht aufhalten wollen.

Auf die richtige Atmosphäre kommt es an

Erstellen einer Ess- und Trinkbiografie

Eine Ess- und Trinkbiografie enthält die persönlichen Vorlieben, Abneigungen und Gewohnheiten bezüglich der Nahrungsaufnahme, die sich im Laufe des Lebens entwickelt haben und mit denen sich Erinnerungen, Gefühle und Stimmungen verbinden (Bayerisches Staatsministerium für Arbeit und Sozialordnung, Familie, Frauen, S. 115). Ein Verpflegungskonzept muss in jedem Fall die Lebensgewohnheiten der Betroffenen berücksichtigen. Menschen mit Demenz – gerade im Anfangs- und mittleren Stadium der Demenz – benötigen ein hohes Maß an Kontinuität und den Anschluss an ihr früheres Leben. So können sowohl kognitive wie alltagspraktische Fähigkeiten erhalten bleiben und ggf. sogar wiedererlangt werden. Für die Pflegefachkräfte bieten diese Informationen eine Basis für Zugangsmöglichkeiten und Kontakte zu den Betroffenen. Das Bemühen um die Integration alter Gewohnheiten drückt zudem ein hohes Maß an Wertschätzung gegenüber dem Menschen aus (Rückert et al. 2007, S. 61; Deutsche Expertengruppe Dementenbetreuung e.V. 2005, S. 55). Die Essbiografie kann im Rahmen der Biografieerhebung erfasst werden.

Gewohnheiten aus seiner Lebensgeschichte		Kurze Beschreibungen
Wo ist der Betroffene aufgewachsen? • Land: • Stadt: • Religion:		
Wie ist er aufgewachsen? • Großfamilie: • Kleinfamilie:		
Gab es gemeinsame Mahlzeiten	Ja: Nein:	
Atmosphäre bei den Mahlzeiten		
Gab es Tischgebete?	Ja: Nein:	Welche?
Gab es andere Rituale? Welche Tischmanieren wurden praktiziert?	Ja: Nein:	Welche?
Wurde bei Tisch gesprochen?	Ja: Nein:	

Tab. 16.2: Erfassungsbogen zur Ess- und Trinkbiografie (nach Bayerisches Staatsministerium für Arbeit und Sozialordnung, Familie und Senioren 2006)

Tab. 16.2: Fortsetzung

Gewohnheiten aus seiner Lebensgeschichte		Kurze Beschreibungen
Gab es Musik im Hintergrund?	Ja: Nein:	
Gibt es besondere Erlebnisse rund um die Mahlzeiten – positiv wie negativ	Ja: Nein:	
Hat der Betroffene selber gekocht?	Ja: Nein:	
Wurde genascht? Was wurde genascht?	Ja: Nein: Offen? Heimlich?	
Hat der Betroffene Hunger gelitten?	Ja: Nein:	
Früheste Erinnerungen an Essen oder Trinken (Gefühle dabei, Begleitumstände)		
Um welche Zeit wurde gegessen?		
Wo wurde gegessen?		
Gab es zu besonderen Anlässen besondere Gerichte, Tischdekoration, Rituale?		
Was wurde gegessen? (Hausmannskost)		
Welche Leibgerichte hat der Betroffene?		
Welche Abneigungen bestehen?		
Was wurde getrunken? Auch Alkohol?		
Wann wurde Kaffee getrunken? Auch nach den Mahlzeiten?		
Wurde vor oder nach der Morgentoilette gefrühstückt?		
Gab es warmes oder kaltes Abendbrot?		
Welches Geschirr wurde benutzt?		

Für stationäre Altenpflegereinrichtungen scheint es sinnvoll, die Biografiearbeit mit einem fundierten Einzugskonzept in Verbindung zu bringen und mit der Datensammlung schon vor der Aufnahme der Pflegebedürftigen zu beginnen (Rückert et al. 2007, S. 107/108).

Mahlzeitengestaltung

Die Art und Weise der Essensgestaltung hat einen großen Einfluss auf die Nahrungsaufnahme von Menschen mit Demenz. Eine gut durchdachte und an den Bedürfnissen der Betroffenen orientierte Gestaltung der Mahlzeiten kann die Lebensqualität Demenzkranker enorm steigern. Zur Mahlzeitengestaltung zählen Handlungen, die eine ruhige und gemütliche Essensatmosphäre schaffen, wie beispielsweise ruhige Musik beim Essen. Auch Maßnahmen, die die individuellen Probleme und Fähigkeiten der Betroffenen im Hinblick auf ein selbstständiges Essen berücksichtigen, gilt es zu beachten, wie z. B. die Auswahl des richtigen Bestecks. Grundsätzlich sollten die Verantwortlichen diesen Abschnitten des Tages eine besondere Bedeutung verleihen (s. auch Kapitel 7).

Das Essenreichen sollte genutzt werden, um mit den Menschen eine Beziehung herzustellen. Wer das Essen einem Betroffenen reicht, sollte sich immer auf diesen Menschen konzentrieren und nicht mehrere Dinge gleichzeitig machen. „Essen im Vorbeigehen reichen", führt zu geringeren Verzehrmengen und kann unter Umständen Rückzug oder Aggressionen auslösen (Schreier & Bartholomeyczik 2004, S. 50ff). Dies muss in den Dienstplänen berücksichtigt werden.

Essen immer nur einer Person reichen

Auch die Zubereitung der Speisen ist Teil eines Verpflegungskonzeptes. Entsprechend den Veränderungen der Sinneswahrnehmungen sollte darauf geachtet werden, dass die Einzelkomponenten eines Essens – auch die pürierte Kost – appetitlich angerichtet sind und nicht zu einem „Einheitsbrei" werden. Die Komponenten sollten farblich gut voneinander zu unterscheiden sein und möglichst kräftige Farben haben. Wichtig ist auch das Würzen der Speisen. Um den Geschmack zu verstärken, können Kräuter verwendet werden (s. Kapitel 7).

Speisenzubereitung

Ruhige Atmosphäre im Speisesaal, ruhiges Verhalten der Pflegenden
Wohnliche, vertraute Umgebung und Gestaltung
Gemeinsames Essen, passende Tischnachbarn, nicht zu große Gruppen
Übersichtliche Tischgestaltung, nicht alles gleichzeitig servieren
Speisen ausreichend würzen – auch mit Kräuter
Farbige Getränke
Eher kleine und übersichtliche Portionen
Kontrastreiches Geschirr
Appetitliches Anrichten der Speisen, auch der Breikost und der pürierten Mahlzeiten
Kein Einheitsbrei, Einzelkomponenten farblich getrennt anordnen
Leibgerichte servieren
Ritualisierung der Mahlzeiten: Gemeinsamer Anfang und Ende beispielsweise durch ein Lied
Gelüfteter Essensraum, ruhige Musik
Ausreichende Beleuchtung
Adäquates Besteck
Ungeteilte Aufmerksamkeit der Pflegenden beim Essenreichen, gemeinsame Mahlzeiten

Tab. 16.3: Tipps zur Mahlzeitengestaltung (nach Radzey 2007)

Fingerfood

Studien belegen, dass Fingerfood sowohl die Verzehrmengen als auch die Wahrnehmungsfähigkeit positiv beeinflusst (Schreier & Bartholomeyczik 2004, S. 63). Fingerfood fördert die Selbstständigkeit und Selbstachtung der Betroffenen. Wenn man nicht mehr mit dem Besteck essen kann, Hilfe nicht akzeptieren möchte oder aufgrund eines großen Bewegungsdrangs „keine Zeit zum Essen hat", ist Fingerfood eine gute Alternative. Dabei muss darauf geachtet werden, dass die angebotenen Speisen die richtige Konsistenz und die richtige Temperatur (vor allem nicht zu heiß) haben und mit ein bis zwei Bissen zu verzehren sind. Fingerfood sollte vom jeweiligen Tagesangebot abgeleitet werden, damit der zusätzliche Aufwand möglichst gering ist (Rückert et al. 2007, S. 85).

16.3.3 Anforderungen an die Fort- und Weiterbildung und Organisationsentwicklung

Eine intensive und ungeteilte Aufmerksamkeit während der Mahlzeiten wirkt sich positiv auf die Nahrungsaufnahme aus. Damit nimmt die Rolle der Pflegefachkräfte eine wichtige Stellung bei diesem Themen- und Problemkomplex ein. Sie sind dafür zuständig, die Ernährungssituation zu erfassen, Problembereiche zu analysieren und Bedürfnisse zu befriedigen (Rüsing 2008, S. 44).

Verbesserung der Aus- und Weiterbildung für Pflegefachkräfte und Lehrende

Gefordert wird, dass die Ernährung im Alter sowie der Umgang mit herausfordernden Verhaltensweisen einen größeren Stellenwert in der Aus-, Fort- und Weiterbildung einnehmen. Da eine schnelle Umstrukturierung der Altenpflegeausbildung nicht realisierbar ist, schlagen Rückert et al. (2007) Erfolg versprechende Schulungen mit geeigneten Dozenten vor, die das Wissen um physiologische, psychische Veränderungsprozesse im Alter und die Bedeutung der Milieugestaltung thematisieren. Die Lehrenden müssen in die Lage versetzt werden, die Anwendung geeigneter Assessment-Instrumente und die Entwicklung von geeigneten Konzepten zu lehren.

Unterstützung der Mitarbeiter in den Einrichtungen und Pflegediensten

Die Einrichtungen müssen durch ihre Organisationsstruktur den Pflegefachkräften die Möglichkeit bieten, fundierte Verpflegungskonzepte – gemeinsam mit anderen Berufsgruppen – zu erarbeiten und mit der nötigen Zeit auch in die Praxis umzusetzen. Sie müssen Räume schaffen, damit die Mitarbeiter die erlernten Strategien umsetzen können.

Arbeiten im multidisziplinären Team

Bei komplexen Problematiken wie der Nahrungsaufnahme ist deren Lösung im multidisziplinären Team ein bewährtes Mittel. Ernährung und Nahrungsaufnahme sind nicht nur Aufgaben der Pflegefachkräfte, sondern fallen auch in den Zuständigkeitsbereich von Ärzten, Logopäden, Krankengymnasten, Hauswirtschaftern, Köchen u. a. Jede dieser Berufsgruppe kann durch ihre Expertise zur Lösung des Problems beitragen. Im Rahmen von Fallbesprechungen können Strategien entwickelt werden (s. Kapitel 17).

Pflegende Angehörige

Was für die professionell Pflegenden gilt, ist nicht minder auch für die pflegenden Angehörigen von Bedeutung. Sie stehen bei der Betreuung ihrer Verwandten vor den gleichen Problemen. Auch ihnen sollten Schulungen angeboten werden, die ihnen die Notwendigkeiten und Bedarfe aufzeigen. Dies ist notwendig, damit sie die Problemlagen erkennen können und helfen, diese zu beheben. Professionelle Pflegekräfte sollten den Angehörigen zur Seite stehen und ihnen bei der Umsetzung des Erlernten in der Häuslichkeit helfen.

Fazit

Wenn es um die Verbesserung der Ernährungssituation von Menschen mit Demenz geht, müssen adäquate Verpflegungskonzepte entwickelt werden, die sich an den individuellen Bedürfnissen und dem Bedarf der Betroffenen orientieren. Die Ansprüche an die Pflegefachkräfte sind in dieser Beziehung sehr hoch, und wie viele Studien eindrucksvoll belegen, ist der Nachholbedarf in diesem Bereich deutlich zu erkennen. Die erforderlichen Umsetzungen gehen mit vielen Veränderungen in der individuellen Pflegeplanung, der Organisationsstruktur von Einrichtungen und Pflegediensten, der Milieugestaltung und der Fortbildung von Mitarbeitern und pflegenden Angehörigen einher. Das ist nicht immer ganz einfach und erfordert von jedem Einzelnen viel Engagement, Einsatzwillen und Durchhaltevermögen. Die Mitarbeiter sollten auf diesem Weg nicht alleine gelassen werden. Eine Begleitung, beispielsweise durch Supervisionen, kann helfen, Durststrecken zu überwinden, aus Sackgassen herauszukommen, überhöhte Ansprüche von anderen wie von sich selbst zu relativieren und neue Motivation zu erlangen.

Literatur

Bayerisches Staatsministerium für Arbeit und Sozialordnung, Familie, Frauen (Hrsg.) (2006). *Ratgeber für die richtige Ernährung bei Demenz. Appetit wecken, Essen und Trinken genießen.* München, Basel: Ernst Reinhardt.
Boes C. (2009). „Sinneswandel" bei Demenzerkrankten. *Pflegen: Demenz* 1: 9–13.
Deutsche Expertengruppe Dementenbetreuung e.V. (2005). *Die Ernährung Demenzkranker in stationären Einrichtungen. Praktische Erfahrungen und Empfehlungen aus der Milieutherapie.* Rieseby: Selbstverlag Deutsche Expertengruppe Dementenbetreuung e.V.
Kitwood T. (2000). *Demenz. Der personenzentrierte Ansatz im Umgang mit verwirrten Menschen.* Bern, Göttingen, Toronto, Seattle: Huber.
Radzey B. (2007). Essen und Trinken hält Leib und Seele zusammen. *Pflegen: Demenz* 1: 8–12.
Rückert W., Arnold R., Bauer-Söllner B., Brinner C., Ding-Greiner C., Kolb C., Lärm M., Mybes U., Schreier M., Vanorek R. (2007). *Ernährung bei Demenz.* Bern: Huber.
Rüsing D. (2008). *Herausforderung Ernährung – zwischen Kalorienzufuhr und Lebensqualität* (http. www.uni-wh.de/inst-pflegewissenschaft/dialogzentrum-demenz-dzd/dialogzentrum-demenz-dzd/downloads/arbeitspapiere-des-dzd/?L=0; Zugriff am 01.08.2009).
Schreier M. & Bartholomeyczik S. (2004). *Mangelernährung bei alten und pflegebedürftigen Menschen. Ursachen und Prävention aus pflegerischer Perspektive. Review/Literaturanalyse.* Hannover: Schlütersche Verlagsgesellschaft.

17 Aufgaben und Verantwortlichkeiten der Pflege im interdisziplinären Team

Barbara Pews

Einleitung

Mangelernährung ist ein komplexes Geschehen und kann vielfältige Ursachen und Ausprägungen haben. Der Umgang mit komplexen Krankheitsbildern verlangt nach Interdisziplinarität, um das Geschehen richtig zu analysieren und die individuell bestehenden Probleme zu lösen. Der aktuelle Expertenstandard „Ernährungsmanagement zur Sicherstellung und Förderung der oralen Ernährung in der Pflege" des DNQP (Deutsches Netzwerk für Qualitätsentwicklung in der Pflege) beschreibt den Beitrag der Pflege am Ernährungsmanagement. Die Umsetzung des Expertenstandards kann nur in einem interdisziplinären Kontext geschehen. Bei der Gestaltung der Ernährungssituation trägt die Pflegefachkraft maßgeblich Verantwortung, da sie aufgrund ihrer Nähe zum Pflegebedürftigen, und indem sie ihn bei der Nahrungsaufnahme unterstützt, über weitreichende Informationen und vielfältige Einflussmöglichkeiten bei der Ernährungsversorgung verfügt (vgl. Expertenstandard Ernährungsmanagement zur Sicherstellung und Förderung der oralen Ernährung in der Pflege 2009, S. 27). Um diesem Anspruch gerecht zu werden, muss die Pflegefachkraft auf das Fachwissen weiterer Berufsgruppen zurückgreifen können.

17.1 Interdisziplinäre Zusammenarbeit

Die interdisziplinäre Zusammenarbeit ist ein wesentlicher Erfolgsfaktor für die wirksame Verhütung und Behandlung von Mangelernährung. Das Zusammenwirken gewährleistet das sichere Erkennen von Anzeichen einer Mangelernährung bzw. des Vorliegens eines ernährungsbedingten Risikos sowie eine fachgerechte und individuell geeignete Strategie, um diesem entgegenzuwirken. Im interdisziplinären Team ist eine koordinierte Umsetzung aller infrage kommenden Maßnahmen sichergestellt. Die Arbeit im interdisziplinären Team ist nur dann erfolgreich, wenn alle Maßnahmen aufeinander abgestimmt werden. Sinnvollerweise liegt die Koordination des Zusammenwirkens in der Hand der Pflegefachkräfte, die mit der ständigen Betreuung des Pflegebedürftigen betraut sind und um seine spezifischen Probleme und Ressourcen wissen.

17.1.1 Beteiligte Berufsgruppen

Zur Umsetzung einer bedürfnis- und bedarfsgerechten Ernährung übernimmt jede Berufsgruppe die ihr entsprechenden Aufgaben. Die neben der Pflege am Ernährungsmanagement beteiligten Berufsgruppen sind in **Tabelle 17.1** aufgeführt.

Multiprofessionelles Team

Tab. 17.1: Berufsgruppen im Ernährungsmanagement

Berufsgruppe	Aufgabe
Medizin	• Diagnostik zur Klärung und Therapie der Ursachen von Mangelernährung • Therapie der Symptome einer Mangelernährung • ggf. Verordnung von Ernährungssupplementen und Hilfsmitteln • ggf. Verordnung von therapeutischen Maßnahmen, z. B. Ergotherapie • Beteiligung an der Beantwortung ethischer Fragestellungen
Ergotherapie	• Anleitung des Pflegebedürftigen bei der Nutzung von Hilfsmitteln • Esstraining (Feinmotorik, kognitive Fähigkeiten) und Motivation des Pflegebedürftigen • Gestaltung des Umfelds des Pflegebedürftigen • Unterstützung bei der Interaktionsgestaltung
Hauswirtschaft	• Gestaltung des Umfelds zur Mahlzeiteneinnahme • Eindecken und Dekoration des Tisches • ggf. Servierservice, Buffetbetreuung • Pflege der Speiseräume und deren Ausstattung
Küche	• Herstellung und Verteilung der Mahlzeiten • Herstellung von hochkalorischer und vitaminreicher Kost • Umsetzung von Essenwünschen und -gewohnheiten • ansprechende und den individuellen Fähigkeiten des Pflegebedürftigen entsprechende Präsentation der Speisen (Buffet, Fingerfood, passierte Kost, offene Gebinde) • Umsetzung des individuell angefertigten Ernährungs-/Diätplans (Zusammensetzung, Menge und Konsistenz des Nahrungsangebots)
Ernährungsberatung/ Diätassistenz	• Qualitative und quantitative Ernährungsanamnese zur Ermittlung des individuellen Energie- und Nährstoffbedarfs • Erstellung eines individuellen Diätplans • Individuelle Ernährungsberatung und -schulung
Logopädie	• Diagnostik und Behandlung von Schluckstörungen • Beratung der Pflege zu Nahrungskonsistenz und Unterstützung bei der Nahrungsaufnahme bei Pflegebedürftigen mit Schluckstörungen

17.1.2 Kompetenzen der Pflege im interdisziplinären Team

Rolle der Pflege

Folgende Aufgaben obliegen der Pflege bei der Sicherstellung einer angemessenen Ernährung (vgl. Expertenstandard zur Sicherstellung und Förderung der oralen Ernährung in der Pflege 2009, S. 79):

- Erfassung der Ernährungssituation im Rahmen des pflegerischen Assessments
  - Risikoerfassung für Ernährungsdefizite (Screening) (s. Kapitel 3)
  - Erfassung und tiefergehende Analyse ernährungsrelevanter Problembereiche (Assessment) (s. Kapitel 4)
- Protokollierung von Verzehr- und Trinkmengen/Auswertung der Protokolle (Monitoring)
- Unterstützung des Pflegebedürftigen bei der Speisenwahl/Menüplanung
- Weiterleitung der Essenswünsche an die Küche
- Erfassung der Gewohnheiten und Vorlieben sowie Abneigungen des Pflegebedürftigen (Biografie)
- Frühzeitiges Initiieren von diagnostischen und/oder therapeutischen Maßnahmen
- Planung und Durchführung der Hilfeleistung bei der Nahrungsaufnahme entsprechend des individuellen Hilfebedarfs des Pflegebedürftigen
- Aktivierung des Pflegebedürftigen zu größtmöglicher Selbstständigkeit bei der Nahrungsaufnahme
- Sorge für eine störungsfreie und angenehme Umgebung/Atmosphäre bei der Mahlzeiteneinnahme
- Steuerung/Koordination der interdisziplinären Zusammenarbeit
- regelmäßige Durchführung von Verlaufskontrollen (Gewichtsermittlung)
- Beratung des Pflegebedürftigen zu seinem individuellen Ernährungsrisiko
- Bewertung der Wirksamkeit der eingeleiteten Maßnahmen ggf. unter Beteiligung weiterer Berufsgruppen
- Informationsweitergabe im Rahmen der pflegerischen Überleitung

17.1.3 Instrumente zur Steuerung der interdisziplinären Zusammenarbeit

Die interdisziplinäre Zusammenarbeit beim Ernährungsmanagement bedarf einer konkreten Steuerung. Folgende Instrumente sollten Anwendung finden:

Fallbesprechung

Fallbesprechung

Die Fallbesprechung muss bei der Steuerung des Ernährungsmanagements dann zum Einsatz kommen, wenn Anzeichen auftreten, die auf ein Ernährungsproblem hinweisen – also bevor eine Mangelernährung definitiv eingetreten ist. Die Fallbesprechung ist das geeignete Instrument zur interdisziplinären Abstimmung der notwendigen Maßnahmen bei:

- Auffälligkeiten, die sich aus dem Assessment zu Beginn des pflegerischen Auftrags ergeben
- Auffälligkeiten in der Verlaufskontrolle des Ernährungszustands (z. B. bei Gewichtsverlust)
- Veränderungen im Ess- und Trinkverhalten (z. B. Nahrungs- und/ oder Flüssigkeitsaufnahme verringert sich; s. **Abb. 17.1**)
- Nahrungsverweigerung

Bewohner/in: Frau K.	Datum: 18.03.2009

Teilnehmer/innen: s. Anwesenheitsliste
Zur Kenntnis genommen: alle nicht anwesenden Mitarbeiter/innen/am Prozess Beteiligten

Ursache/Ressource/Problem

U: abnehmende kognitive Fähigkeiten (fortschreitende Demenz), erhöhter Bewegungsdrang

R: Frau K. isst 3 Hauptmahlzeiten am Tag, zum Frühstück mag sie Süßes, zum Abendbrot isst sie gern Herzhaftes, sie isst immer Mittagessen (warm), sie ist selbstbestimmt und hat keine Bewegungseinschränkung in Armen und Händen

P: Frau K. lässt Zwischenmahlzeiten meist aus, Frau K. lässt sich vom Essen immer wieder ablenken, ihr Energiebedarf ist durch einen erhöhten Bewegungsdrang gesteigert
=> Frau K. hat in den letzten 6 Wochen einen erheblichen Gewichtsverlust von 7 kg erlitten, es droht Mangelernährung

Ziele

Frau K. hält ihr Gewicht bei 63 kg
Frau K. ist bedürfnisgerecht ernährt (ihren Gewohnheiten/Vorlieben entsprechend)

Maßnahmen

- es werden 3 Hauptmahlzeiten und 2 bis 3 Zwischenmahlzeiten angeboten
- biografische Informationen zum früheren Ernährungszustand sowie zu Essgewohnheiten/Vorlieben/Abneigungen erheben
- Ernährungsprotokoll führen
- Unterstützung bei der Nahrungsaufnahme durch Impulse (z. B. Berührungen am Arm) sobald Frau K. vom Essen abgelenkt wird
- Schaffung eines störungsfreien Umfelds während der Nahrungsaufnahme (z. B. passende Tischgemeinschaft, angenehme Atmosphäre beim Essen)

- Ernährungsberatung: Ernährungsplan erstellen zur Deckung des individuellen Bedarfs, Auswertung der Ernährungsprotokolle

- Verlaufskontrolle: Gewichtskontrolle alle 14 Tage, Information an den Arzt nach jeder Gewichtskontrolle

Kontrolle am: 15.04.2009

Ziele erreicht? Fr. K. hat 1,5 kg zugenommen

Problem ausgeglichen? Gewichtsverlust ist gestoppt, unter den eingeleiteten Maßnahmen ist eine bedürfnis- und bedarfsgerechte Ernährung sichergestellt.

Anpassung der Pflegeplanung erforderlich? Ja, Maßnahmen werden beibehalten

Hdz.: WBL

Abb. 17.1: Fallbesprechung bei verändertem Essverhalten (Pews 2009)

Ethische Fallbesprechung

Die *ethische Fallbesprechung*: Eine ethische Konfliktsituation liegt dann vor, wenn Werte und Normen der Gesellschaft infrage gestellt werden müssen. Eine angemessene Bewältigung von Konflikten muss Bestandteil einer professionellen Berufsausübung sein. Um schwerwiegenden Konflikten gerecht werden zu können, werden gezielte Methoden benötigt – z. B. die ethische Fallbesprechung. Die ethische Fallbesprechung (Nimwegener Methode, vgl. Schottky et al. 2007) ist folgendermaßen strukturiert:

- Bestimmung des ethischen Problems
- Analyse der medizinischen, pflegerischen, sozialen, weltanschaulichen und organisatorischen Faktoren
- Bewertung und Entwicklung von Argumenten aus dem Blickwinkel ethischer Normen
- Beschlussfassung einschließlich der Zusammenfassung der wichtigsten Gründe, die zu ihr geführt haben

Die ethische Fallbesprechung verfolgt folgende Ziele:

- Umfassende und systematische Reflexion einer ethischen Fragestellung
- Sicherstellung eines fachlichen Austauschs unter allen Beteiligten
- Angemessene Bewältigung des ethischen Konflikts im Sinne des Pflegebedürftigen
- Einbeziehung der Vorstellungen und Wünsche des Pflegebedürftigen

Im Bereich des Ernährungsmanagements wird die ethische Fallbesprechung hauptsächlich zur Konsentierung ethischer Problemstellungen Anwendung finden, die grundsätzlich im interdisziplinären Kontext bearbeitet werden. In der ethischen Fallbesprechung werden Themen wie Nahrungsverweigerung, Ablehnung lebensverlängernder Maßnahmen durch den Pflegebedürftigen oder Abänderung der medizinischen und pflegerischen Strategie vom kurativem zu palliativem Vorgehen besprochen. Die ethische Fallbesprechung soll grundsätzlich vom Willen des Pflegebedürftigen geleitet sein. Kann der Pflegebedürftige seinen freien Willen nicht mehr artikulieren und liegt auch keine rechtswirksame Patientenverfügung vor, muss grundsätzlich eine Entscheidung durch ein zuständiges Gericht herbeigeführt werden. Die Entscheidung über die Fortführung der Ernährung auf der Basis des mutmaßlichen Patientenwillens liegt weder beim Arzt noch bei der Pflege. Die Pflege übernimmt bei der ethischen Fallbesprechung koordinierende Aufgaben. Ihr Beitrag zur ethischen Fallbesprechung wird in der Regel der sein, den Patientenwillen zu vertreten und Informationen zur Analyse der jeweils vorliegenden Situation einzubringen. Die Kompetenz zur Durchführung von ethischen Fallbesprechungen bezieht sich demnach auf die methodische Kompetenz hinsichtlich der Anwendung dieses Instruments zur interdisziplinären Diskussion, keinesfalls jedoch zur Entscheidung ethischer Fragestellungen durch die Pflege.

> **Beispiel**
> Im Wohnbereich zieht die 85-jährige Frau L. ein. Sie ist 1,60 m groß und wiegt 40,5 kg. Sie kommt aus dem Krankenhaus und leidet an einer Krebserkrankung im Endstadium. Aus medizinischer Sicht steht die Schmerzbehandlung im Vordergrund.
> Frau L. ist selbstbestimmt und kann alleine essen und trinken. Sie ist bereits mangelernährt und leidet zusätzlich unter Appetitlosigkeit. Von den angebotenen Mahlzeiten lässt sie das Meiste unberührt zurückgehen. Sie trinkt zwischen 500 und 800 ml pro Tag. Eine bedarfsgerechte Ernährung erscheint derzeit kaum möglich. Zur interdisziplinären Abstimmung im Umgang mit dieser Pflegesituation ist eine ethische Fallbesprechung notwendig.

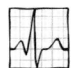

Pflegeplanung

Die Pflegeplanung ist das zentrale Instrument bei der Steuerung des Ernährungsmanagements. Anhand der Pflegeplanung ist dokumentiert, dass Pflegeprobleme und Risiken von den Pflegefachkräften erkannt werden. In der Pflegeplanung müssen aktuelle Pflegeprobleme im Bereich der Ernährung beschrieben werden sowie die Ressourcen des Pflegebedürftigen auf der Basis der Erkenntnisse des Assessments, der Anamnese und der Biografie. Es wird über die Zielformulierung eine pflegerische Strategie beschrieben, die für alle am Prozess Beteiligten einsehbar und handlungsleitend ist. Die in der Pflegeplanung festgehaltenen Pflegemaßnahmen berücksichtigen bereits die Erkenntnisse aus dem interdisziplinären Austausch und bilden für alle Pflegenden den handlungsleitenden Rahmen für die Durchführung der Pflege. Die Aktualisierung der Pflegeplanung erfolgt im Rahmen einer regelmäßigen Evaluation, innerhalb derer ein Abgleich der aktuellen Pflegesituation anhand der erhobenen Parameter zur Verlaufskontrolle mit der individuellen Zielstellung erfolgt. Hieran wird sich in der Regel eine erneute berufsgruppenübergreifende Abstimmung z. B. im Sinne der Fallbesprechung anschließen, um die erreichten bzw. nicht erreichten Ziele zu analysieren und zu aktualisieren und ggf. die Maßnahmen neu zu vereinbaren (s. **Abb. 17.2**).

Auszug aus einer Pflegeplanung für einen Pflegebedürftigen (Bewohner) mit erheblichem Ernährungs- und Dehydrationsrisiko

Ressource/Problem	Ziel	Maßnahmen
R: Bew. kann ungehindert kauen und schlucken R: Bew. kann sich mitteilen durch die Beantwortung von Ja-Nein-Fragen mit Kopfnicken/Kopfschütteln R: Bew. ist selbstbestimmt, wenn er nicht mehr essen möchte, macht er den Mund nicht mehr auf P: Bew. kann aufgrund seiner Bewegungseinschränkungen in den oberen Extremitäten weder alleine essen (s. AEDL 2) noch seine Mahlzeiten mundgerecht zubereiten	Bew. ist seinen Vorstellungen/Bedürfnissen entsprechend ernährt	Bew. erhält pro Tag 3 Hauptmahlzeiten (kleine bis mittlere Portion um ca. 8.30, 12.30 und 18.30 Uhr) und 3 hochkalorische Zwischenmahlzeiten (ca. 6.00, 11.00 und 15.00 Uhr) und 1 hochkalorische Spätmahlzeit (ca. 22.00 Uhr) Alle Mahlzeiten werden durch das Pflegepersonal mundgerecht zubereitet und dem Bew. gereicht
R: Bew. isst am Tag 3 Hauptmahlzeiten und 2 bis 3 Zwischenmahlzeiten sowie eine Spätmahlzeit P: die Hauptmahlzeiten isst er höchstens zur Hälfte auf, er isst lieber kleine Mahlzeiten Vorlieben: Bew. isst gern Gemüse, Kartoffelbrei, herzhafte Suppen, Kompott, Obst, Milchsuppe zum Frühstück Abneigungen: Bew. isst nicht gern Fleisch, nicht so gern Süßes R: Bew. hat immer Wert auf eine ausgewogene, gesunde Ernährung gelegt R: Bew. ist früher immer erst nach dem Frühstück und dem Zeitunglesen aufgestanden, legt keinen Wert auf Gesellschaft beim Essen		Vorlieben und Abneigungen werden immer berücksichtigt, die Menüplanung wird 1x pro Woche durch die Bezugspflegekraft und/oder Mitarbeiter der Küche/Diätassistent mit ihm besprochen, ggf. übernimmt dies auch seine Schwester Mobilisation erst nach dem Frühstück, morgens zum Frühstück Zeitung bringen und ihm so hinlegen, dass Bew. diese alleine lesen kann, Lesebrille aufsetzen
P: Bew. hat seit seinem Schlaganfall einen Gewichtsverlust von 13 kg erlitten → laut Screening befindet sich der Bew. im Risikobereich für Mangelernährung kcal-Bedarf pro Tag: s. Ernährungsplan	Gewicht halten Gewichtszunahme Veränderungen frühzeitig erkennen	• Gewichtsermittlung 1x monatlich mit Liegewaage (mit Schlafanzug) inkl. Info an den Arzt • Screening (PEMU) erheben 1x vierteljährlich und bei Veränderungen des Ernährungszustands sowie bei akuten Veränderungen (z. B. Fieber) und nach Krankenhausaufenthalt • Ernährungsprotokoll führen Ernährungsberatung einbeziehen: • Ermittlung des Energie- und Nährstoffbedarfs • Ermittlung des individuellen Flüssigkeitsbedarfs/Trinkmengenbedarfs • Ernährungs-/Trinkplan erstellen zur Deckung des individuellen Bedarfs Beratung des Bew. zu den Risiken einer Mangelernährung ☒ durchgeführt am 28.08.2009 Bew. erhält zu jeder Mahlzeit und auf Wunsch ein Getränk angeboten:

R: Bew. kann Flüssigkeiten ungehindert schlucken **R:** Bew. kann durch einen Strohhalm gut trinken **P:** Bew. kann augrund seiner eingeschränkten Bewegungsfähigkeit nicht alleine trinken, er kann den Becher nicht halten **P:** äußert kein Durstgefühl **P:** Bew. trinkt nur seine Lieblingsgetränke und gewohnten Getränke, andere Getränke lehnt er ab **P:** angebotene Getränke trinkt er langsam und nicht immer aus	Bew. erhält Getränke angeboten, die seinen Vorstellungen entsprechen	6.00 Uhr – warmer Kakao 200 ml 8.30 Uhr – Milchkaffee 200 ml 11.00 Uhr – hochkalorischer Milchshake 200 ml (als Zwischenmahlzeit) 12.30 Uhr – Saft 200 ml 15.00 Uhr – Milchkaffee 200 ml 18.30 Uhr – schwarzer Tee 200 ml Gegen 20.00 Uhr auf Wunsch 1 Glas Rotwein Bew. bei jedem pflegerischen Kontakt auch zwischendurch ein Getränk anbieten (z. B. Saft) Hilfsmittel: Strohhalm (bei Wechsel des Getränks reinigen und 1x tgl. erneuern) Trinkprotokoll führen, schriftliche Information an den Arzt bei Unterschreitung einer Tagestrinkmenge von 1.000 ml/Tag Bei Nichterreichen der geplanten Trinkmenge vermehrt flüssige Speisen anbieten
Vorlieben: Bew. trinkt vor oder dem Frühstück gerne warmen Kakao, zum Frühstück und zum Nachmittagskaffee Milchkaffee, abends schwarzen Tee und zwischendurch Saft oder Milchshakes mit püriertem Obst, nach dem Abendbrot trinkt Bew. ab und zu ein Glas Rotwein Abneigungen: Bew. trinkt nicht gern Selter, Kamillentee **R:** seine Schwester bringt jede Woche eine Flasche Rotwein mit, den er mag **P:** Bew. trinkt zwischen 800 und 1.200 ml/Tag mit Unterstützung (Getränk anreichen)	Bew. trinkt mind. 1.000 ml/Tag, besser: 1.200 ml	
→ es besteht ein Dehydrationsrisiko bei einer Tagestrinkmenge von < 1.000 ml an drei aufeinanderfolgenden Tagen Flüssigkeitsbedarf pro Tag: s. Ernährungsplan Trinkmengenbedarf: s. Ernährungsplan	Komplikationen frühzeitig erkennen	

Abb. 17.2: Pflegeplanung – Bereich „Essen und Trinken" – bei drohender Mangelernährung (Pews 2009)

Pflegevisite

Pflegevisite

Risikomanagement

Die Pflegevisite dient zur Evaluation der Umsetzung des Pflegeprozesses unter Einbeziehung des Pflegebedürftigen. Das pflegerische Handeln wird unter Berücksichtigung der individuellen Wünsche und Bedürfnisse des Pflegebedürftigen evaluiert und reflektiert, und ggf. werden die Pflegemaßnahmen optimiert. Die Pflegevisite dient darüber hinaus der Wahrnehmung der Fachaufsicht durch leitende Pflegefachkräfte sowie als Steuerungsinstrument zur Qualitätssicherung und -entwicklung sowie des pflegerischen Risikomanagements. Sie erfüllt bei der Steuerung des Ernährungsmanagements und bei der Implementierung des Expertenstandards eine Kontrollfunktion als Bestandteil eines strukturierten pflegerischen Risikomanagements (s. **Abb. 17.3**).

Name des Bewohners: Frau K.	Pflegestufe: 2	Datum: 28.08.2009
Visiteur: Pflegedienstleitung	Anlass der Pflegevisite: Ernährungsrisiko	
Bezugspflegekraft: Frau M.	Wohnbereich/Zimmer: 2	

4. Risikomanagement

	Ja	Nein	gem. Verfahrensanweisung bearbeitet?
Dekubitus/Wunde vorhanden:		X	
Ernährungsrisiko vorhanden:	X		
BMI < 24			
BMI < 21			
BMI < 19	X		Laut Screening (PEMU) Risiko für Nahrungsmangel gegeben, Assessment begonnen, Biografie fehlt, Pflegeplanung noch unzureichend → Maßnahmenplanung gemäß Expertenstandard erarbeiten (s. unten) Gut: Trink- und Ernährungsprotokolle werden geführt
Gewichtsverlust:	X		Information an den Arzt fehlt, Gewichtskontrollen alle 14 Tage
Dehydrationsrisiko vorhanden:	X		Mindesttrinkmenge mit dem Arzt absprechen
Sturz innerhalb der letzten 14 Tage:		X	
Inkontinenzversorgung/Kontinenztraining individuell angemessen:	X		
Kontrakturen/-gefährdung vorhanden:	X		Gut: Risiko erkannt, in Pflegeplanung beschrieben, Pflegemaßnahmen adäquat
Freiheitsentziehende Maßnahmen:		X	
Sonstiges:			Folgende Maßnahmen einleiten: • Assessment vervollständigen • (Ernährungs-)Biografie erstellen • Interdisziplinäre Fallbesprechung durchführen • Ernährungsberatung und Arzt hinzuziehen • Zur Umsetzung des Ernährungsplans Küche/Diätassistenz hinzuziehen • Unterstützung bei der Nahrungsaufnahme und Umgebungsgestaltung planen • Beratung des Bewohners zu Gefahren einer Mangelernährung und zu einer individuell angemessenen Ernährung (→ Beratungsleitfaden nutzen) • 14-tägige Gewichtskontrolle einplanen

Abb. 17.3: Auszug aus einer Pflegevisite – Risikomanagement (Pews 2009)

17.2 Regelung der interdisziplinären Zusammenarbeit

Die interdisziplinäre Zusammenarbeit mehrerer Berufsgruppen birgt neben der Chance, für den Pflegebedürftigen eine optimale Versorgung zu organisieren, auch Spannungsfelder. Für die Pflege ist die Übernahme der Koordinations- und Steuerungsverantwortung auch nach dem 7. Nationalen Expertenstandard eine Herausforderung. Sie muss sich zwischen anderen traditionell starken Berufsgruppen in dieser Rolle immer wieder behaupten, z. B. gegenüber den Ärzten. Darüber hinaus bringt diese Verantwortung für die Pflegefachkräfte in der Pflegepraxis noch Unsicherheiten und Konflikte mit sich. Die Umsetzung der Kriterienebene 2 des Expertenstandards Ernährungsmanagement bedeutet für viele Einrichtungen einen gravierenden Veränderungsprozess, da bestehende formale und auch informelle Strukturen hinterfragt bzw. aufgedeckt und ggf. reorganisiert werden müssen, um einen sinnvollen Ablauf zu der Kompetenzverteilung im Bereich des Ernährungsmanagements zu schaffen.

Verfahrensregelung

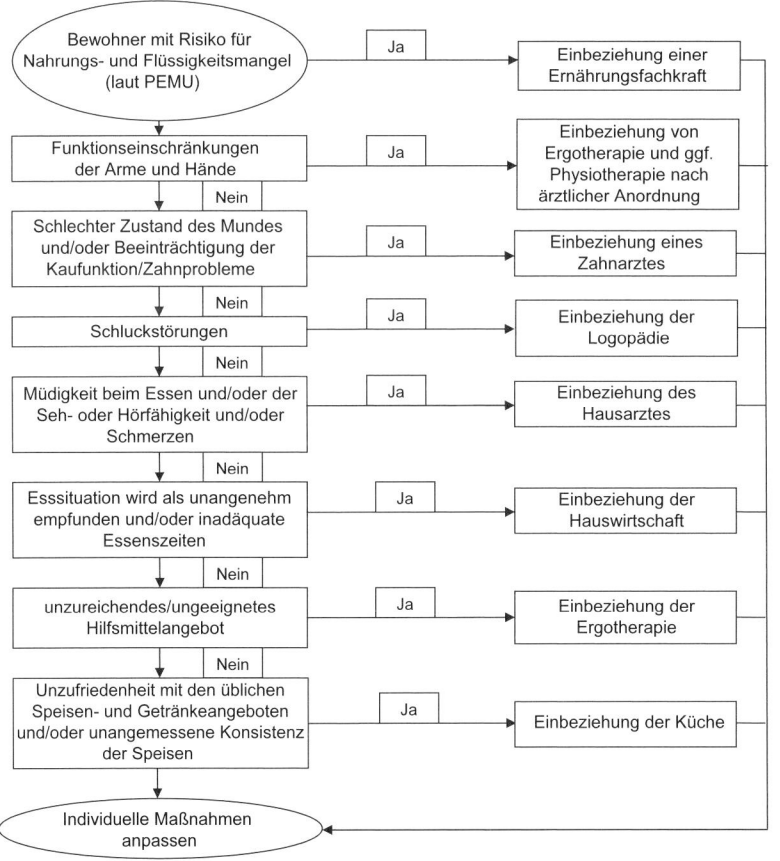

Abb. 17.4: Verfahrensregelung zur berufsgruppenübergreifenden Zusammenarbeit beim Ernährungsmanagement (Koslowski & Pews 2009)

Richtigerweise sieht dafür der Expertenstandard Ernährungsmanagement in der Beschreibung des Strukturkriteriums 2b die Formulierung einer einrichtungsintern geltenden Verfahrensregelung vor. Darin sind die Kompetenzen und Aufgaben der einzelnen Akteure (intern und extern) verbindlich zu regeln. Die Verfahrensanweisung könnte für eine Einrichtung der stationären Altenpflege aussehen, wie in **Abbildung 17.4** dargestellt.

Literatur

Deutsches Netzwerk für Qualitätsentwicklung in der Pflege (Hrsg.) (2009). *Expertenstandard Ernährungsmanagement zur Sicherstellung und Förderung der oralen Ernährung in der Pflege*. Osnabrück: Schriftenreihe des Deutschen Netzwerks für Qualitätsentwicklung in der Pflege.

Koslowski C. (2009). *Die Implementierung von Expertenstandards am Beispiel der CURA Unternehmensgruppe*. In: Klusen N. & Meusch A. (Hrsg.). Zukunft der Pflege in einer alternden Gesellschaft. Baden-Baden: Nomos. S. 211–220.

Lewin K. (1951). *Field Theory in Social Science; selected theoretical paper*. New York: Harper & Row.

Schottky H., Nola E., Scholz P. (2007). *So geht es nicht weiter! Die Ethische Fallbesprechung, eine Methode zum Umgang mit Konflikten im Gesundheitsbereich und in der Altenhilfe*. In: Der Senator für Arbeit, Frauen, Gesundheit, Jugend und Soziales Referat Ältere Menschen Bremen (Hrsg.). Die Ethische Fallbesprechung (www.soziales.bremen.de; Zugriff am 11.09.2009, S. 16).

Stenzel C. (2007). *Externe Standards anwenden*. In: Bölicke K. (Hrsg.). Standards in der Pflege. München: Elsevier. S. 119–134.

18 Implementierung von Expertenstandards

Barbara Pews

Einleitung

Mit der Implementierung des Expertenstandards in die Pflegepraxis beginnt die inhaltliche Auseinandersetzung beruflich Pflegender mit dem Expertenwissen. Von der Intensität und Qualität dieser Auseinandersetzung hängt es ab, ob und wie pflegebedürftige Menschen in den Genuss dieses Expertenwissens kommen und von einer wissenschaftlich fundierten, den aktuellsten pflegefachlichen Erkenntnissen entsprechenden pflegerischen Dienstleistung profitieren. Die Auseinandersetzung mit diesem Wissen und dessen pflegepraktischer Transfer erfolgen z. B. entlang der methodischen Empfehlungen des Deutschen Netzwerks für Qualitätsentwicklung in der Pflege (DNQP) durch die Leistungserbringer pflegerischer Dienstleistungen. Der Erfolg dieses Transfers zum Wohle der Pflegebedürftigen ist eng verbunden mit dem methodischen Verständnis, das die leitenden Pflegefachkräfte der jeweiligen Institutionen für diesen Implementierungsprozess haben.

Die Komplexität von Expertenstandards setzt für einen erfolgreichen Theorie-Praxis-Transfer ein weit entwickeltes Verständnis sowohl für die Methodik zur erfolgreichen Implementierung in die Pflegepraxis als auch für Veränderungsprozesse in der Pflege voraus. Die Implementierung eines Expertenstandards bringt für beruflich Pflegende einen gravierenden Veränderungsprozess mit sich, da zum Teil bestehende pflegerische Routinen und bisher geltendes Fachwissen aufgrund der pflegewissenschaftlichen Erkenntnisse und deren Anwendung in den Expertenstandards hinterfragt und abgelöst werden müssen. Die Implementierung des Expertenstandards „Dekubitusprophylaxe" beispielsweise hat gezeigt, dass dessen Umsetzung zu einer Verhaltensänderung bei den beruflich Pflegenden geführt hat. In der Pflegeausbildung vermitteltes und langjährig erprobtes Wissen und damit einhergehende Einstellungen mussten aufgegeben werden, um die Erkenntnisse des Expertenstandards „Dekubitusprophylaxe" umzusetzen.

Veränderungsprozess

18.1 Methodische Überlegungen

18.1.1 Alternativen

Die Wirkungskette bei Veränderungsprozessen bedingt, dass jeder Mitarbeiter – egal auf welcher Hierarchieebene – sein Wissen in seinen Arbeitsbereich einbringt. Daraus bilden sich Einstellungen und Werte sowohl gegenüber Fehlern und Mängeln als auch gegenüber angestrebten Neuerungen und Veränderungen. Die jeweils individuellen Einstellungen führen zu einem bestimmten Verhalten (Lewin 1951).

Auf ein individuelles Verhalten während eines Veränderungsprozesses einzuwirken, ist bekanntermaßen außerordentlich schwierig. Deshalb müssen Organisationsmitglieder in die Planung und Umsetzung solcher Prozesse einbezogen werden. Es versteht sich von selbst, dass dies nicht unbegrenzt möglich ist. Dennoch muss für einen so gravierenden Veränderungsprozess wie die Implementierung eines Expertenstandards eine Methode gefunden werden, die sowohl der Komplexität des Expertenstandards als auch den mit der Einführung des Standards einhergehenden Veränderungen für die Mitarbeiter gerecht wird.

Theorie-Praxis-Transfer — Die Erfahrung mit Expertenstandards in der Pflegepraxis zeigt, dass die Wissensvermittlung im Sinne eines effektiven Theorie-Praxis-Transfers nicht durch einmalige Fortbildungen oder die Lektüre des Expertenstandards im Selbststudium erfolgen kann, sondern ein kontinuierlicher Prozess ist, der eine konsequente pflegepraktische Anleitung der Pflegefachkräfte beinhaltet. Die dezentrale Methode erscheint hierfür die geeignete Herangehensweise zu sein, trotz der Tatsache, dass sie enorme personelle und materielle Ressourcen beansprucht.

18.1.2 Der dezentrale Ansatz der Qualitätssicherung auf Grundlage der Methode der stationsgebundenen Qualitätsentwicklung

Stationsgebundene Qualitätsentwicklung — Die Implementierung von Expertenstandards stützt sich entweder auf „traditionell zentrale" Verfahren, die eine Implementierung „Top-down" vorsehen, oder auf anwenderbezogene dezentrale Verfahren, die „Bottom-up" erfolgen (vgl. Koslowski 2009). Für die Implementierung des Expertenstandards „Ernährungsmanagement zur Sicherstellung und Förderung der oralen Ernährung in der Pflege" gilt, wie für die anderen Expertenstandards des DNQP auch, dass entlang der dezentralen Methode zur stationsgebundenen Qualitätsentwicklung vorgegangen werden sollte (vgl. hierzu DNQP 2000).

Die Implementierung des Expertenstandards „Ernährungsmanagement" erfolgt anhand der in **Abbildung 18.1** dargestellten Schritte.

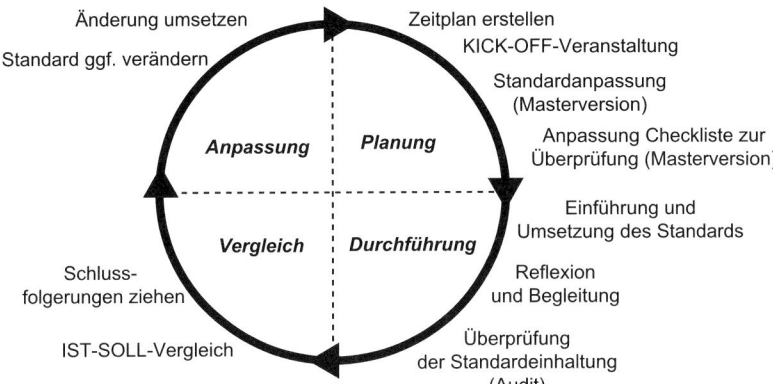

Abb. 18.1: Phasen der Einführung von Expertenstandards (angepasster Qualitätszyklus der stationsgebundenen Qualitätsentwicklung; nach Koslowski & Lehmann 2008)

18.2 Implementierung des Expertenstandards „Ernährungsmanagement zur Sicherstellung und Förderung der oralen Ernährung in der Pflege"

Entlang der dezentralen Methode wird die Implementierung des Expertenstandards wie folgt durchgeführt:

18.2.1 Phase 1: Kick-off-Veranstaltung

Als Auftakt für die Implementierung des Expertenstandards gibt es eine „Kick-off-Veranstaltung" in der Einrichtung. Die Mitarbeiter werden darüber frühzeitig durch ihre Vorgesetzten informiert, um eine möglichst zahlreiche Teilnahme aus allen Abteilungen zu ermöglichen. Die „Kick-off-Veranstaltung" verfolgt das Ziel, möglichst viele Mitarbeiter über den Start der Implementierungsphase des Expertenstandards zu informieren und deren Interesse zu wecken sowie Freiwillige für die Arbeit im einrichtungsinternen Qualitätszirkel zu gewinnen.

> **Praxistipp:** Den Termin für die Kick-off-Veranstaltung bereits in der Dienstplanung berücksichtigen!

Die „Kick-off-Veranstaltung" sollte folgende Themen beleuchten:
- Vorstellung des DNQP (kurz)
- Vorstellung des Instruments „Expertenstandard" (kurz)
- kurze Vorstellung des Expertenstandards „Ernährungsmanagement"
- Vorstellung und Erläuterung des Projektplans
- Rekrutierung der einrichtungsinternen Arbeitsgruppe für die Qualitätszirkelarbeit (vgl. Bölicke & Stenzel 2007)

Nach der Kick-off-Veranstaltung wird ein Qualitätszirkel (QZ) gegründet. Jeder Wohnbereich bzw. jede Station stellt eine Pflegefachkraft, der Soziale Dienst stellt einen Vertreter (z. B. Ergotherapeut) wie auch die Küche/Hauswirtschaft (z. B. Küchenleiter, Diätassistent), die Steuerung und Moderation des Qualitätszirkels übernimmt die Pflegedienstleitung (Projektleitung), beratende Unterstützung wird durch das Qualitätsmanagement angeboten (z. B. bei fehlenden Methodenkenntnissen der Pflegedienstleitung). Die Mitglieder des Qualitätszirkels fungieren als Multiplikatoren in ihrem jeweiligen Wohnbereich/auf ihrer jeweiligen Station und geben die Informationen aus jedem Qualitätszirkel im Rahmen von Teambesprechungen weiter.

> **Praxistipp:** Die Kick-off-Veranstaltung sollte nicht zu theoretisch sein. Die Arbeit im einrichtungsinternen Qualitätszirkel wird im Kick-off bereits so angekündigt, dass der Termin während der Arbeitszeit stattfindet.

18.2.2 Phase 2: Bearbeitung der Kriterien, Anpassung des Expertenstandards an die Einrichtung

Der einrichtungsinterne Qualitätszirkel tagt vierzehntägig für die Dauer von ca. sechs Monaten und ist folgendermaßen zusammengesetzt:

- Projektleitung: Pflegedienstleitung, ggf. unterstützt durch das Qualitätsmanagement
- je Wohnbereich bzw. Station eine Pflegefachkraft
- ggf. weitere Pflegekräfte
- Küchenleitung
- ggf. ein Mitarbeiter der Küche, Ernährungsfachkraft
- Hauswirtschaftsleitung
- ggf. ein Mitarbeiter der Hauswirtschaft
- Ergotherapeut

Gegebenenfalls externe Teilnehmer:

- Ernährungsfachkraft
- Logopäde
- Arzt

> **Praxistipp:** Können die externen Teilnehmer nicht zu den Qualitätszirkeln kommen, werden ihnen die entsprechenden Protokolle zugeschickt, damit sie über den Stand der Implementierung des Expertenstandards sowie dessen Inhalt und die damit verbundenen Veränderungen in der Einrichtung informiert sind.

18.2 Implementierung des Expertenstandards „Ernährungsmanagement"

Der einrichtungsinterne Qualitätszirkel setzt sich zunächst mit dem Standard auseinander und nimmt ggf. eine Anpassung an die Besonderheiten der Einrichtung vor. Wichtig ist hierbei, dass durch die Anpassungen die Anforderungen, die der Expertenstandard formuliert, nicht unterschritten werden und seine Struktur (Aufbau in Kriterienebenen, aufgeteilt in Struktur-, Prozess-, Ergebnisqualität) nicht verändert wird. Die Auseinandersetzung im Rahmen des Qualitätszirkels erfolgt Ebene für Ebene anhand der Kommentierungen der einzelnen Ebenen, ergänzt durch praktische Übungen. Flankiert wird die Aktivität des Qualitätszirkels durch themenbezogene Fortbildungen. Fortbildungsbedarf besteht meist zu den Themen „Grundlagen einer ausgewogenen Ernährung", „Ursachen und Risikofaktoren für Mangelernährung", „Zusatznahrung und hochkalorische Ernährung", „Ernährung bei Schluckstörung", „Ernährung bei Demenz".

Bei der Arbeit in Qualitätszirkeln hat sich das in **Tab. 18.1** dargestellte Vorgehen bewährt.

Tab. 18.1: Inhalte der Qualitätszirkel (Pews 2009)

Grundsätzliches
• Teilnehmer: mindestens pro Wohnbereich/Station eine Pflegefachkraft (Freiwilligkeit!), Küchenleitung/Küchenmitarbeiter, ggf. Hauswirtschaftsleitung, ggf. Diätassistentin, ggf. externe Ernährungsberater/in → Zusammensetzung des QZ unbedingt interdisziplinär!
• Rechtzeitige Terminbekanntgabe durch Projektleitung
• Unterlagen zur Vorbereitung (Literatur) frühzeitig an die Teilnehmer ausgeben (mind. 3 Tage vorher) bzw. am Ende des Qualitätszirkels für das nächste Treffen
• Beginn jeder Sitzung: Verabschiedung des Protokolls, kurze Wiederholung der Inhalte des letzten QZ sowie Zeit für Fragen, Anmerkungen und/oder Ergänzungen, Abfrage der Arbeitsaufträge
• In jedem Qualitätszirkel wird 1 Kriterienebene des Expertenstandards gemeinsam mit den Teilnehmern besprochen. Dabei können zu den jeweiligen Inhalten Fragen an die Teilnehmer gestellt und gemeinsam beantwortet werden. Ziel ist es, dass die Teilnehmer ihr vorhandenes Wissen einbringen können und um neue Erkenntnisse erweitern.
• Dauer: ca. 1,5
• Nach jedem Qualitätszirkel wird ein Protokoll erstellt
• Bei jedem Treffen: Wo gibt es Probleme, Fragen, Anmerkungen, Widerstände?
• Bei jedem Treffen: Stand der Umsetzung in den Wohnbereichen/Stationen?
• Literaturempfehlungen: – DNQP (2010): Expertenstandard Ernährungsmanagement zur Sicherung und Förderung der oralen Ernährung in der Pflege, Entwicklung – Konsentierung – Implementierung, Osnabrück – Borker, S. (2002): Nahrungsverweigerung in der Pflege, Hans Huber Verlag, Bern
1. Inhalte/Themen des 1. Qualitätszirkels
• Eröffnung/Begrüßung
• Ggf. Regeln festlegen, wie z. B. Pünktlichkeit, ausreden lassen, vorbereitet sein
• Theoretischer Hintergrund – Definitionen Pflegestandard (WHO) – Definition der Standardkriterien – Was bedeuten die Standardkriterien?

Tab. 18.1: Fortsetzung

- Vorgehen zur Einführung eines Expertenstandards
- Begriffsdefinition „Mangelernährung"
- Inhaltliche Auseinandersetzung mit der Zielsetzung und Begründung des Expertenstandards sowie der Kriterienebene 1
- Begriffsdefinition „Screening" und „Assessment"
- Welche Faktoren sind für die Entstehung von Mangelernährung maßgeblich?
- Wie kann das Risiko für Mangelernährung eingeschätzt werden?
- Wie oft wird das Risiko für Mangelernährung eingeschätzt und welche Ergebnisse sind denkbar?
- Wie kann Mangelernährung pflegerisch diagnostiziert/identifiziert werden?

Auftrag: Erstellung eines Plakates für jeden Wohnbereich/Station zur Informationsweitergabe an alle Mitarbeiter (z. B. Fortbildungstermine).

2. Inhalte/Themen des 2. Qualitätszirkels

- Inhaltliche Auseinandersetzung mit dem Screening- und Assessmentinstrument (PEMU: pflegerische Erfassung der Ernährungssituation in der stationären Langzeit-/Altenpflege).
- Kritische Auseinandersetzung mit dem Body-Mass-Index: → erlaubt lediglich eine grobe Einschätzung von Über- und Untergewicht, sagt nichts über den tatsächlichen Ernährungszustand aus, optimale BMI-Werte können über einen Mangel hinwegtäuschen, eine Beurteilung des Ernährungszustandes oder einer Mangelernährung kann daher mit dem BMI alleine nicht eindeutig erfolgen, Bestimmung nicht möglich u. a. bei Amputationen, Kontrakturen, Ödemen und Wirbelsäulenverkrümmungen
- Bedeutung der regelmäßigen Gewichtsermittlung u. a. zur Verlaufsbeschreibung und frühzeitiges Erkennen von Veränderungen

Auftrag: Bis zum nächsten QZ-Treffen führt jede/r Teilnehmer/in mindestens ein Screening sowie ein Assessment durch.

3. Inhalte/Themen des 3. Qualitätszirkels

- Kurze Auswertung der durchgeführten Screenings und Assessments
- Wissensabfrage: Welche Maßnahmen kennen Sie, um Mangelernährung entgegenzuwirken? Welche Bedeutung haben Trink- und Ernährungsprotokolle im Zusammenhang mit Mangelernährung? Wann werden Ernährungsprotokolle angefertigt? Was ist bei der Erstellung von Ernährungsprotokollen zu beachten?
- Welche Hilfsmittel sind im Einsatz? Was ist bei Bewohnern/Patienten, die die Nahrungsaufnahme verweigern zu beachten?
- Inhaltliche Auseinandersetzung mit der Kriterienebene 2. Alle am Prozess beteiligten Berufsgruppen sollten ihre jeweiligen Aufgaben benennen
- Abstimmung einer einrichtungsinternen multiprofessionellen Verfahrensregelung
- Übung einer interdisziplinären Fallbesprechung anhand eines mitgebrachten Fallbeispiels

Auftrag: Bis zum nächsten QZ-Treffen führt jede/r Teilnehmer/in mindestens eine interdisziplinäre Fallbesprechung durch.

4. Inhalte/Themen des 4. Qualitätszirkels

- Kurze Auswertung der durchgeführten interdisziplinären Fallbesprechungen
- Übung einer ethischen Fallbesprechung anhand eines mitgebrachten Fallbeispiels
- Inhaltliche Auseinandersetzung mit der Kriterienebene 3.
- Abstimmung eines einrichtungsinternen Verpflegungskonzeptes (z. B. Überarbeitung des bestehenden Hauswirtschaftskonzeptes, Teil Verpflegung, s. QMH Kapitel A.2.2, Kapitel 2)

Auftrag: Bis zum nächsten QZ-Treffen führt jede/r Teilnehmer/in mindestens eine ethische Fallbesprechung durch.

18.2 Implementierung des Expertenstandards „Ernährungsmanagement"

Tab. 18.1: Fortsetzung

5. Inhalte/Themen des 5. Qualitätszirkels

- Kurze Auswertung der durchgeführten interdisziplinären Fallbesprechungen
- Wissensabfrage: Welche Bedeutung hat die Interaktion zwischen Pflegekraft und Bewohner/Patient für die Nahrungsaufnahme? Welche Risikosituationen kennen Sie im Bereich Ernährung? Wie kann das Risiko für den Bewohner/Patienten bei Bestehen spezieller Beeinträchtigungen (z. B. Schluckstörungen) minimiert werden?
- Inhaltliche Auseinandersetzung mit der Kriterienebene 4
- Zur Erfüllung des Strukturkriteriums 4a müssen die Arbeitsabläufe überprüft und ggf. optimiert werden (z. B. welche Bewohner/Patienten möchten im Restaurant essen, welche Essenszeiten können angeboten werden → Flexibilisierung)

Auftrag: Bis zum nächsten QZ-Treffen identifiziert jeder Teilnehmer den Optimierungsbedarf auf seinem Wohnbereich/Station (z. B. welche Bewohner/Patienten möchten im Restaurant essen, welche Essenszeiten können angeboten werden, wie kann die Situation in den Gemeinschaftsräumen der Wohnbereiche/Stationen verbessert werden etc.)

6. Inhalte/Themen des 6. Qualitätszirkels

- Kurze Auswertung des letzten Arbeitsauftrags
- Inhaltliche Auseinandersetzung mit der Kriterienebene 5
- Übung einer Beratungssituation in Form von Rollenspielen
- Identifikation von Beratungssituationen (z. B. Angehörigenanfrage, während der Mahlzeiteneinnahme, Arztvisite, bei Einzug, im Rahmen einer Fallbesprechung, nach Krankenhausaufenthalt)
- Identifikation von Beratungsthemen (z. B. Ess- und Trinkverhalten, Hilfsmittel, Speise- und Getränkeplan (-angebote), Folgen und Risiken einer Mangelernährung, Verbesserung der Lebensqualität z. B. durch Fingerfood im Sinne einer Erhöhung der Selbstständigkeit)
- Gewichtskontrollen: Wann und wie oft?

Auftrag: Bis zum nächsten QZ-Treffen führt jede/r Teilnehmer/in mindestens eine Beratung eines Bewohners/Patienten und/oder eines Angehörigen durch.

7. Inhalte/Themen des 7. Qualitätszirkels

- Kurze Auswertung der Beratungsergebnisse aus dem letzten Arbeitsauftrag
- Inhaltliche Auseinandersetzung mit der Kriterienebene 6
- Festlegen von Zeitabständen zur Überprüfung des Erfolgs (Gewichtskontrolle) und der Akzeptanz der eingeleiteten Maßnahmen
- Verabschiedung bzw. ggf. Anpassung des Expertenstandards

8. Inhalte/Themen des 8. Qualitätszirkels

- Vorstellung der Konzepte „Ernährung bei Menschen mit Schluckstörungen" und „Fingerfood"
- Überlegung und Abstimmung einer konkreten Optimierung der Angebote auf den Wohnbereichen/Stationen (z. B. Abkehr vom Tablettsystem, Tischgemeinschaften) und im Restaurant (z. B. Servierservice, Büffet, Tischdekoration) im Sinne der Kriterienebene 4
- Klärung der Umsetzungsphase in den Wohnbereichen/Stationen

Auftrag: Bis zum nächsten QZ-Treffen initiiert jede/r Teilnehmer/in auf seinem/ihrem Wohnbereich/Station die Umsetzung der besprochenen Optimierung (s. Arbeitsauftrag aus 5. QZ, ggf. mit Unterstützung der Pflegedienstleitung/des QMs.

Start der Umsetzung → ***Inhalte des Standards werden in den Wohnbereichen/Stationen angewendet***

Tab. 18.1: Fortsetzung

9. Inhalte/Themen des 9. und 10. Qualitätszirkels

• Erstellung einer Übersicht mit den hauseigenen Hilfsmitteln, die zur Nahrungsaufnahme dienen → Bewertung der Übersicht, u. a. gibt es Hilfsmittel, die veraltet sind bzw. nicht mehr angewendet werden dürfen? Werden weitere Hilfsmittel benötigt?
• Durchführung praktischer Übungen, z. B.
  – Wie ist die Atmosphäre, in der die Bewohner/Patienten essen (Restaurant, Gemeinschaftsräume auf den Wohnbereichen/Stationen, in den Bewohner-/Patientenzimmern)?
  – Wie ist es, das Essen gereicht zu bekommen (Selbstversuch)?
  – Wie schmeckt / erscheint das passierte Essen in der Einrichtung (Selbstversuch)?
  – Gemeinsame Erarbeitung einer Pflegeplanung Bereich „Essen und Trinken" bei identifiziertem Ernährungsrisiko
  – Gemeinsame Durchführung einer Evaluation für den Bereich „Essen und Trinken" bei identifiziertem Ernährungsrisiko
  – Durchführung von Schulungen (je nach Fortbildungsbedarf)

10. Inhalte/Themen des 11. Qualitätszirkels
• Besprechen der Checkliste Umsetzung Expertenstandard Ernährungsmanagement (Auditinstrument) • Wie häufig sollte diese Checkliste angewendet werden? Wer wendet diese an? Wie gehe ich vor, wenn ich die Checkliste anwende? Wie muss ich mich verhalten, wenn ich mit Kollegen über die Ergebnisse der Umsetzung spreche? • Wie ist die bisherige Information der Mitarbeiter in den Wohnbereichen/Stationen gelaufen? • Müssen noch Teambesprechungen stattfinden? *Auftrag: Bis zum geplanten Audit stellt jede/r Teilnehmer/in auf seinem/ihrem Wohnbereich/Station die Instrumente für das Audit vor, ggf. mit Unterstützung der Pflegedienstleitung/des QMs.*
11. Audit
• Anwendung des Auditinstruments bei jedem gefährdeten Bewohner/Patienten
12. Inhalte/Themen des 12. Qualitätszirkels
• Auswertung der Ergebnisse zur Umsetzung des Expertenstandard Ernährungsmanagement (Auditbericht) • Ggf. Vereinbarung weiterer Termine für den Qualitätszirkel • Ggf. Anpassung des Expertenstandards • Welche Aufgaben haben die QZ-Mitglieder ab diesem Zeitpunkt? • Verabschiedung und Vereinbarung des nächsten Termins (ca. in 3–6 Monaten)

Von jedem einrichtungsinternen Qualitätszirkel wird ein Protokoll angefertigt, das dem Multiplikator in den Wohnbereichen bzw. auf den Stationen sowie den anderen beteiligten Abteilungen als Hilfestellung dient, um die Ergebnisse der Sitzungen des Qualitätszirkels im Pflegeteam vorzustellen, und anhand dessen sich die Leitungskräfte und Teams über den Stand der Implementierung informieren können. Darüber hinaus werden in dem Protokoll die Arbeitsaufträge fixiert, die jeder Teilnehmer nach jedem Qualitätszirkel ausführen wird.

18.2.3 Phase 3: Expertenstandard in der Pflegepraxis einführen

Der Standard wird nun den Wohnbereichen, Stationen oder anderen beteiligten Abteilungen durch die Multiplikatoren (Teilnehmer aus dem einrichtungsinternen Qualitätszirkel) vorgestellt und es wird mit der Umsetzung in der Praxis begonnen. Im Rahmen der Reflexion und Begleitung in der direkten Pflege und im Bereich der Pflegeplanung und -dokumentation bzw. in den anderen betroffenen Prozessen (z. B. Küche, Hauswirtschaft) werden bisherige Routinen im Umgang mit Ernährungsproblemen hinterfragt (z. B. Hilfsmittelangebot, Atmosphäre beim Essen in Gemeinschaftsräumen, Zusammensetzung von Tischgemeinschaften, Qualität des Speisenangebots etc.) und die einzelnen Teams bei der Umsetzung neuer Erkenntnisse analog der Übungen im Qualitätszirkel angeleitet.

In dieser Phase finden in den Wohnbereichen, auf den Stationen oder in den anderen beteiligten Abteilungen folgende Aktivitäten statt:

- Teamsitzungen zur Vorstellung der im Qualitätszirkel erarbeiteten Ergebnisse und praktische Übungen (die praktischen Übungen aus dem Qualitätszirkel werden in den Teamsitzungen wiederholt). Die Moderation der Teamsitzungen übernimmt der Multiplikator ggf. unterstützt durch die Pflegedienstleitung oder das Qualitätsmanagement.
- Reflexion und Begleitung in der direkten Pflege oder bei anderen betroffenen Prozessen durch den Multiplikator, die Pflegedienstleitung oder das Qualitätsmanagement, um die notwendigen Veränderungen in den pflegerischen Abläufen zu verankern (z. B. Begleitung der Frühstücksrunde in den Wohnbereichen bzw. auf den Stationen).
- Durchführung themenbezogener Fortbildungen und Kurzschulungen z. B. zum Thema Screening, Assessment, Interaktionsgestaltung, Hilfsmittel etc. durch das Qualitätsmanagement.
- Begleitung der notwendigen Veränderungen im Bereich der Hauswirtschaft und Küche (z. B. Weiterentwicklung der Angebote für Menschen mit Demenz und Menschen mit Schluckstörungen, Umstellung des Angebots vom Tablettsystem auf offene Gebinde).

In dieser Phase benötigen die Multiplikatoren in der Regel Unterstützung durch die Pflegedienstleitung und das Qualitätsmanagement, da sie in den Teams häufig nicht die Akzeptanz haben, maßgebliche Veränderungen der langjährig eingeübten Arbeitsabläufe durchzusetzen. Hierbei kommt es darauf an, dass die Pflegedienstleitung und das Qualitätsmanagement dem Multiplikator fachlich „Rückendeckung" geben und um die Annahme der neuen Erkenntnisse bei den anderen Mitarbeitern werben.

> **Praxistipp:** Um die Umsetzung des Expertenstandards für die Pflegefachkräfte zu vereinfachen, empfiehlt es sich, ihnen Arbeitshilfen an die Hand zu geben, z. B. einen Leitfaden zur Beratung des Pflegebedürftigen.

Ziel

Ziel des Beratungsgesprächs ist es, die Bewohner/Patienten und Angehörige/Betreuer in die Lage zu versetzen, sich mit den Gefahren der Mangelernährung auseinandersetzen und ihr entgegenwirken zu können. Ziel ist weiterhin, die Vermittlung von grundsätzlichen Möglichkeiten einer angemessenen Ernährung, die praktische Umsetzung individueller Ernährungskonzepte und/oder der Umgang mit Hilfsmitteln und/oder Strategien.

Allgemeines

Das Beratungsgespräch orientiert sich immer am individuellen Fall und stellt die Ressourcen und Fähigkeiten des Betroffenen in den Vordergrund. Die Einbeziehung von Angehörigen u. a. erfolgt nur nach Rücksprache mit dem Betroffenen. Wünscht der Bewohner/Patient die Einbeziehung der Angehörigen u. a. können diese sowohl in das Beratungsgespräch als auch in die Planung und Durchführung einzelner Maßnahmen zur Verhinderung einer Mangelernährung bzw. zur Kompensation von bestehenden Defiziten einbezogen werden.

Gesprächsgrundsätze

- Bringen Sie Ihrem Gegenüber Einfühlungsvermögen/Verständnis entgegen und pflegen Sie einen respektvollen Umgang!
- Schützen Sie das Schamempfinden Ihres Gesprächspartners, indem Sie beispielsweise eine angemessene Örtlichkeit für das Gespräch auswählen.
- Bitten Sie ggf. Dritte aus dem Zimmer zu gehen und berücksichtigen Sie ggf. den Wunsch nach einem gleichgeschlechtlichen Gesprächspartner.
- Schaffen Sie eine offene, aber ungestörte und diskrete Atmosphäre.
- Führen Sie während des Gesprächs keine Monologe.
- Lassen Sie Ihr Gegenüber zu Wort kommen.
- Fragen Sie nach. Wiederholen Sie ggf. bestimmte Erklärungen und Beschreibungen.
- Nehmen Sie Ihren Gesprächspartner mit seinen Problemen ernst.
- Verwenden Sie eine angemessene und verständliche Sprache. Vermeiden Sie beispielsweise Begriffe, wie „Füttern", „Latz".
- Umschreiben Sie unbekannte Begrifflichkeiten, wie Dehydration und Malnutrition.

Gesprächsablauf – Vorgehen

Schritt 1 – Einführung, Überblick verschaffen

Verschaffen Sie dem Bewohner/Patienten zu Beginn des Beratungsgesprächs zunächst einen allgemeinen Überblick über das Thema, indem Sie zunächst wichtige Begrifflichkeiten klären, wie:

- Mangelernährung ist ein anhaltendes Defizit an Energie und/oder Nährstoffen im Sinne einer negativen Bilanz zwischen Aufnahme und Bedarf mit Konsequenzen und Einbußen für Ernährungszustand, physiologische Funktionen und Gesundheitszustand.
- Malnutrition liegt dann vor, wenn dem Körper die notwendigen Nährstoffe fehlen oder in zu geringer Menge zur Verfügung stehen.
- Dehydration bedeutet die Abnahme des Körperwassers, als Ursachen gelten sowohl Flüssigkeitsverluste (z. B. durch Diarrhoe) als auch eine verminderte Flüssigkeitsaufnahme (z. B. durch ein vermindertes Durstempfinden).
- Unter Schluckstörungen und Schluckbeschwerden werden Schwierigkeiten beim oder nach dem Schlucken von Speichel und/oder Nahrung in der Passage vom Mund bis zum Magen verstanden. Diese treten in verschiedenen Ausprägungsgraden von leichten Irritationen bis hin zur völligen Schluckunfähigkeit auf. Die häufigsten Störungen haben bei älteren Menschen eine neurologische Genese (z. B. Schlaganfall).

18.2 Implementierung des Expertenstandards „Ernährungsmanagement"

Bevor Sie im weiteren Gespräch dem Bewohner/Patienten einzelne Maßnahmen zur Reduzierung der Gefahren von Mangelernährung aufzeigen, erklären und beschreiben, besprechen Sie mit ihm die Risiken und mögliche Folgen einer Mangelernährung.

> **Hintergrundwissen**
>
> In der Literatur werden folgende Risiken beschrieben:
>
> 1. **Krankheits-, therapie- und altersbedingte Einschränkungen**
>   - Akute und chronische Krankheiten
>   - Multimorbidität
>   - Auswirkungen von Krankheit oder Behandlung
>   - Nebenwirkungen von Medikamenten
>   - Erhöhter Energie-, Nährstoff- oder Flüssigkeitsbedarf
>   - Kognitive Beeinträchtigungen
>   - Körperliche Beeinträchtigungen
>   - Schluckstörungen, schlechter Mund- und Zahnstatus
>   - Appetitlosigkeit, Schmerzen
>   - Psychosoziale Einschränkungen
>
> 2. **Psychosoziale Einschränkungen**
>   - Depressionen
>   - Einsamkeit
>   - Ungünstiges Ernährungsverhalten
>   - Ängste
>
> 3. **Umgebungsbedingte Einschränkungen**
>   - Unflexible Essenszeiten
>   - Unzureichendes, unangemessenes Hilfsmittel- oder Unterstützungsangebot
>   - Unruhe und Lärm
>
> Die Folgen einer Mangelernährung können unterschiedlich und vielfältig sein, wie z. B.:
> - Beeinträchtigter Allgemeinzustand
> - Müdigkeit oder Antriebsschwäche
> - Abnahme der Muskelkraft
> - Erhöhtes Sturz- und Frakturrisiko
> - Beeinträchtigte Immunfunktion, Infektanfälligkeit
> - Haut- und Schleimhautdefekte
> - Wundheilungsstörungen und Dekubitusrisiko
> - Neurologische und kognitive Beeinträchtigungen
> - Beeinträchtigungen der Herzleistung und Atemfunktion
> - Verlangsamte Genesung bei akuten Erkrankungen, erhöhtes Komplikationsrisiko
> - Steigende Mortalität
> - Einschränkungen der Lebensqualität

Schritt 2 – Beratung zu Gefahren, Möglichkeiten und einzelnen Maßnahmen
Erklären und beschreiben Sie nun die Gefahren einer Mangelernährung und Möglichkeiten einer angemessenen Ernährung. Beschreiben Sie einzelne Maßnahmen mit ihren jeweiligen Vor- und Nachteilen sowie möglichen Folgen. Zeigen Sie dem Bewohner/Patienten dabei immer wieder Alternativen auf und setzen Sie während des Beratungsgesprächs Materialien zur Veranschaulichung, wie zum Beispiel Hilfsmittel, ein.

> **Hintergrundwissen**
>
> Maßnahmen:
> - Berücksichtigung der Wünsche und Bedürfnisse des Bewohners/Patienten
> - Auswahl der Speisen und Getränke unter Berücksichtigung der Vorlieben und Abneigungen des Bewohners/Patienten
> - Ergänzung der Ernährung durch Supplemente
> - Strategien zur Erhöhung der Nahrungsaufnahme bei Bewohnern/Patienten mit Demenz z. B. Fingerfood, häufigere kleine Mahlzeiten
> - Einsatz von Hilfsmitteln
>
> *Schritt 3 – Vereinbarung und Abschluss des Gesprächs*
> - Aufgrund von genauer Beobachtung und gezielter Befragung sowie Schilderungen des Betroffenen können Sie nun geeignete pflegerische Maßnahmen identifizieren und gemeinsam mit dem Bewohner/Patienten die für ihn bestmöglichen Maßnahmen auswählen und festlegen.
> - Vereinbaren Sie auch gemeinsam Ziele mit dem Bewohner/Patienten.
> - Fassen Sie abschließend das Gespräch kurz zusammen und verabschieden Sie sich von allen Beteiligten.
>
> *Schritt 4 – Nachbereitung des Gesprächs*
> Im Anschluss an das Gespräch nutzen Sie eine kurze Zeit zur Reflexion, u. a.:
> - Was ist gut gelaufen?
> - Was hätte besser laufen können?
> - Was kann ich im nächsten Gespräch besser/anders machen?
> - Bin ich auf die Fragen der Beteiligten eingegangen?
> - Sind Fragen offengeblieben?

Abb. 18.2: Beratungsleitfaden bei Risiko für Mangelernährung (Koslowski 2009)

18.2.4 Phase 4: Umsetzung des Expertenstandards messen (Audit)

Die erreichte Umsetzung wird ausgewertet und bewertet, indem ein Audit anhand eines standardisierten Audit-Instruments durchgeführt wird. Dieses Instrument wird vom DNQP mit dem Expertenstandard herausgegeben und sieht sowohl ein auf die Patienten/Bewohner als auch auf die Mitarbeiter bezogenes Audit vor. Anpassungen hinsichtlich der Besonderheiten der Einrichtungen können notwendig und sinnvoll sein.

Das auf die Patienten/Bewohner bezogene Audit sollte durch den einrichtungsinternen Qualitätszirkel vorbereitet werden. Zur Übung kann den Pflegefachkräften das Audit-Instrument vorab vorgestellt werden, damit sie sich im Rahmen ihrer Bezugspflegeverantwortung mit den Anforderungen gezielt auseinandersetzen können. Das Audit sollte auf den Wohnbereichen bzw. Stationen angekündigt werden. Durchgeführt wird das Audit durch die Teilnehmer des einrichtungsinternen Qualitätszirkels (jeder auditiert den Wohnbereich die Station eines anderen), durch die Pflegedienstleitung oder durch das Qualitätsmanagement. Dabei werden alle Patienten/Bewohner mit Ernährungsrisiko auf der Basis der Screening-Ergebnisse auditiert, indem eine Dokumentationsanalyse durchgeführt wird und sowohl die Pflegefachkräfte als auch die Bewohner befragt werden.

18.2 Implementierung des Expertenstandards „Ernährungsmanagement"

Die Auswertung des Audits erfolgt im Qualitätszirkel und anschließend auf den Wohnbereichen bzw. Stationen. Alle beteiligten Mitarbeiter erhalten ein Feedback. Es empfiehlt sich einen kurzen Auditbericht anzufertigen, der die Stärken und Schwächen aufführt sowie notwendige Empfehlungen enthält.

Auditbericht

Ergebnisse des bewohner-/patientenbezogenen Audits zur Messung der Umsetzung des Expertenstandards „Ernährungsmanagement" zur Sicherstellung und Förderung der oralen Ernährung in der Pflege

Auditoren: Mitarbeiter QM, Teilnehmer des einrichtungsinternen Qualitätszirkels
Erhebung der bewohner-/patientenbezogenen Daten: alle Wohnbereiche/Stationen
Auditierte Bewohner/Patienten: alle Bewohner/Patienten mit Risiko für Nahrungs- und Flüssigkeitsmangel laut Screening (PEMU)

Stärken
- Die Bewohner/Patienten waren in einem guten pflegerischen Zustand
- Kriterienebene 1: das Screening (PEMU) ist überwiegend richtig im Einsatz, Assessments wurden erhoben
- Kriterienebene 2: die multiprofessionell geltende Verfahrensregelung ist umgesetzt, interdisziplinäre und ethische Fallbesprechungen finden statt.
- Kriterienebene 3: die Pflegeplanungen enthalten überwiegend einen individuellen Maßnahmenplan zur Sicherstellung einer bedürfnis- und bedarfsgerechten Ernährung
- Kriterienebene 5: bei allen Bewohnern/Patienten haben nachweislich Beratungsgespräche zum Thema Gefahren einer Mangelernährung stattgefunden, bei Bewohnern/Patienten mit Demenz wurden Angehörige nachweislich beraten
- Kriterienebene 6: Ergebnisqualität → bei 12 von 15 begutachteten Bewohnern/Patienten konnte eine messbare Verbesserung des Ernährungszustands (Gewichtszunahme) erreicht werden, die befragten Bewohner/Patienten waren mit dem Ernährungsmanagement zufrieden

Schwächen
- Kriterienebene 1: die Einschätzung anhand des Screenings erfolgt überwiegend nicht innerhalb von 24 Stunden nach Einzug und nicht bei akuten Veränderungen des Gesundheitszustands
- Kriterienebene 4: über die Flexibilität bei den Essenszeiten sind die Bewohner/Patienten häufig nicht informiert, personelle Kontinuität ist häufig nicht gegeben (Personal wechselt z. T. täglich), spezifische Gesundheitsprobleme sind nicht immer erfasst (z. B. Bewohner mit Dysphagie)
- Kriterienebene 6: die Evaluation der Pflegeplanung erfolgt noch nicht regelmäßig, z. T. sind die Intervalle größer als alle 12 Wochen, die vorliegenden Evaluationen weisen noch fachliche und methodische Unsicherheiten auf

Empfehlungen
- Erneute Inhouse-Fortbildung zum Thema Screening anbieten
- Überprüfung der Dienstplanung hinsichtlich des Themas „personelle Kontinuität" (woran liegt es?)
- Inhouse-Fortbildung zum Thema „Evaluation der Pflegeplanung" für alle Pflegefachkräfte anbieten
- Wiederaufnahme der Aktivität des einrichtungsinternen Qualitätszirkels (Themen: Anwendung des Screenings, Bedeutung der personellen Kontinuität für das Ernährungsmanagement, Evaluation der Pflegeplanung für den Bereich „Essen und Trinken" mit der Fragestellung „Wie kann der Erfolg und die Akzeptanz der Maßnahmen überprüft werden?", Umgang mit spezifischen Gesundheitsproblemen)

Abb. 18.3: Auditbericht zum Stand der Umsetzung des Expertenstandards „Ernährungsmanagement zur Sicherstellung und Förderung der oralen Ernährung in der Pflege"

Abb. 18.3: Fortsetzung

> • Wiederholung des Audits in vier Wochen
>
> **Fazit**
> Die Implementierung des Expertenstandards „Ernährungsmanagement" ist weitgehend abgebildet. Es gibt Nachbesserungsbedarf in der Umsetzung der Kriterienebenen 1, 4 und 6.

> **Praxistipp:** Keinesfalls sollte sich das Feedback ausschließlich mit den im Audit gemessenen Defiziten beschäftigen, sondern grundsätzlich eine wertschätzende Rückmeldung zu den gelungenen Veränderungen enthalten.

Der weitere Handlungsbedarf, den das Audit abbildet, wird wieder aufgegriffen. Der Qualitätszirkel tagt dann erneut zu den Themen, die im Rahmen der Umsetzung des Standards noch nicht erreicht wurden. Ein weiteres Audit kann schließlich die erfolgreiche Korrektur der Ergebnisse des ersten Audits abbilden.

Literatur

Deutsches Netzwerk für Qualitätsentwicklung in der Pflege (Hrsg.) (2009). *Expertenstandard Ernährungsmanagement zur Sicherstellung und Förderung der oralen Ernährung in der Pflege*. Osnabrück: Schriftenreihe des Deutschen Netzwerks für Qualitätsentwicklung in der Pflege.

Koslowski C. (2009). *Die Implementierung von Expertenstandards am Beispiel der CURA Unternehmensgruppe*. In: Klusen N. & Meusch A. (Hrsg.). Zukunft der Pflege in einer alternden Gesellschaft. Baden-Baden: Nomos. S. 211–220.

Lewin K. (1951). *Field Theory in Social Science; selected theoretical paper*. New York: Harper & Row.

Schottky H., Nola E., Scholz P. (2007). *So geht es nicht weiter! Die Ethische Fallbesprechung, eine Methode zum Umgang mit Konflikten im Gesundheitsbereich und in der Altenhilfe*. In: Der Senator für Arbeit, Frauen, Gesundheit, Jugend und Soziales Referat Ältere Menschen Bremen (Hrsg.). Die Ethische Fallbesprechung (www.soziales.bremen.de; Zugriff am 11.09.2009, S. 16).

Stenzel C. (2007). *Externe Standards anwenden*. In: Bölicke K. (Hrsg.). Standards in der Pflege. München: Elsevier. S. 119–134.

19 Ethische Fragen zum Umgang mit Nahrungsverweigerung

Christian Kolb

Ein bedarfsgerechtes Nahrungsangebot ist nur eine Facette der komplexen Thematik rund um die Ernährung pflegebedürftiger Menschen. „Lebt der Mensch vom Brot allein?" So der Titel einer kritischen Anmerkung der Arbeitsgruppe für Pflege und Ethik der Akademie für Ethik in der Medizin. Sie betont, dass ältere Menschen nicht ein Objekt der Behandlung sind, sondern Menschen mit eigenen Gewohnheiten, eigenen Wünschen und einem eigenen Willen (vgl. Heubel 2007). Besonders bei Menschen mit Demenz, die auf unsere Fürsorge und Hilfe angewiesen sind, kann der Anspruch der Pflegenden, den pflegebedürftigen Menschen mit ausreichend Nahrung zu versorgen, gleichzeitig aber auch dessen Willen zu akzeptieren, an Grenzen stoßen. Wie kann im Pflegealltag dieser Problematik begegnet werden?

Am Lebensende eines Menschen rücken die Aspekte einer bedarfsgerechten Ernährung zunehmend in den Hintergrund. Das Lindern von Hunger und Durst mit geringen Mengen vertrauter und geliebter Speisen und Getränke hat nun Vorrang. Diesen Weg zu gehen und zu akzeptieren ist nicht immer leicht. Vor allem dann nicht, wenn unter den betreuenden Personen kein Konsens besteht und die Konflikte sich auf die Pflege des Menschen negativ auswirken.

Dieser Beitrag stellt dar, wie die Ursachen von „Nahrungsverweigerung" analysiert werden können. Weiterführend wird erörtert, welche Voraussetzungen erfüllt sein müssen, damit ethische Entscheidungen getroffen werden können, wenn eine orale und bedarfsgerechte Ernährung nicht mehr möglich ist und evtl. invasive Maßnahmen in Betracht gezogen werden müssen, wie z. B. künstliche Ernährung über eine PEG-Sonde.

Der Begriff „Nahrungsverweigerung" impliziert einen freien Willen. Doch wenn man Menschen mit Demenz beim Essen und Trinken beobachtet, stellt sich oft die Frage: Lässt sich in dem beobachteten Verhalten ein Wille bzw. Wunsch erkennen oder ist die Unfähigkeit, sich bedarfsgerecht zu ernähren, Folge der Demenz und der neuropathologischen Veränderungen? Hat er oder sie den Sinn von Essen und Trinken vergessen? Den Willen bzw. die Autonomie des demenziell erkrankten Menschen zu respektieren, ist eines der vier bioethischen Prinzipien mittlerer Reichweite, welches hierarchiefrei den anderen drei Prinzipien gegenübersteht (vgl. Beauchamp & Childress 2001). Eine Abwägung mit den Prinzipien der Schadensvermeidung (nonmaleficence), der Fürsorge bzw. Wohltätigkeit (beneficence) und der Gerechtigkeit (fairness) muss für jeden Einzelfall erfolgen. Diese Prinzipien sind Grundlage für diesen Beitrag und

Prinzipien mittlerer Reichweite

dienen als Leitfaden für den beschriebenen Entscheidungsfindungsprozess.

Bei ethischen Fragen zur Ernährung Demenzkranker am Lebensende erscheint die Diskussion, besonders bei Fragen der künstlichen Ernährung und passiven Sterbehilfe im Kontext von Patientenverfügungen, oftmals sehr dogmatisch. Die eigentlichen Probleme in der Versorgungsrealität werden kaum erfasst.

Dieser Beitrag ist lösungsorientiert und gewichtet die Prinzipien der Autonomie und der Fürsorge gleichwertig. Diese beiden Werte stehen sich nicht unabhängig voneinander gegenüber, sondern können in jedem einzelnen Fall neu diskutiert und ausgehandelt werden. Dies mag zwar zeitaufwendig erscheinen, doch ist es die einzige Möglichkeit, dem einzelnen Menschen gerecht zu werden.

19.1 Die Rolle der Pflegefachkraft

Expertenstandard „Ernährungsmanagement"

Die Rolle der Pflegenden ist in diesen Situationen elementar. Der Expertenstandard „Ernährungsmanagement zur Sicherstellung und Förderung der oralen Ernährung in der Pflege" hat klar definiert, dass Pflegefachkräfte über die Kompetenz zur Entscheidungsfindung bei ethisch komplexen Fragestellungen verfügen müssen (DNQP 2009). Sie haben eine Schlüsselposition, wenn es darum geht, den Willen des Betroffenen zum Ausdruck zu bringen. Aufgrund ihrer Erfahrung und ihres Eingebundenseins in den psychophysischen Erlebnishorizont des Pflegealltags und die damit verbundene Interaktionsdichte mit den demenzkranken Menschen, ist es der Pflegefachkraft möglich, Verhaltensweisen der gepflegten Person in ihrer Bedeutung zu interpretieren und in den Gesamtkontext ethischer Fragen einzubetten (vgl. Remmers 2003, S. 59).

Interpretation des Willens im Zusammenhang mit Patientenverfügungen

Ein Mensch in der fortgeschrittenen Phase der Demenz ist in der Lage, auf nonverbaler Ebene seine Emotionen mitzuteilen (vgl. Becker et al. 2005). Der Betroffene wird in seiner aktuellen Situation durch die Pflegefachkraft in den Mittelpunkt des Entscheidungsprozesses gestellt. Nichtsdestotrotz unterliegt die Interpretation immer einer subjektiven Einschätzung. Darum müssen die Pflegenden immer bedenken, dass sie ihre eigene Betroffenheit reflektieren. Ein eindeutig formulierter Wille in einer aktuellen Patientenverfügung, z. B. die Ablehnung einer künstlichen Ernährung im Falle einer Demenz, muss grundsätzlich beachtet werden, so die aktuelle Rechtsprechung (vgl. Bayerisches Staatsministerium für Arbeit und Sozialordnung, Familie und Frauen 2009). Demzufolge bedürfte es gravierender und eindeutiger Hinweise, wenn nach Einschätzung der aktuellen Situation diesem Willen nicht entsprochen werden soll. Dennoch muss aber auch kritisch den Ansätzen einer Altersdiskriminierung und dem daraus resultierenden therapeutischen Nihilismus gegenüber getreten werden. Dies zeigt sich, wenn Behandlungsstrategien mit dem Argument abgelehnt werden: „Das bringt doch nichts mehr" – ohne dabei die wirkliche Verfassung des Betroffenen genauer zu diagnostizieren, weil das kalendarische Alter und die vermeintlich zweifelhafte Lebensqualität als Argument angeführt werden (vgl. Wirth 2009; Schleger/Reiter-Theil 2007).

Eine einmal formulierte Patientenverfügung, in der eine künstliche Ernährung abgelehnt wird, entbindet weder Arzt noch Pflege, bei Ernährungsproblemen Ursachen auszuschließen, die eine gezielte Therapie beheben könnte, wie z. B. die Gabe von Analgetika bei Schmerzen. Erst danach kann überlegt werden, ob ein therapeutisches Vorgehen noch sinnvoll bzw. einem palliativen Ernährungsregime vorzuziehen ist. Konstruktiv alle diese Aspekte in den Entscheidungsprozess einfließen zu lassen, ist eine Verantwortung, der sich Pflegefachkräfte stellen müssen.

19.2 Analyse des Phänomens der Nahrungsverweigerung im Einzelfall

Borker hat erstmals in einer deskriptiv-analytischen Studie das komplexe Phänomen der Nahrungsverweigerung beschrieben (vgl. Borker 2002). In seinem Nahrungsverweigerungsmodell (s. **Abb. 19.1**)

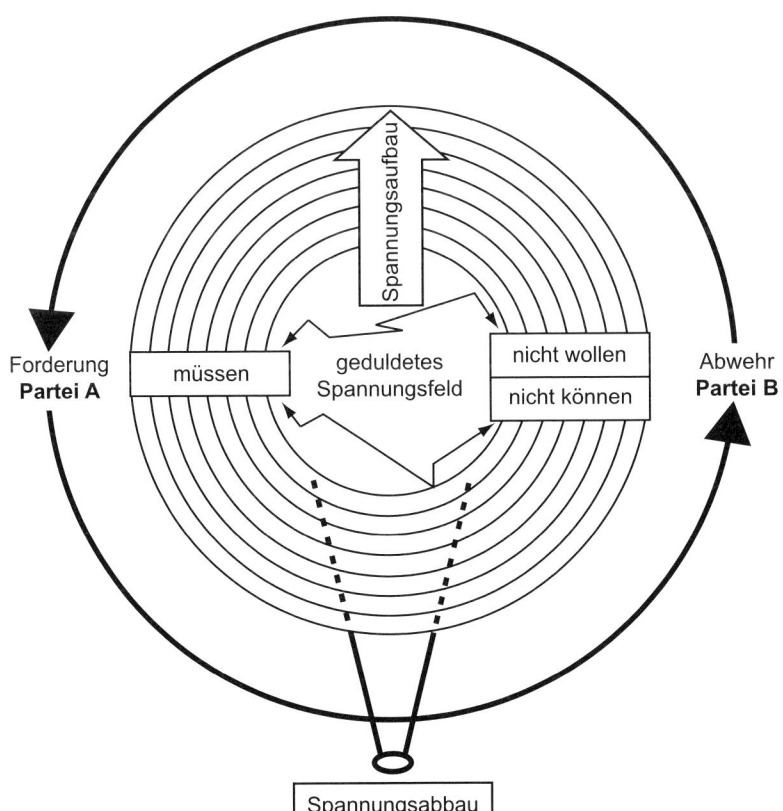

Abb. 19.1: Nahrungsverweigerungsmodell nach Borker 2002

zeichnet er das Spannungsfeld auf: Dem „Müssen", d. h. der Verpflichtung der Pflegefachkraft, das Grundbedürfnis nach Essen und Trinken bei der hilfsbedürftigen Person zu befriedigen, steht das „Nicht-Wollen" oder „Nicht-Können" gegenüber.

Unter anderem unterscheidet Borker zwischen einer akuten Nahrungsverweigerung, welche plötzlich auftritt, und einer chronischen Nahrungsverweigerung, welche sich schleichend entwickelt. Mithilfe dieses Modells lassen sich mögliche Strategien ableiten, wie man im individuellen Fall nach Ursachen und Gründen forschen kann.

Interpretation des Verhaltens

Eine eindeutige und auf wissenschaftlichen Studien basierende Antwort, ob ein Demenzkranker im Endstadium der Erkrankung den Sinn der Ernährung vergessen hat, liegt nicht vor. In der Praxis kann nur im Einzelfall entschieden werden. Eine hermeneutische Einschätzung der wirklichen Situation des einzelnen dementen Menschen ist schwierig, aber nicht unmöglich. Einzig eine quantitative Studie hat bisher versucht, das Phänomen „Nahrungsverweigerung" näher zu beleuchten. In dieser Studie wird vermutet, dass die „Nahrungsverweigerung", wenn sie nicht mit weiteren Anzeichen eines depressiven oder suizidalen Verhaltens verbunden ist, wahrscheinlich nicht als Sterbenswunsch zu interpretieren ist (vgl. Draper 2002). Letztendlich können wir diese Problematik nur dann im Sinne der Betroffenen meistern, wenn Pflegende, Ärzte, Angehörige und andere Berufsgruppen hierarchiefrei und gemeinsam im Team versuchen, einen Konsens zu finden (vgl. Wilmot et al 2002; Pasman et al. 2003).

---

1. Braucht der Patient eine genaue Supervision beim Essen reichen?
2. Braucht der Patient physische Hilfe beim Essen?
3. Wird beim Essen reichen etwas verschüttet?
4. Tendiert der Patient dazu, am Ende der Mahlzeit etwas auf dem Teller zu lassen?
5. Weigert der Patient sich je zu essen?
6. Dreht der Patient den Kopf zur Seite, wenn ihm Essen gereicht wird?
7. Weigert sich der Patient, den Mund zu öffnen?
8. Spuckt der Patient das Essen aus?
9. Lässt der Patient seinen Mund offen, sodass Nahrung herausfallen kann?
10. Weigert sich der Patient zu schlucken?

Total Score:
Punktevergabe für Fragen 1–10; nie (0), manchmal (1), häufig (2)

Abb. 19.2: Edinburgh Feeding Evaluation in Dementia Questionnaire (EdFED-Q; vgl. Kolb 2009; Übersetzung vom Autor, nicht wissenschaftlich)

EdFED-Skala

In der internationalen Literatur wird zur Einschätzung des Schweregrades des ablehnenden Essverhaltens die EdFED-Skala als Assessment-Instrument empfohlen (vgl. Amella et al. 2008; Chang & Roberts 2008). Sie ermöglicht zwar keine klinische Diagnose, anhand der Änderungen in der Punktzahl kann man jedoch die Effizienz therapeutischer Maßnahmen überprüfen (s. **Abb. 19.2**). Gemäß dieser Einschätzung muss nach den Ursachen geforscht werden, allerdings gibt es bisher kein Diagnose-Instrument, das eindeutige Ursachen aufzeigen kann. Diese sind oftmals multifaktoriell und deren gegenseitige Beeinflussung zu komplex, als dass sie sich in einfache Schemata „pressen" ließen. Die hier vorgestellten Instrumente und Vorgehensweisen können lediglich helfen, sich strukturiert den Ursachen und Gründen zu nähern.

Das Modell von Borker hilft dabei, mögliche Ursachen systematisch einzuschätzen. Wie bereits erwähnt, unterscheidet Borker zwischen einer chronischen und einer akuten Nahrungsverweigerung. Guérin zeigt in einer Studie auf, dass es zwei verschiedene Gewichtsverläufe bei dementen Menschen gibt (vgl. Guérin 2005): den akuten Gewichtsverlust, der auf eine Erkrankung schließen lässt, und den chronischen langsamen Gewichtsverlust, bedingt durch die kognitiven Einschränkungen aufgrund des progredienten demenziellen Prozesses.

Für die Analyse des ablehnenden Essverhaltens ist es folglich wichtig zu reflektieren, wie dies im Verlauf aufgetreten ist. Guérin bezieht sich als Mediziner auf die somatischen Ursachen, Borker, der Pflegewissenschaftler, greift in seiner Studie zusätzlich die psychosoziale Ebene auf. Somit kann eine akute Nahrungsverweigerung nicht nur durch eine Krankheit ausgelöst werden, sondern z. B. auch durch den Verlust einer Bezugsperson. Bei der chronischen Nahrungsverweigerung und dem folglich chronischen Gewichtsverlust können die Ursachen ebenfalls auf der Beziehungsebene liegen. Fehlende Kontinuität in der Unterstützung beim Essen und Trinken, z. B. aufgrund häufig wechselnder Bezugspersonen (Hospitalhopping; vgl. Borker 2002, S. 295), kann die Ursache eines schleichenden Gewichtsverlusts sein. Somit lassen sich allein durch Verlaufsbeobachtungen erste Rückschlüsse auf mögliche Ursachen ziehen.

Chronischer oder akuter Verlauf

Ein weiteres Instrument, welches bei der Ursachenforschung hilfreich sein kann, ist das Aversive Feeding Behaviour Inventory (AFBI; s. **Tab. 19.1**) von Blandford (1998, S. 56). Blandford hat erstmals in einer qualitativen Studie die unterschiedlichen Verhaltensweisen beobachtet, wenn Menschen mit Demenz ihr Essen ablehnen, und Kriterien für Kategorien festgelegt. Blandford unterscheidet zwischen einem direkten ablehnenden Verhalten, das unmittelbar mit der angebotenen Nahrung zusammenhängt, und einem indirekten ablehnenden Verhalten, das ursächlich von anderen Faktoren außerhalb der Nahrung beeinflusst wird. Mithilfe von Fragen, welche mit Ja und Nein beantwortet werden, kann je nach Anzahl der positiven Antworten das Verhalten einer Kategorie zugeordnet werden.

Das Aversive Feeding Behaviour Inventory (AFBI)

Auch dieses Instrument lässt es nicht zu, dass auf eindeutige Ursachen geschlossen werden kann. In einem ersten Erfahrungsbericht wurde auf einer akutgeriatrischen Station mit dem AFBI gearbeitet und es wurden mögliche Maßnahmen für die einzelnen Kategorien abgeleitet (vgl. Kolb 2007). Mit dem AFBI können nicht alle Möglichkeiten erfasst werden, welche ursächlich mit dem herausfordernden Verhalten zusammenhängen können – besonders nicht jene Aspekte, die nur im Gesamtkontext der Betreuungssituation behandelt werden können, wie z. B. fehlende Aktivierung und Bewegung,

Stresssituationen mit anderen Bewohnern und krankheitsbedingte Ursachen. Für die Einschätzung des ablehnenden Verhaltens kann sie trotzdem hilfreich sein. Der Nutzen für die Praxis dieser Skala muss noch in Studien belegt werden. Eine strukturierte Einschätzung der Gesamtsituation mittels eines Leitfadens und einer Fallbesprechung, z. B. mit IdA© (Innovatives demenzorientiertes Assessmentsystem), ist grundsätzlich zu empfehlen (vgl. Halek & Bartholomeyczik 2008).

Das Aversive Feeding Behaviour Inventory (AFBI) **Ein Instrument zur Beurteilung von gestörtem Essverhalten bei Demenzkranken**
Direktes ablehnendes Verhalten
Selektives Verhalten (erfordert qualitative Änderung der Ernährung) • Verlangt nach besonderem Essen oder lehnt die Nahrung ab • Verlangt nach besonderem Essen, probiert es, beklagt sich und isst nicht weiter • Lehnt verschiedene Speisen ab • Isst geringe Mengen und lehnt weitere Nahrung ab • Bevorzugt flüssige Nahrung (> 50 % der Nahrungsaufnahme) • Akzeptiert nur flüssige Nahrung
Oropharyngeale Dysphagie (fehlende orale neuromuskuläre Koordination beim Kauen und Schlucken) • Öffnet den Mund nur bei direktem Kontakt mit dem Löffel • Presst die Lippen zusammen • Hält den Mund fest verschlossen und beißt die Zähne zusammen • Ständige Zungen- und Lippenbewegungen verhindern die Nahrungsaufnahme • Nimmt die Nahrung in den Mund und stößt sie wieder aus • Nimmt Nahrung auf, aber schluckt sie nicht • Nimmt Nahrung auf, aber schließt nicht den Mund, Nahrung fließt aus dem Mund
Indirektes ablehnendes Verhalten
Ablehnendes Verhalten • Wendet den Kopf zur Seite • Hält die Hände abwehrend vor den Mund • Schiebt den Löffel weg • Schlägt nach dem Pflegenden • Wirft mit dem Essen
Allgemeine Dyspraxie/Agnosie (globale kognitive Defizite, Verwirrtheit, fehlende Konzentration) • Muss verbal zum Essen gedrängt werden • Isst mit den Fingern statt mit Besteck • Unfähig mit Besteck zu essen • Spielt mit dem Essen herum, ohne zu essen • Spielt ständig, statt zu essen • Versucht nicht Essbares zu essen • Läuft während des Essens vom Tisch weg • Beachtet die Nahrung nicht
Pharyngo-ösophageale Dysphagie (Nahrung gelangt in die Luftwege) • Hustet oder würgt bei der Nahrungsaufnahme • Gurgelnde Stimme

Abb. 19.3: Das Aversive Feeding Behaviour Inventory (AFBI; vgl. Blandford et al. 1998; Kolb 2007; Übersetzung des Autors)

19.2 Analyse des Phänomens der Nahrungsverweigerung im Einzelfall

Ein weiteres wichtiges Instrument, um mögliche Ursachen der Nahrungsverweigerung zu erfassen, ist das im Expertenstandard „Ernährungsmanagement zur Sicherstellung und Förderung der oralen Ernährung in der Pflege" vorgestellte Assessment-Instrument „Pflegerische Erfassung von Mangelernährung und deren Ursachen" (PEMU), das im Kapitel 4 näher beschrieben wird.

Wie bereits aufgezeigt, sind die Ursachen oftmals multifaktoriell und die pflegerische Einschätzung der Situation kann nur als ein Fragment für die Gesamteinschätzung gesehen werden. Körperliche Ursachen müssen ebenfalls mittels eines medizinischen bzw. gerontopsychiatrischen Assessments erfasst werden.

Der Expertenstandard betont, dass eine Ursachenabklärung nur in der interdisziplinären Zusammenarbeit erfolgen kann. Somit ist es Aufgabe des Arztes, Krankheiten mit Auswirkungen auf das Ess- und Trinkverhalten auszuschließen. Als mögliche Ursachen sind hier gastrointestinale Probleme zu nennen, wie z. B. Gastritis, Obstipation, Zahnprobleme und die Polymedikation, welche häufig in der Praxis vorkommen. Besondere Beachtung findet auch der Aspekt der unerkannten Schmerzen. In der Ethik-Charta der deutschen Gesellschaft des Schmerzes (DGSS) wird betont, dass von einer deutlichen Unterversorgung älterer Menschen mit Analgetika ausgegangen werden kann, besonders bei Menschen mit Demenz, die sich aufgrund ihrer eingeschränkten Kommunikationsmöglichkeiten und ihrem veränderten Schmerzempfinden nicht direkt mitteilen können (vgl. Reiter-Theil et al. 2008). Unerkannte Schmerzen müssen grundsätzlich als Überlegung in die Ursachenanalyse einbezogen werden. Hilfreich hierfür sind die inzwischen auch in der deutschen Sprache erprobten systematischen Einschätzungsinstrumente, wie z. B. BESD (Beurteilung von Schmerzen bei Demenz) und BISAD (Beobachtungsinstrument für das Schmerzassessment bei alten Menschen mit Demenz; vgl. Fischer 2007).

Multiprofessionelle Zusammenarbeit

Tab. 19.1: Qualitätsniveau II der BUKO-QS. Jede Bewohnerin, deren Fähigkeit zur ausreichenden oralen Ernährung auch nach Beseitigung aller behebbaren Ursachen eingeschränkt ist, ist angemessen mit Energie und Nährstoffen versorgt (vgl. Bartholomeyzcik 2008)

Bewohnerin		Einrichtung		Extern Beteiligte	
Bewohnerin	Gesetzlicher Vertreter	Mitarbeiter (Küche/Wohnbereich)	Träger/Management	Professionen	Bezugspersonen
Teilt ihren Willen und Wünsche hinsichtlich künstlicher Ernährung mit	Trägt dazu bei, den Willen der Bewohnerin in Erfahrung zu bringen	Tragen dazu bei, den mutmaßlichen Willen der Bewohnerin in Erfahrung zu bringen	Ermöglichen eine offene und zügige Auseinandersetzung mit Konfliktsituationen unter Einbeziehung aller Beteiligten	Arzt prüft und stellt ggf. die Indikation für eine künstliche Ernährung	Tragen dazu bei, den Willen der Bewohnerin in Erfahrung zu bringen
	Dokumentiert Anhaltspunkte für den (mutmaßlichen) Willen der Bewohnerin			Arzt prüft in regelmäßigen Abständen das Fortbestehen der Indikation	
	Verabreicht ggf. bedarfsgerechte Energie-, Nährstoff- und Flüssigkeitszufuhr über eine Sonde bzw. Kanüle			Arzt verordnet bedarfsgerechte Sondenernährung	
	Befriedigt die oralen Ernährungsbedürfnisse soweit wie möglich			Seelsorger leistet ggf. seelischen Beistand bei der Entscheidungsfindung	

19.3 Die Bedeutung der Ernährung bei Menschen in der letzten Phase der Demenz

„Sie dürfen ihren Angehörigen nicht verhungern und verdursten lassen!", ist ein oftmals angeführtes Argument, wenn eine ausreichende orale Ernährung nicht mehr möglich ist und der Notwendigkeit einer künstlichen Ernährung Nachdruck verliehen werden soll. Doch stimmt diese Aussage mit den Empfindungen von sterbenden Menschen überein?

Die Gabe von unerwünschter Nahrung und Flüssigkeit kann in der Sterbephase eine Belastung darstellen. Fürsorge bedeutet hier, zu akzeptieren, dass der sterbende Mensch nur noch ein geringes Bedürfnis an Essen und Getränken hat. In der Sterbephase lässt die Leistung der Organe nach. Bedingt durch die eingeschränkte Nieren- und Herzfunktion kann es bei inadäquater Flüssigkeitszufuhr zu belastenden Flüssigkeitseinlagerungen kommen. Besonders unangenehm und bedrohlich wird ein Lungenödem erlebt, welches wiederum eine vermehrte Zufuhr von Sauerstoff notwendig macht. Die Sauerstoffgabe hat die Folge, dass die Mundschleimhaut austrocknet und das Durstgefühl in unerwünschter Weise verstärkt wird.

Ernährung in der Sterbephase

Eine weitere Belastung kann die Nahrung darstellen. Magen und Darm können möglicherweise die zugeführte Nahrung nicht mehr verdauen. Dies führt zu Übelkeit, Erbrechen und Durchfällen. All diese Symptome verringern sich, wenn die Nahrungs- und Flüssigkeitsgabe an den eher geringen Bedarf des sterbenden Menschen angepasst wird. Als positive Auswirkung einer verringerten Flüssigkeitszufuhr und der dadurch bedingten Veränderungen im Flüssigkeits- und Elektrolythaushalt schüttet der Körper vermehrt Endorphine aus. Diese können eine Verringerung von Schmerzen und eine Stimmungsaufhellung bewirken. Durch die Weiterführung von Ernährung und Flüssigkeitsgabe wird jedoch der Körper gehindert, seine „eigene Apotheke" zu benutzen (vgl. Bayerisches Staatsministerium für Arbeit und Sozialordnung, Familie und Frauen 2009).

Essen und Trinken am Lebensende zu reduzieren bzw. ganz darauf zu verzichten, bedeutet nicht zwangsläufig einen qualvollen Tod zu erleiden (vgl. Ganzini et al. 2003). Die Bundesärztekammer stellt in ihren Richtlinien zur ärztlichen Sterbebegleitung „Sterben in Würde" fest, dass keine Verpflichtung zur Ernährung besteht. Lediglich Hunger und Durst als subjektives Empfinden müssen gestillt werden. Eine inadäquate Nahrungs- und Flüssigkeitszufuhr kann eine schwere Belastung für sterbende Menschen darstellen (vgl. Bundesärztekammer 2008, S. 8).

Doch wie empfinden demenziell erkrankte Menschen? Menschen, die nicht mehr in der Lage sind, ihre Empfindungen, Bedürfnisse und ihre Ängste verbal zu äußern? Bei ihnen verläuft der Sterbeprozess oft langsam und schleichend. Die Übergänge von der Therapie zur palliativen Begleitung verschwimmen noch mehr als bei anderen infausten Krankheitsverläufen. Wann nun letztendlich der Sterbeprozess bei alten Menschen, speziell bei Menschen mit Demenz, beginnt, lässt

Wann beginnt die Sterbephase bei Menschen mit Demenz?

sich unter wissenschaftlichen Aspekten oder anhand festgelegter Kriterien bzw. Prädiktoren nicht beantworten (vgl. Radzey 2006, S. 8), ebenso wenig wie die Frage, wann Hunger- und Durstempfinden nachlassen. Es kann nur in jedem Einzelfall immer wieder neu versucht werden, das Verhalten des Menschen zu verstehen und zu interpretieren. Kleine Eisstückchen sollten immer wieder angeboten, kleine Mengen an Flüssigkeit verabreicht werden. So kann zum einen dem Durstgefühl effektiver als durch die enterale oder parenterale Gabe von Flüssigkeit begegnet werden und zum anderen können die Reaktionen des Pflegebedürftigen beobachtet, eingeschätzt und die Vorgehensweisen bei Bedarf neu festgelegt werden.

Allgemeingültige Regeln gibt es nicht. In der Versorgungsrealität lässt sich häufig feststellen, dass am Lebensende eher zu viel Therapie erfolgt, was einer Sterbebegleitung im Sinne von Palliativ Care entgegensteht (vgl. Aminoff & Adunsky 2004). Wenn eine Therapie der Mangelernährung und des Ernährungsdefizits nicht indiziert ist oder dem (mutmaßlichen) Willen der Betroffenen entgegensteht, müssen die Maßnahmen angepasst werden. Belastende Vorgänge, wie das Wiegen zur Erfassung des Gewichtsverlaufs, sollten unterlassen werden. Ebenso sollte das Erfassen und Dokumentieren der Nahrungsmengen und Flüssigkeitsgaben auf ein sinnvolles Maß reduziert und deren Sinnhaftigkeit stets hinterfragt werden. Im Vordergrund stehen die Bedürfnisse des Sterbenden.

19.4 Entscheidungsfindung im multiprofessionellen Team

Ethik-Komitees

Wenn nach einer multiprofessionellen Analyse keine pflegerisch oder medizinisch therapierbaren Ursachen gefunden werden konnten, muss die weitere Vorgehensweise geplant werden. Welches Ziel soll mit welchen Maßnahmen erreicht werden? Einheitliche Vorgehensweisen müssen gemeinsam im interdisziplinären Team zusammen mit den Angehörigen definiert werden. Institutionell abhängige Vorgehensweisen, wie zum Beispiel die generelle Ablehnung einer künstlichen Ernährung als festgelegten Standard einer Einrichtung, sind grundsätzlich abzulehnen. Behandlungsstrategien dürfen nicht abhängig sein von Institutionen, sondern müssen sich an allgemeingültigen Werten und Prinzipien orientieren und auch mit der Rechtsprechung vereinbar sein. Wie eine solche Teambesprechung zusammen mit den Angehörigen organisiert werden kann, ist abhängig von den Strukturen der jeweiligen Institution. Ob eine Einrichtung ein eigenes Gremium mit ausgebildeten Experten in ethischen Fragen stellt oder auf externe Ethik-Komitees zurückgreift, hängt von der Größe der Einrichtung ab. In einer Verfahrensregelung muss geklärt werden, wann eine Ethikberatung in Anspruch genommen werden soll. Grundsätzlich gilt festzustellen, dass eine Ethikberatung, unabhängig von der Methodik, einen wichtigen Beitrag für eine bessere Versorgung der Menschen in stationären als auch ambulanten Pflegeeinrichtungen bewirkt (vgl. Bockenheimer-Lucius & May 2007). Flächendeckende Strukturen sind in Deutschland noch nicht vorhanden, müssen aber angestrebt werden (vgl. Zentrale Ethikkommission 2006). Nur so kann „Qualität" auch in diesen Entscheidungssituationen gewährleistet werden.

Die nachfolgend formulierten Punkte zeigen, welche Aspekte in einer Besprechung bzw. Beratung beachtet und diskutiert werden sollten:

Kriterien für eine ethische Entscheidungsfindung

- Gibt es eine antizipierte Willensäußerung, zum Beispiel in Form einer Patientenverfügung oder auch mündliche Äußerungen in früheren Gesprächen, in welcher der Betroffene seine Wünsche für die aktuelle Situation geäußert hat?
- Wurden medizinische oder pflegerische Ursachen ausgeschlossen, welche das Verhalten erklären könnten? Gibt es reversible Ursachen, die im Sinne des Betroffenen behandelt werden könnten?
- Wie ist die Prognose aufgrund vorliegender anderer Erkrankungen? Welche Ziele sind mit welchem Nutzen für den Betroffenen durch invasive Maßnahmen realistisch erreichbar?
- Kann der Betroffene eine bilanzierte Ernährung noch körperlich vertragen oder muss mit Nebenwirkungen, wie Erbrechen, Durchfällen, Ödembildung, etc. gerechnet werden?
- Ist zu erwarten, dass der Betroffene unter der zu geringen Nahrungs- und Flüssigkeitszufuhr leiden wird oder seine Lebensqualität beeinträchtigt ist? Sind Anzeichen von Hunger und Durst zu erkennen?
- Wird die Lebensqualität durch Maßnahmen, wie z. B. durch eine PEG-Sonde, wesentlich eingeschränkt, weil der Betroffene die Vorrichtung nicht akzeptieren wird und Fixierungsmaßnahmen notwendig sein könnten?
- Welche weniger invasiven Möglichkeiten stehen zur Verfügung, zum Beispiel subkutane Infusionen anstelle einer PEG-Sonde zur Flüssigkeitszufuhr?
- Wenn eine PEG-Sonde als mögliche Intervention angedacht ist, sollten klare Therapieziele festgelegt werden. Für das Therapieziel sollten überprüfbare Kriterien dokumentiert werden, damit diese als Indikatoren dienen, wenn eine invasive Maßnahme für das Wohlbefinden des Betroffenen nicht mehr förderlich ist und deshalb beendet werden muss.

Nur in den seltensten Fällen ist die Entwicklung von Ernährungsproblemen bei demenziell erkrankten Menschen absehbar und eindeutig. Besonders bei den Entscheidungen für oder gegen eine künstliche Ernährung muss sorgsam nach einer individuellen Nutzen-Schadensrisiko-Abschätzung (s. **Abb. 19.4**) vorgegangen werden (vgl. Synofzik 2007). Der Nutzen einer künstlichen Ernährung wird häufig überschätzt (vgl. Kevorkian 2007, S. 559) und muss im Einzelfall beantwortet werden (vgl. Volkert 2004, S. 210). Es stellt sich nicht die Frage, ob zu viele oder zu wenig PEG-Sonden in Deutschland gelegt werden, sondern ob diese im Einzelfall sinnvoll und indiziert sind und ob sie mit den Wünschen und Bedürfnissen der betroffenen Menschen zu vereinbaren sind.

Nutzen-Schaden-Analyse

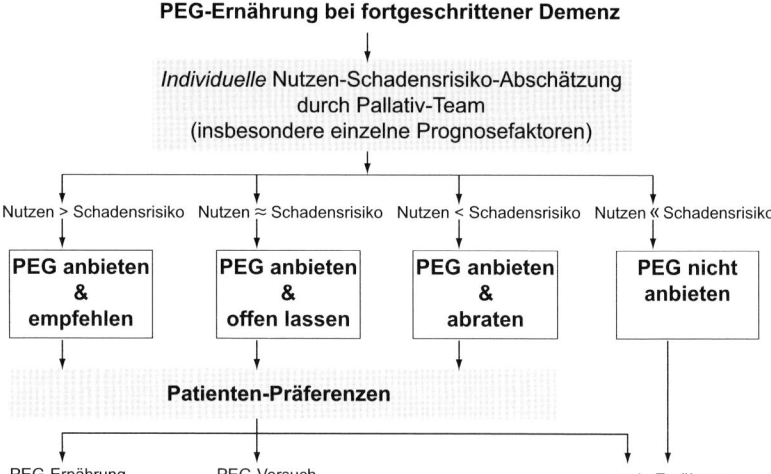

Abb. 19.4: Entscheidungsmodell zur Evaluation der Ernährung über eine perkutane endoskopische Gastrostomie (PEG) bei fortgeschrittener Demenz (nach Synofzyk 2007)

Fazit

Das Phänomen der „Nahrungsverweigerung" stellt Pflegende immer wieder vor konfliktträchtige Situationen, deren Schwierigkeit oftmals nicht in der Situation begründet ist, sondern durch die Rahmenbedingung und unzureichende Strukturen provoziert werden. Mithilfe der Möglichkeiten der Milieutherapie und mit speziellen Konzepten für Menschen mit Demenz in der fortgeschrittenen Phase der Erkrankung, wie z. B. Pflegeoasen (vgl. Rutenkröger & Kuhn 2008, S. 69), können herausfordernde Verhaltensweisen wie das Ablehnen von Essen und Trinken nicht verhindern, aber zumindest auf ein Minimum reduzieren und die Überlegung zur Notwendigkeit einer PEG-Sonde seltener erforderlich machen (s. Kapitel 16).

Die Individualität muss respektiert werden

„Nahrungsverweigerung" nicht als pflegerisches Versagen zu erleben, sondern als Kommunikationsangebot, ist die wichtigste Grundlage im Beziehungsprozess. Das ablehnende Verhalten sollte ernst genommen werden und es sollte hinterfragt werden, welche Wünsche und Bedürfnisse hinter diesem Verhalten stehen. Generell und einseitig vorgetragene Argumente, wie z. B.: „Wenn einer nicht mehr essen und trinken will, dann will er sterben", dienen nicht der Entscheidungsfindung und sind weder wissenschaftlich belegbar noch mit der Realität vereinbar. Das Sterben demenziell erkrankter Menschen ist so individuell und einzigartig, wie bei nicht dementen Menschen auch. Ethisches Handeln bedeutet, dass die Pflegefachkräfte ihre Einstellungen und Empfindungen immer wieder reflektieren und der Komplexität dieses Phänomens nur gerecht werden, indem sie Essen und Trinken nicht auf Begriffe wie Ernährungszustand oder Nährstoffbedarf reduzieren.

Literatur

Amella E. J. & Lawrence J. F. (2007). *Assessing Nutrition in Older Adults.* (http://www.consultgerirn.org/uploads/File/trythis/issue11_1.pdf; Zugriff am 08.01.2009).

Amella E. J., Grant A. P., Mulloy C. (2008). Eating Behavior in Persons With Moderate to Late-stage Dementia: Assessment and Interventions. *J Am Psychiatr Nurses Assoc* 13 (12): 360–367.

Aminoff B. Z. & Adunsky A. (2004). Dying dementia patients: Too much suffering, too little palliation. *American Journal of Alzheimer's Disease and Other Dementias* 19(4): 243–247.

Bartholomeyczik S., Schreier M. M., Volkert D. (2008). *Qualitätsniveau II. Orale Nahrungs- und Flüssigkeitsversorgung von Menschen in Einrichtungen der Pflege und der Betreuung.* Heidelberg, München, Landsberg, Berlin: Economica.

Bayerisches Staatsministerium für Arbeit und Sozialordnung, Familie und Frauen (2009). *Leitfaden künstliche Ernährung in der Pflege.* http://www.verwaltung.bayern.de/Broschueren-bestellen-.196-1628684/index.htm; Zugriff am 21.10.2010.

Beauchamp T. L. & Childress J. F. (2001). *Principles of biomedical ethics.* New York: Oxford University Press.

Becker S., Kruse A., Schröder J., Seidl U. (2005). Das Heidelberger Instrument zur Erfassung von Lebensqualität bei Demenz (H.I.L.D.E). *Zeitschrift für Gerontologie und Geriatrie* 38(2): 108–121.

Blandford G., Watkins L., Mulvihill M., Taylor B. (1998). *Assessing abnormal feeding behavior in dementia: a taxonomy and initial findings.* In: Vellas B., Riviere S., Fitten J. (Hrsg.). Weight Loss & Eating Behaviour in Alzheimer's Patients. Toulouse, Los Angeles: Serdi. S. 47–64.

Bockenheimer-Lucius G. & May A. T. (2007). Ethikberatung – Ethik-Komitee in Einrichtungen der stationären Altenhilfe (EKA). Eckpunkte für ein Curriculum. *Ethik in der Medizin* 19(4): 320–330.

Bundesärztekammer (2008). *Sterben in Würde.* (http://www.bundesaerztekammer.de/downloads/Sterben_in_Wuerde.pdf; Zugriff am 07.03.2009).

Chang C. C. & Roberts B. L. (2008). Feeding difficulty in older adults with dementia. *Journal of Clinical Nursing* 17(17): 2266–2274.

DNQP (Deutsches Netzwerk für Qualitätsentwicklung in der Pflege) (2009). Expertenstandard Ernährungsmanagement zur Förderung und Sicherstellung der oralen Ernährung in der Pflege. Osnabrück: DNQP.

Draper B., Brodaty H., Low L. F. (2002). Types of nursing home residents with self-destructive behaviours: analysis of the Harmful Behaviours Scale. *International Journal of Geriatric Psychiatry* 17(7): 670–675.

Halek M. & Bartholomeyczik S. (2008). *Strukturierter Leitfaden für herausfordernden Verhalten bei Demenz. Innovatives demenzorientiertes Assessmentsystem (IdA).* o.O.: o.V.

Heubel F. (2007). Lebt der Mensch vom Brot allein? Kritische Anmerkungen der Arbeitsgruppe für Pflege und Ethik in der Akademie für Ethik in der Medizin zu der „Grundsatzstellungnahme Ernärhung und Flüssigkeitsversorgung älterer Menschen" des Medizinischen Dienstes der Krankenkassen. *Ethik in der Medizin* 19(1): 55–56.

Kevorkian M. D. (2007). *Choice and Nutritionals: Ethical Issues.* In: Morley J. E. & Thomas D. R. (Hrsg.). Geriatric Nutrition. New York: CRC Press. S. 547–570.

Kolb C. (2007). Ablehnendes Essverhalten bei demenzerkrankten Menschen. *pflegen: Demenz* 1(2): 13–16.

Kolb C. (2009). Nahrungsverweigerung bei an Demenz erkrankten Menschen. Im Dilemma von Fürsorge und Autonomie. *Pflegezeitschrift* 62(2): 72–75.

Pasman H. R., The B. A., Onwuteaka-Philipsen B. D., Wal G. van der, Ribbe M. W. (2003). Feeding nursing home patients with severe dementia: a qualitative study. *Journal of advanced nursing* 42(3): 304–311.

Radzey B. (2006). *Menschen mit Demenz in ihrer letzten Lebensphase.* (www.demenz-support.de/materialien/DeSSorientiert_November2006.pdf; Zugriff am 07.03.2009).

Rappold E. & Kratochvila H. G. (2004). Aspekte der künstlichen Ernährung bei demenzkranken Patienten in der Geriatrie. *Ethik in der Medizin* 16(3): 253–264.

Rutenkröger A. & Kuhn C. (2008). „Im Blick haben". Evaluationsstudie zur Pflegeoase im Seniorenzentrum Holle des Demenz Support Stuttgart. (www.demenz-support.de/materialien/Forschungsbericht_Pflegeoase_Holle.pdf; Zugriff am 01.03.2009).

Schleger H. A. & Reiter-Theil S. (2007). „Alter" und „Kosten" – Faktoren bei Therapieentscheiden am Lebensende? Eine Analyse informeller Wissensstrukturen bei Ärzten und Pflegenden. *Ethik in der Medizin* 19(2): 103–119.

Simmons S. F. & Schnelle J. F. (2006). Feeding Assistance Needs of Long-Stay Nursing Home Residents and Staff Time to Provide Care. *Journal of the American Geriatrics Society* 54(6): 919–924.

Synofzik M. (2007). PEG-Ernährung bei fortgeschrittener Demenz. Eine evidenzgestützte ethische Analyse. *Der Nervenarzt* 78(4): 418–428.

Volkert D., Lenzen-Großimlinghaus R., Krys U., Pirlich M., Herbst B., Schütz T., Schroer W., Weinrebe W., Ockenga J., Lochs H. (2004). Leitlinie Enterale Ernährung der DGEM und DGG. Ernährungszustand, Enterale Ernährung (Trink- und Sondennahrung) in der Geriatrie und geriatrisch-neurologischen Rehabilitation. *Aktuelle Ernährungsmedizin* 29: 198–225.

Watson R. & Green S. M. (2006). Feeding and Dementia: a systematic literature review. *Journal of advanced Nursing* 54(1): 86–93.

Wilmot S., Legg L., Baratt J. (2002). Ethical Issues in the Feeding of Patients Suffering from Dementia: A Focus Group Study of Hospital Staff Responses to Conflicting Principles. *Nursing Ethics* 9(6): 599–610.

Wojnar J. (2007). *Die Welt der Demenzkranken.* Hannover: Vincentz.

Zentrale Ethikkommission (2006) Stellungnahme der Zentralen Kommission zur Wahrung ethischer Grundsätze in der Medizin und ihren Grenzgebieten (Zentrale Ethikkommission). *Deutsches Ärzteblatt* 103(24): 1703–1707.

Stichwortverzeichnis

A

Adipositas 22, 31, 122, 163
Anordnung
– Utensilien Essen und Trinken 77
Anorexie 24, 160, 162
Appetit 58, 160
– Mangel 120, 123
– Steigerung 81
Appetitlosigkeit 52, 79, 85 f., 151
– Bewegungsmangel 79
– Immobilität 79
– Medikation 79
– Psyche 79
– Tagesablauf 79
– Ursachen 79
Aspiration 96
– Essen und Trinken 77
– stille 97
Assessment 20, 168
– Ernährungszustand 29
Autonomie 210
Aversive Feeding Behaviour Inventory (AFBI) 213

B

Body Mass Index (BMI) 22, 31, 129, 148
Buffet-Form 88, 90

C

C-reaktives Protein 128
Chemotherapie 162
Circulus vitiosus 152
Compliance 66

D

Demenz 86, 128, 173, 209
demenzielle Erkrankung 56
Diagnostik
– instrumentelle 95
– klinische 95
Diäten 62

Dysphagie 84, 93, 214
– Schluckreflex 84
– Schlucktraining 84
– Schluckvorgang 84
– Einteilung 94

E

eat by walking 80
EdFED-Skala 212
Eiweißmangel 23, 111, 135
Empowerment 76
Endoskopie
– transnasale 95
Energieaufnahme 169
Entscheidungsfindung
– ethische 219
Entzündungsreaktionen 164
Epithelisierungsphase 120
Ergänzungsnahrung
– flüssige 169
Ernährungs-Screening 21, 29, 36
Ernährungsbedingtes Risiko
– Leitlinien 21
Ernährungsberatung 169
Ernährungsdefizit 61, 112
Ernährungsinterventionen 168
Ernährungsmanagement 163
Ernährungsprotokoll 75
Ernährungstherapie
– enterale 66
– orale 62
– parenterale 71
Ernährungszustand 20, 30, 45, 163
Essen und Trinken
– Abneigung 79
– Unzufriedenheit 91
– Vorlieben 79
Essenreichen 76
Esskultur 89 f.
Ethik 73, 215
Ethik-Komitee 218
Exsudationsphase 120

F

Facio-Orale-Trakt-Therapie (FOTT) 98
Fallbesprechung 186
– ethische 188
Fatigue 24
fear of falling 130
Fehlernährung 22, 121, 173
Fettmangel 111
Fingerfood 88, 90
Flexible Endoscopic Evaluation of Swallowing (FEES) 95
Flüssigkeitsbedarf
– erhöhter 79
Flüssigkeitsmangel (Dehydratation) 115
Fortbildungsangebot 86
Frailty 26, 125
– Ganggeschwindigkeit 127
– Definition 126
– Diagnostik 126
– Erschöpfung 127
– Gewichtsverlust 127
– Handkraft 127
– körperliche Aktivität 127
– Krafttraining 131
– Prävalenz 127
– Puzzle 128
– Sarkopenie 128
– Therapie 131
Fried-Kriterien 126 f.
Funktionellen-Dysphagie-Therapie (FDT) 98

G

Gebrechlichkeit 26, 126
Geruchssinn 174
Geruchsveränderung 79
Geschmackssinn 174
Geschmacksveränderung 79
Gesellschaft bei den Mahlzeiten 60
Gesundheit
– orale 100
Gewichtsverlauf 31
Gewichtsverlust 23, 169, 213
Granulationsphase 120

H

Hilfsmittel
– Essen und Trinken 77
Hören 174
Hungerstoffwechsel 25

I

Indikationen
– parenterale Ernährung 71
Interaktion 87, 89
Interdisziplinarität 184
Interleukin 6 128

K

Kachexie 24
Kaueffizienz 100
Kaufähigkeit 100
Kauprobleme 84
– Schlucktraining 84
Kohlenhydratmangel 111
Kommunikation
– nonverbale 87
Kompensation
– Körperfunktion, Essen und Trinken 78
Komplikationen
– enterale Ernährung 70
Kontraindikationen
– enterale Ernährung 71
– parenterale Ernährung 71
Kopfstütze
– Essen und Trinken 78
Kost
– konsistenzadaptierte 83 f.
Kwashiorkor 24

L

Laborwerte 163
Lagerung 77, 84
– Essen und Trinken 77
Lageüberprüfung 68
Lebensende 209
Lebensqualität 116
Leitlinien
– ernährungsbedingtes Risiko 21
– Ernährungszustand 23
– für klinische Ernährung 72
– Screening 21
Lieblingsmahlzeit 80

M

Malabsorption 58
Malnutrition 147
Malnutrition Universal Screening Tool (MUST) 30 f.
Mangelernährung 23
– Assesssment 21
– Screening 21, 29

Marasmus 23
Maßnahmenplanung
– Essen und Trinken 79
Medikamentengabe 70
Medikamentennebenwirkungen 58
Methode der stationsgebundenen Qualitätsentwicklung 196
Mini Nutritional Assessment (MNA®) 30, 34
Multiprofessionelle Zusammenarbeit 17, 81, 215, 218
Mundgesundheit 58
Mundhygiene 102
Mundschleimhaut
– Veränderungen 82
Mundtrockenheit 102
– Folgen 102
– Interventionsmöglichkeiten 102
– Symptome 102
Muskelabbau 25, 112, 122
Muskelkraft 128
Muskelmasse 128

N

Nährstoffbedarf 66
– erhöhter 43, 79
Nährstoffmangel 23, 111, 122
Nährstoffzusammensetzung 69
Nahrungsanreicherung 63
Nahrungsapplikation 70
Nahrungskonsistenz 97
Nahrungsverweigerung 173, 209, 212, 215
Nebenwirkungen 159
Nüchternzeiten
– lange 61
Nutritional Risk Screening (NRS) 30, 32

O

Orofacialen Regulationstherapie (ORT) 98

P

Palliativphase 86, 169, 217
Patient Generated Subjective Global Assessment (PG-SGA) 164
Patientenkühlschrank 91
PEG-Sonde 219
perkutane endoskopische Gastrostomie (PEG) 68
Pflegeabhängigkeit 112
Pflegeplanung 189

Pflegevisite 192
Pre-Frailty 127
Protein-Energie-Mangelernährung 23
Prozesse
– anabole 120
– katabole 120

R

Reflexion 87
Risikofaktoren 56
– umgebungsbezogene 60
Rituale 89

S

Sarcopenic obesity 26
Sarkopenie 25, 125
– Definition 128
– Frailty 128
– Funktionalität 129
– Immobilisierung 129
– Körperzusammensetzung 129
– Therapie 131
Säuglingsnahrung 81
Schluckbeschwerden 84, 204
Schlucken 84, 93, 151
– störungsfreies 78
Schluckphasen
– orale Phase 94
– ösophageale Phase 94
– pharyngeale Phase 94
– präorale Phase 94
Schluckreflex 94
Schmerzen 58, 119, 215
Schnittstellenmanagement 81
– interdisziplinär 81
– multiprofessionell 81
Schulungen 66, 159
Schulungsangebot 86
Schutzreflexe 95
Screening 20, 29, 163
– Einschränkungen 35
– Instrumente 35
– Leitlinien 30
– Methoden 29
Sehvermögen 174
Sonde
– jejunale 68
– nasoduodenale 68
– nasogastrale 68
Speichelfluss
– reduziert 100
Speichelsekretion 174
Sterbephase 85 f., 217

Sterbeprozess 217
Sterblichkeitsrate 116
stille Aspiration 96
Stoffwechselveränderung 162
Störungen
– auftretende 94
Strahlentherapie 162
Stürze 130
– Ursachen 130
Sturzrisiko 112

T

Tablettsystem 80
Tai Chi 131
Tastsinn 174
Terminalphase 169
Teufelskreis 119
Teufelskreise der Geriatrie 129
Thementage 80
Theorie-Praxis-Transfer 195
Trachealkanüle
– geblockte 98
Tracheostoma 98
Trinknahrung 64, 73
Trinkprotokoll 75
Tumorkachexie 25, 162
Tumorstadium 162

U

Überernährung 22
Umgebungsgestaltung 75, 87, 90
Unterbrechung der Mahlzeiten 60
Unterernährung 22, 117, 151
Untergewicht 31, 148
Unterstützung beim Essen
– taktil 89
– verbale Ansprachen 89

V

Veränderungsprozess 196
Verdursten 217
Verhungern 159, 217
Verzehrhäufigkeitsprotokoll 75
Videofluoroskopie 96
Vitamin D
– Mangel bei Frailty 132
Vitaminmangel 113
vollbilanziert 65

W

Wahrnehmungsförderung
– Anrichten von Speisen 90
– gemeinsame Zubereitung 88
– kontrastreiches Geschirr 87 f.
– mahlzeitenbezogene Geräusche 88
– Musik 88
– Tischgestaltung 90
– visuelle Reize 88
Wasting 24
Wundheilung
– verzögerte 112
Wundheilungsprozess 119
Wunschkost 85 f.

Z

Zahnstatus 57, 100, 151
Zubereitung
– dezentrale 90
Zugänge 71
Zusatznahrung 81
Zytokine 163

Autorenverzeichnis

Autor	Adresse (Institut, Anschrift, E-Mail)	Funktion
Prof. Dr. Sabine Bartholomeyczik	DZNE, Deutsches Zentrum für Neurodegenerative Erkrankungen, Witten und Universität Witten/Herdecke Department für Pflegewissenschaft Postfach 6250, Stockumer Str. 12 58453 Witten Sabine.bartholomeyczik@dzne.de	Universitätsprofessorin Lehrstuhl für Epidemiologie- Pflegewissenschaft und Standortsprecherin DZNE Witten
Maria Magdalena Schreier, Dipl.-Pflegewirtin	Paracelsus Medizinische Privatuniversität Salzburg Institut für Pflegewissenschaft Strubergasse 21 A-5020 Salzburg magdalena.schreier@pmu.ac.at	Universitätsassistentin
Dr. rer. nat. Tatjana Schütz, Dipl.-Ernährungswissenschaftlerin	Integriertes Forschungs- und Behandlungszentrum AdipositasErkrankungen Forschungsbereich Bariatrische Chirurgie Liebigstr. 21 04103 Leipzig tatjana.schuetz@medizin.uni-leipzig.de	Wissenschaftliche Mitarbeiterin
Dr. rer. cur. Antje Tannen, Pflegepädagogin, MPH	Charité Universitätsmedizin Berlin Institut für Medizin-, Pflegepädagogik und Pflegewissenschaft Augustenburger Platz 1 13353 Berlin antje.tannen@charite.de	Wissenschaftliche Mitarbeiterin
Christine Smoliner, Ernährungswissenschaftlerin	St.-Marien Hospital Borken GmbH Am Boltenhof 7 46325 Borken Christine.smoliner@hospital-borken.de	Leitung klinisches Ernährungsteam
Manuela Freudenreich, Diätassistentin	Evangelische Elisabeth Klinik Lützowstraße 24–26 10785 Berlin j-m.freudenreich@t-online.de	Diätassistentin für enterale und parenterale Ernährungstherapie
Marlene Kraske, Krankenschwester	Charité Universitätsmedizin Berlin Institut für Medizin-, Pflegepädagogik und Pflegewissenschaft Augustenburger Platz 1 13353 Berlin marlene.kraske@charite.de	Studentin der Pflegepädagogik

Autor	Adresse (Institut, Anschrift, E-Mail)	Funktion
Stefanie Räke, Logopädin	Charité Universitätsmedizin Berlin Schule für Logopädie Oudenarder Str. 16 13347 Berlin Stefanie.raeke@charite.de	Lehrlogopädin
Maren Engel, Pflegepädagogin	St. Marienkrankenhaus Berlin Gallwitzallee 123-143 12249 Berlin engel@marienkrankenhaus-berlin.de	Pflegepädagogin
Kathrin Raeder, Krankenschwester, zert. Wundexpertin (ICW e. V.)	Charité Universitätsmedizin Berlin Institut für Medizin-, Pflegepädagogik und Pflegewissenschaft Augustenburger Platz 1 13353 Berlin kathrin.raeder@web.de	Studentin der Pflegepädagogik
Prof. Dr. med. Cornel Sieber Facharzt für Innere Medizin	Medizinische Klinik 2 – Geriatrie Klinikum Nürnberg Prof.-Ernst-Nathan-Str. 1 90419 Nürnberg cornel.sieber@klinikum-nuernberg.de	Chefarzt, Institutsleiter
Dr. med. Matthias Kaiser, Arzt	Friedrich-Alexander Universität Erlangen-Nürnberg Institut für Biomedizin des Alterns Heimerichstrasse 58 90419 Nürnberg dr-kaiser@web.de	Assistenzarzt
Arite Raebel, Kinderkrankenschwester	Charité Universitätsmedizin Berlin Institut für Medizin-, Pflegepädagogik und Pflegewissenschaft Augustenburger Platz 1 13353 Berlin arite.raebel@charite.de	Studentin der Pflegepädagogik
Sabine Ohlrich, Diätassistentin, Diplommedizinpädagogin	Charité Universitätsmedizin Berlin Gesundheitsakademie Ausbildungsbereich Diätassistenz Augustenburger Platz 1 13353 Berlin Sabine.ohlrich@charite.de	Schulleiterin
Bianka Machowetz, Dipl.-Medizinpädagogin	Vivantes Netzwerk für Gesundheit GmbH Institut für berufliche Bildung im Gesundheitswesen – IbBG Fachbereich OTA Rudower Straße 48 12351 Berlin bianka.machowetz@vivantes.de	Dipl.-Medizinpädagogin
Patrick Jermann, MScN	Kantonspital Graubünden Departement Innere Medizin Loestrasse 170 CH-7000 Chur Patrick.jermann@ksgr.ch	Stationsleiter, Pflegeexperte Onkologie

Autor	Adresse (Institut, Anschrift, E-Mail)	Funktion
Charlotte Boes, Pflegewissenschaftlerin (MScN)	Johann-Hus-Str. 8 57078 Siegen florenzin@gmx.de	Freiberufliche Fortbildnerin
Barbara Pews, Dipl.-Pflegewirtin	CURA Seniorenwohn- und Pflegeheime Dienstleistungs GmbH Französische Straße 53-55 10117 Berlin PewsB@cura-ag.com	Diplom-Pflegewirtin CURA Unternehmensgruppe
Christian Kolb, Dipl.-Pflegewirt (FH)	Klinikum Nürnberg Nord Geriatrie/37I Prof.-Ernst-Nathan-Str. 1 90419 Nürnberg kolb@nahrungsverweigerung.de	Krankenpfleger

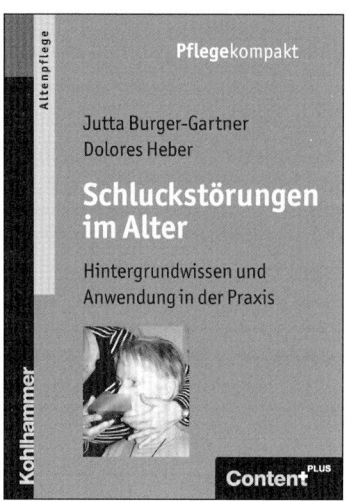

Jutta Burger-Gartner
Dolores Heber

Schluckstörungen im Alter

Hintergrundwissen und Anwendung in der Praxis

*2011. 92 Seiten, 14 Abb. Kart.
€ 14,90
ISBN 978-3-17-021690-7*

Aufgrund der weitreichenden Folgen einer Mangelernährung oder Aspirationspneumonie (Lungenentzündung durch Verschlucken von Speisen oder Flüssigkeit) ist eine umfassende interdisziplinäre Betreuung für den Betroffenen lebenswichtig. Dieses Buch bietet Hilfestellung und zeigt auf, wie in kurzer Zeit eine Schluckstörung erkannt werden kann, welche Maßnahmen zur Behandlung ergriffen werden müssen und mit welchen Nahrungsmitteln und Getränken der Patient im jeweiligen Stadium seiner Erkrankung versorgt werden muss, um eine bedarfsgerechte Versorgung für sein Leben sicherzustellen.

Jutta Burger-Gartner ist klinische Logopädin und in eigener Praxis tätig sowie Dozentin. **Dolores Heber** ist klinische Logopädin, Therapeutin für kognitives Training und Dozentin.

Dieses Buch enthält einen Zugangscode zu umfangreichem Zusatzmaterial auf unserer Homepage!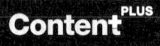

▶ www.kohlhammer.de

W. Kohlhammer GmbH · 70549 Stuttgart
Tel. 0711/7863 - 7280 · Fax 0711/7863 - 8430 · vertrieb@kohlhammer.de

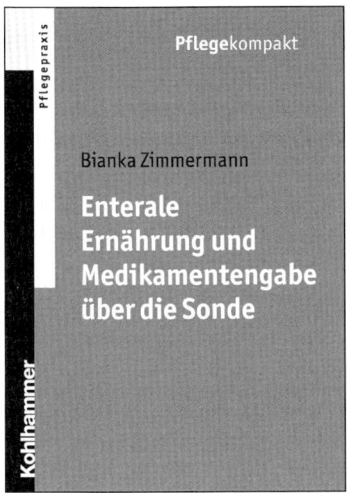

Bianka Zimmermann

Enterale Ernährung und Medikamentengabe über die Sonde

2011. 146 Seiten, 23 Abb., 12 Tab., Kart. € 14,90
ISBN 978-3-17-020410-2

Um einen Patienten über eine Sonde richtig ernähren zu können, bedarf es vielfältiger Kenntnisse über den Verdauungsprozess, die richtige Auswahl der Sondennahrung und den Umgang mit verschiedenen Ernährungssonden. Welche Maßnahmen können bei Komplikationen ergriffen werden? Was muss bei der Medikamentengabe beachtet werden, darf eine Kapsel geöffnet oder eine Tablette mit dem Mörser zerkleinert werden? Ändert sich dabei die Wirkung? Muss anders dosiert werden? Diese und weitere Fragen und Unsicherheiten klärt das Buch. Es bietet dem Leser praxisnah und kompakt alles Wissenswerte und einen sicheren Umgang mit enteraler Ernährung. Es hilft Mangelernährung zu erkennen und ein Bewusstsein für die Ziele moderner Ernährungstherapie zu entwickeln.

Bianka Zimmermann, Gesundheits- und Krankenpflegerin, Weiterbildung zur Stationsleitung, hat langjährige Erfahrung in der Intensiv- und Stationspflege und ist seit neun Jahren als Pflegefachberaterin für enterale Ernährung im Klinikum Stuttgart tätig.

▶ www.kohlhammer.de

W. Kohlhammer GmbH · 70549 Stuttgart
Tel. 0711/7863 - 7280 · Fax 0711/7863 - 8430 · vertrieb@kohlhammer.de

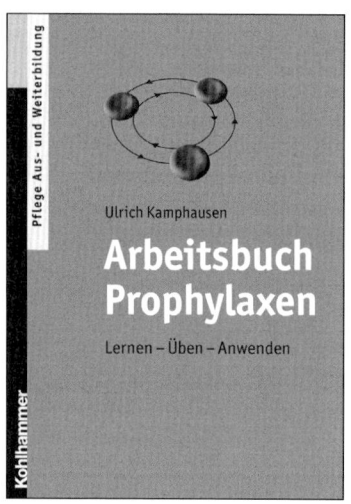

Ulrich Kamphausen

Arbeitsbuch Prophylaxen

Lernen – Üben – Anwenden

2011. 152 Seiten. Kart. € 19,90
ISBN 978-3-17-021425-5

Prophylaxen sind Basis und Grundprinzip in der professionellen Pflege. Sowohl für Auszubildende der Gesundheitsberufe als auch für Pflegepraktiker sind deren fundierte Kenntnisse Garant für eine anspruchsvolle professionelle Pflege. Das Werk „Prophylaxen in der Pflege" vermittelt diese Kenntnisse bereits in der 7. Auflage. In Verbindung dazu erscheint nun das vorliegende Arbeitsbuch. Jedes Kapitel behandelt eine Prophylaxe in Form unterschiedlichster Fragetypen (Kreuzworträtsel, Fallbeispiele etc.) zur Rekapitulation und Vertiefung des Wissens für die Praxis. In der Kombination mit einem Lösungskapitel sind gezielte Wiederholungen z. B. vor Klausuren, vor Examina oder auch im Praxisalltag möglich. Für Pflegepädagogen ist das Arbeitsbuch eine Hilfe bei der Unterrichtsgestaltung und Erstellung von Klausuren.

Ulrich Kamphausen ist Krankenpfleger und Lehrer für Pflegeberufe.

▶ www.kohlhammer.de

W. Kohlhammer GmbH · 70549 Stuttgart
Tel. 0711/7863 - 7280 · Fax 0711/7863 - 8430 · vertrieb@kohlhammer.de